SOCIÉTÉ

DES

ANCIENS TEXTES FRANÇAIS

———

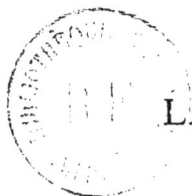

LA CHIRURGIE

DE

MAITRE HENRI DE MONDEVILLE

———

TOME PREMIER

Le Puy, imprimerie de R. Marchessou, boulevard Carnot, 23

LA CHIRURGIE

DE

MAITRE HENRI DE MONDEVILLE

TRADUCTION CONTEMPORAINE DE L'AUTEUR

PUBLIÉE

D'APRÈS LE MS. UNIQUE DE LA BIBLIOTHÈQUE NATIONALE

PAR LE

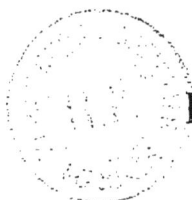 DR A. BOS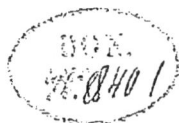

TOME PREMIER

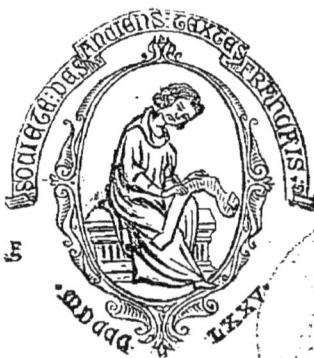

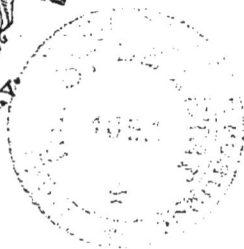

PARIS

LIBRAIRIE DE FIRMIN DIDOT ET Cie

RUE JACOB, 56

M DCCC XCVII

Publication proposée à la Société le 25 novembre 1896.

Approuvée par le Conseil dans sa séance du 31 mars 1897, sur le rapport d'une Commission composée de MM. Meyer, Paris et Picot.

Commissaire responsable :

M. Antoine THOMAS

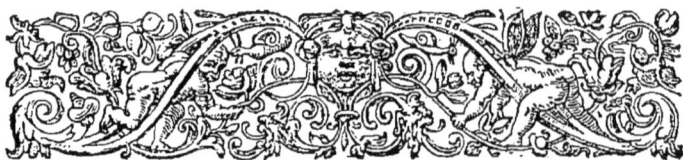

INTRODUCTION

I

MONDEVILLE ET SA CHIRURGIE

La publication de cette traduction, contemporaine de la chirurgie d'Henri de Mondeville, n'a pas pour objet de faire connaître l'œuvre du chirurgien de Philippe le Bel.

Le Dr Pagel a donné *in extenso* le texte latin de cette chirurgie [1], c'est là qu'on peut l'étudier ; et pour les personnes qui pourraient être rebutées par le latin scolastique ·et quelque peu culinaire de maître Henri, le Dr Nicaise s'est donné la peine d'en publier une traduction en français moderne [2].

1. *Die Chirurgie des Heinrich von Mondeville (Hermondaville) nach Berliner, Erfurter und Pariser Codices,* von Dr Julius Leopold Pagel. Berlin, A. Hirschwald, 1892, 1 vol. in-8 de XIII-663 pp.

2. *Chirurgie de maître Henri de Mondeville, chirurgien de Philippe le Bel, composée de 1306 à 1320, traduction française avec des notes, une introduction et une biographie, par* E. Nicaise, prof agrégé à la Faculté de médecine de Paris, etc. Paris, F. Alcan, 1893, 1 vol. grand in-8 de LXXXII-903 pp.

Les sources d'information ne manquent donc pas, et cette traduction de 1314 est surtout intéressante pour les philologues.

Elle est un des premiers essais de langue scientifique et contient un grand nombre de mots savants que l'on pourrait croire beaucoup plus modernes et qui, pour la plupart, sont restés dans l'usage actuel. Elle marque le passage de l'ancienne langue au moyen français et montre combien l'ancien français demi-synthétique était, sinon tout à fait éteint, du moins en pleine désorganisation dès le commencement du xive siècle.

C'est surtout à ce point de vue que cette traduction offre de l'intérêt; aussi serons-nous très bref sur Mondeville et sa chirurgie, renvoyant pour de plus amples renseignements aux deux ouvrages cités plus haut, ainsi qu'aux notices sur Mondeville, publiées par le Dr Chéreau en 1862 [1] et par Littré en 1881 [2].

On ne connaît de Mondeville que ce qu'il a bien voulu nous dire de lui dans son ouvrage. Son nom même est écrit de diverses manières dans les manuscrits. Notre traduction l'appelle *Mondeville* au § 3 et *Esmondeville* au § 1. Les manuscrits latins ont *Mondavilla* ou *Mundavilla*, *Esmondavilla* ou *Esmundaviila*, *Amondavilla* ou *Amundavilla*, *Amandavilla*, *Mandavilla*, *Armandavilla*, *Hermondavilla*, etc., où la terminaison *villa*, *ville*, si fréquente dans les noms de lieux de la Normandie, porte à penser

---

1. Dr Ach. Chéreau, *Henri de Mondeville, chir. de Philippe le Bel.* Paris, 1862, in-8, et in *Mém. de la Soc. des antiquaires de Normandie,* t. XXV.

2. In *Hist. littér. de la France,* t. XXVIII, p. 325.

que notre chirurgien était normand. La plupart de ces localités se trouvent en Normandie. Les noms les plus fréquents dans les manuscrits sont *Mondavilla, Mondeville* et *Esmondavilla, Esmondeville,* aujourd'hui *Émondeville.* Le *Dictionnaire géographique et administratif de la France,* publié par Hachette, donne un Émondeville dans la Manche, arrondissement de Valognes, et un Mondeville dans le Calvados, arrondissement de Caen. Maître Henri était fort probablement originaire de l'un de ces villages normands. Il cite souvent la Normandie, soit pour rappeler les noms donnés à certaines maladies dans le parler de cette province [1], soit pour citer des faits qu'il y a vus lui-même, par exemple la guérison de la rage par l'immersion dans la mer [2] ; il donne parfois la forme normande aux mots français dont il se sert, comme *canole* [3] pour *chenole.*

Mondeville fut chirurgien de deux rois de France, de Philippe le Bel (1285-1314) et de son fils Louis le Hutin (1314-1316), dont il embauma les corps [4]. Il enseigna à Montpellier et à Paris [5],

---

1. Malefactio dicitur vulgari gallico *malefaçon*, in normannico vulgari dicitur *mehang. Mond. Chir.,* éd. Pagel, p. 245.

2. §§ 1798 et 1799.

3. Furcula gulae vel cathena gulae vel pectoris, qui gallice vocatur *canole* colli et est os factum ad modum furculae. *Mond. Chir.,* p. 39, et § 266 de notre édition.

4. Et quoniam ego et quidam alii praeparavimus corpora duorum regum Franciae mortuorum, quorum facies balsamo ungebamus, et cum parum aut nihil contulit, fortasse quoniam erant et fuerant rarae compositionis, tenerrimi, delicati et facie praenitentes. *Mond. Chir.,* éd. Pagel, p. 392.

5. § 13.

et son enseignement eut beaucoup d'éclat [1]. Il fut en France, avec son maître Jean Pitard [2], le chirurgien de saint Louis et de Philippe le Bel, le plus illustre représentant de la chirurgie à la fin du XIIIᵉ et au commencement du XIVᵉ siècle.

Mondeville était donc, pour son époque, un savant, occupant une haute position, la plus haute alors dans la chirurgie (chirurgien du roi); il était aussi un professeur distingué, et jusqu'à Gui de Chauliac (1363), sa chirurgie fut la meilleure compilation, le meilleur manuel, la *somme* la mieux ordonnée. Enfin, elle est le premier livre écrit par un chirurgien français.

Le style même de Mondeville n'est pas aussi aride que l'on s'attendrait à le trouver dans une œuvre didactique. Tout en se servant du latin scolastique, la langue universelle au moyen âge, il donne cours de temps en temps à son humeur caustique, surtout contre les femmes qu'en sa qualité de célibataire [3], il ne ménage pas. Il reproche par exemple aux dames de Montpellier de trop se serrer les seins et pas assez le reste [4]; et même l'anatomie lui fournit l'occasion de leur décocher quelque trait malicieux [5]. Malgré la gravité doctorale, il avait parfois le mot pour rire,

---

1. Cumque legissem praedictos duos tractatus, statim postquam ipsos compleveram Parisius anno Domini MCCCXII, publice in scolis absque collecta cum scolarium medicinae et aliorum aliquorum intelligentium maxima et nobilissima comitiva. *Mond. Chir.*, éd. Pagel, p. 332.
2. §§ 14, 891.
3. Ego non uxoratus. *Mond. Chir.*, éd. Pagel, p. 333.
4. *Id.*, p. 404.
5. §§ 488, 503, en notes.

comme on le voit par ces citations et par les suivantes.

Mondeville avait une haute idée de son art ; il
le plaçait même au-dessus de la médecine, et vou-
lait que le chirurgien fût en même temps médecin [1].

Quoique chirurgien du roi [2], Mondeville n'était
pas dans l'aisance ; il se plaint de ne pouvoir
donner tous ses soins à son œuvre, parce qu'il lui
fallait exercer sa profession pour vivre [3] ; il se
plaint aussi de l'avarice des clients et donne souvent des préceptes pour se faire payer qui ne

1. Haec autem cyrurgia nostra... salva reverentia medicorum a
nobis cyrurgicis et omnibus illiteratis reputatur certior et eligibilior, nobilior, securior, perfectior, magis necessaria... Nobilior,
quia curat quod curari non potest cum omnibus remediis medicorum... Et iterum Deus ipse fuit cyrurgicus practicus, quando
de limo terrae condidit protoplaustum, quoniam de costis ejus
fecit Evam, et quando fecit emplastrum de pulvere et saliva, cum
quo liniendo visum, reddidit oculos coéco ; haec enim mirabilia
et multa alia consimilia et majora operando cum manibus fecit
Deus, quae in divina pagina recitantur ; nusquam tamen scribitur
quod ipse pulsus infirmorum tetigit sive quod egestiones inspexit
aut urinas. *Mond. Chir.*, éd. Pagel, p. 79, et trad. Nicaise, p. 118.
Voy. aussi les §§ 551 à 555.

2. *Les chirurgiens du roi n'avaient pas d'appointements fixes.*
Non praebendatus nec alicui aut alicujus servitio obligatus nec
ab aliquibus habens stipendium. *Mond. Chir.*, p. 333. *Mondeville
reçoit 41 livres, 2 sous, 4 deniers pour avoir accompagné en 1301
le roi et sa famille dans un voyage en Flandre.* Voy. trad. Nicaise, p. XXIV.

3. Occupatus tamen Parisius communi noticia scolarium, ci-
vium, curialium et pertranseuntium advenarum vix possum ordi-
nare aliquando unicam lineam una die, cum hoc etiam quod
oportet me scolas intrare et propter lucrum et victum omni die
discurrere hinc et inde, quoniam, sub sola Dei gratia parum
crassa, cum proprio labore manuum mearum mihi et toti fami-
liae necessaria omnia subministro. *Mond. Chir.*, éd. Pagel,
p. 332.

sont pas d'une moralité médicale bien rigou-
reuse [1].

1. *A propos du traitement préventif* : Praeterea ex praedictis
apparet quod cura, quae praeservat aliquem a morbo sibi futuro
ne fiat, est ipsi magis utilis curis ceteris quibuscunque, et est, ut
visum est, cyrurgico inutilis et damnosa, quoniam impediat ad-
ventum morbi, ex cujus cura commodum sequeretur, et ideo
praeservativam istam facere non debemus, nisi 5 modis hominum
qui sequuntur : 1° scilicet vere pauperibus propter Deum. A
mediocriter tamen pauperibus licitum est recipere gallinas, anse-
res et capones; 2° amicis a quibus salarium praecisum aut pecu-
niam numeratam recipere non vellemus; bene tamen a quocunque amico reciperemus victualia et jocalia, pannos, cyphos in
signum amicitiae praecedentis et non ratione salarii curae
morbi. Et talia quae non decent nos, debent nostri famuli procurare, dicentes a tergo nobis quasi nescientibus, si fiat eis men-
tio de pretio, salario aut pecunia exhibenda : « Absit ! Magister
nollet ; sed tanto deberetis curialius agere erga ipsum, offerendo
sibi cyphos et similia, quamvis certus sim quod ipse nullatenus
retineret. » Et sic aliquotiens bonus famulus plus lucratur pro-
curando quam magister faciat operando. Similiter, si magister
equum habeat visitando, propter equum salarium duplicatur;
3° illis quos post curam completam scietis per experientiam esse
gratos, quoniam istos et pauperes et amicos decipere esset ne-
quam ; 4° male solventibus, ut dominis nostris et eorum proxi-
mis, ut camerariis, justiciariis et ballivis, advocatis et omnibus
quibus consilium denegare non audemus ; quanto enim diutius
servimus talibus, plus perdimus; ideo ipsos citius expedimus et
cum medicinis melioribus procuramus; 5° facimus, ut debeamus,
curam praeservativam illis qui complete solvunt nobis a principio. Aliis autem omnibus praedictis praeservativam non facimus
nec debemus nec tenemur, sicut avaris, divitibus, usurariis nec
aliis quibuscunque qui corporibus propriis praeponunt divitias et
thesauros, malentes pati in corporibus quam in bursa, similiter
nec aliquibus qui solvunt post curam factam secundum quanti-
tatem laboris; et si curantur brevi tempore, modice; si longo tempore, abundanter. Istis enim exhibemus medicinas tarde et debi-
liter operantes, sperantes quod pro rata temporis solvant nobis. In
praedictis et istis et consimilibus morbos permittimus augmen-
tare, dicentes quod natura cum morbis se a multis superfluitatibus deonerat, quare periculum est ipsas interius retinere, et
inhibemus eis sudorem, quietem et abstinentiam... Et quamvis

Ces conseils aussi intéressés que peu scientifiques peuvent être mis sur le compte de l'avarice
et de l'avidité pour le lucre qui déparent et ont
déparé de tout temps l'exercice de bien des pro-
fessions, sans excepter la chirurgie. Mais que dire
d'un professeur de l'Université de Paris, d'un chirurgien du roi qui, tout en s'excusant, donne des
recettes de fards, de dépilatoires, d'onguents ma-
millaires, de teintures capillaires, de pommades,
savons et drogues, pour *réparer des ans l'irrépa-
rable outrage* [1] ?

haec praedicta in praedictis sex notabilibus et aliqua consimilia
dicenda in sequentibus in theorica et practicis cyrurgiae nusquam
scribantur, sunt tamen valde necessaria cyrurgico practico lucra-
tori, quoniam magis proficit et lucratur cyrurgicus cautelosus
parum sciens quam si sciret totam theoricam et practicam cyrurgiae et nesciret facere sibi solvi. Sicut enim patientis tota et
principalis est intentio, quod curetur et eo curato in ipso cessat
hujusmodi appetitus et de solutione nihil et non curato animus
ejus non quiescit, sic debet esse principalis intentio cyrurgici,
quod solvatur et ipso soluto integre sit contentus, et non soluto
non cesset petere incessanter nec unquam a patiente sumat ple-
gium sive fidem, sed vadium sive nummos. Unde versus :
Saepe fides data fault, plegius plaide, vadium vault. Hoc est
dictu : saepe fides deficit, plegius littigat, vadium valet. *Mond.
Chir.*, éd. Pagel, pp. 73, 74, 75, et trad. Nicaise, pp. 109 et
suiv. *A plusieurs reprises Mondeville donne le conseil de n'opérer*
(pp. 116, 119, 131, 134, 456, 486, 519, etc. de l'éd. Pagel) *ou
de ne traiter certaines maladies* (p. 424, etc.) *que si le chirurgien
a été, au préalable, grassement rétribué, et je me contenterai de
renvoyer au § 2045 de la traduction à propos du traitement du
cancer, et aux deux §§ 2219 et 2246 à propos des incisions.*

1. Quoniam ista decoratio est contra Deum et justitiam, nec est
ut plurimum cura morbi, sed fit propter deceptionem et fraudem,
ideo breviter pertransibo, et quoniam mihi non placet; et tamen
si cyrurgicus moraretur in provinciis aliquibus aut civitatibus,
ubi esset copia divitum et curialium mulierum et haberet famam
quod sciret sufficienter de talibus operari, ipse posset reportare
inde maximum commodum et gratiam dominarum, quod non est

Ce n'est pas tout; le grave professeur donne encore de nombreux moyens pour simuler une virginité absente. Le verre pilé, le sang-dragon et les autres astringents et colorants, les sangsues, la vésicule de poisson pleine de sang, rien n'y manque [1]. Devons-nous blâmer sévèrement cette morale par trop relâchée? Mondeville ne faisait que répéter les enseignements de ses prédécesseurs et de ses contemporains; il n'était ni plus ni moins honnête qu'eux, et il faut s'en prendre aux mœurs de son époque et aux exigences des clients qui, méprisant les chirurgiens [2], leur demandaient souvent des services honteux.

La chirurgie, au XIVe siècle, n'était encore qu'un métier manuel au service de la médecine, et il faut avouer que la plupart de ceux qui l'exerçaient : chirurgiens *ignorants, idiots, rustiques,* comme les appelle notre auteur, barbiers, fraters, aventuriers, vagabonds, ribauds et ribaudes, rufians

---

modicum his diebus, quoniam sine ipsa factum est nihil et sine ipsa nemo potest esse dominis gratiosus et ideo eligibilior est in casu quam sit gratia summi pontificis aut divina. *Mond. Chirur.,* éd. Pagel, p. 398, et trad. Nicaise, p. 582.

1. Muliebria duplici ornatu indigent : intus et extra. Interiori ornatu indigent antiquae meretrices, maxime quae habent amplas vulvas naturaliter aut ex multo coitu lubricas et suaves, ut concumbentibus puellae aut saltem non publicae videantur; hoc etiam ornatu indigent juvenculae non uxoratae, fatue defloratae, quando debent cum aliquo per matrimonium copulari, ut videantur virgines incorruptae. Quod sic fit : vitrum pulverizatum, cum debent coire, imponunt, unde se ipsas et virgam coeuntis reddunt sanguine maculatas, etc. *Mond. Chir.,* éd. Pagel, p. 402.

2. Debet cyrurgicus, si potest, cavere de infamia, quia ab antiquo populus reputat omnes cyrurgicos latrones, homicidas et pessimos deceptores. *Mond. Chir.,* éd. Pagel, p. 75.

et maquerelles, n'avaient rien fait pour relever la profession.

Les chirurgiens lettrés, comme Mondeville, étaient l'exception[1]. Ils avaient beau s'élever contre les charlatans, les ignorants ; le peuple et même les grands continuaient à leur accorder leur confiance[2].

L'état de la science de la chirurgie était aussi misérable que son exercice. Les Arabes et les Arabistes en étaient la source principale.

L'expérience était inconnue ; elle était remplacée par le syllogisme à outrance, et là où il aurait fallu observer, on ne savait que citer ses auteurs[3]. Les subtilités de la dialectique remplaçaient l'observation, et les raisonnements les plus saugrenus expliquaient les phénomènes naturels[4].

La chirurgie avait pourtant été relevée de cette misérable condition en Italie, d'abord par l'école de Salerne, et puis, au xiiie siècle, par celle de Bologne.

Les chirurgies de Brunus Longobardicus (1252), de Théodoric de Lucques, évêque de Cervia (1265), de Guillaume de Salicet (1275) et de Lanfranc de Milan (1296), tous de l'école de Bologne, servirent de modèle à celle de Mondeville, surtout celle de Théodoric pour son traité des plaies et ulcères, et celle de Lanfranc pour le reste.

---

1. Sunt paucissimi litterati. *Mond. Chir.*, p. 333.

2. § 16.

3. Voy. notamment § 496.

4. *Par exemple :* Si aliquis comburat digitum et ponat ipsum in aqua frigida, dolor augmentatur. Causa potest esse, quia *frigiditas* actualis recludit *igneitatem* combustionis. *Mond. Chir.*, p. 437. *La chirurgie de Mondeville fourmille de ces beaux raisonnements.*

En effet, Mondeville ne fut point un auteur original, un de ces initiateurs qui font avancer la science. Comme il l'annonce lui-même dans sa préface [1], il se proposait d'écrire sa chirurgie en cinq traités : le premier, comprenant l'anatomie à l'usage des chirurgiens d'après Avicenne ; le second les plaies et les ulcères d'après Théodoric ; les trois autres traités d'après Lanfranc. Le troisième comprenait toutes les maladies *a capite ad calcem*, excepté les fractures et les luxations qui devaient former le quatrième traité. Ce quatrième traité ne fut jamais écrit par Mondeville, la mort l'ayant surpris avant même qu'il eût terminé le troisième traité. Mais il eut le temps d'écrire auparavant le cinquième traité, l'Antidotaire, c'est-à-dire le recueil de médicaments, la pharmacopée chirurgicale. Cette division est, à peu près, celle des chirurgies précédentes, entre autres celle de Lanfranc ; et Gui de Chauliac, soixante ans plus tard, n'en adopta pas d'autre.

Les deux premiers traités de la chirurgie de Mondeville furent d'abord publiés de 1306 [2] à 1312 [3]. Ils forment, pour ainsi dire, la première édition, la première rédaction qui ne diffère de la suivante que par quelques corrections sans importance ; elle est représentée par trois manuscrits : le n° 7131 lat. de la Bibliothèque nationale ; le ms. d'Erfurt. Bibl. Amphoniana, Q. 197 lat. et le n° 2030 franç. Bibl. nation. contenant la traduction mot à mot du texte latin.

---

1. §§ 4-9.
2. §§ 1, 3.
3. *Mond. Chir.*, éd. Pagel, p. 332.

La deuxième rédaction, comprenant tout ce que Mondeville avait écrit de sa chirurgie : 1ᵉʳ traité, *Anatomie*; 2ᵉ traité, *Plaies et ulcères*; 3ᵉ traité, *Maladies spéciales*; 5ᵉ traité, *Antidotaire*, est représentée par quatre manuscrits, tous à la Bibliothèque nationale : nᵒˢ 1487, 7139, 7130 et 13002.

Le premier chapitre du troisième traité : *Incisions*, était écrit avant 1314, date de notre traduction qui le contient. Le reste du troisième traité fut composé après 1316, date de la mort de Louis le Hutin, mentionnée par Mondeville [1]. L'auteur mit trois ans à composer ce troisième traité inachevé [2], ce qui nous reporte à 1319 ou 1320. Craignant de ne pouvoir achever son œuvre, Mondeville ne termina pas le troisième traité et composa le cinquième, l'Antidotaire, comme plus utile [3].

Les manuscrits complets ou fragmentaires de la chirurgie de Mondeville sont au nombre de dix-huit. On en trouve la liste dans l'édition de Pagel, p. 651 et dans celle de Nicaise, p. LIII.

A ces dix-huit manuscrits, il faut en ajouter un dix-neuvième existant aujourd'hui à la Bibliothèque Laurentienne de Florence, et contenant la

---

1. *Mond. Chir.*, éd. Pagel, p. 392.

2. Et jam vixi continue per tres annos contra commune judicium medicorum. *Id.*, p. 505.

3. Quia longaevus non sum, nisi Deus de gratia speciali prolongaverit mihi vitam, quia asthmaticus sum, tussiculosus, phthisicus et consumptus, et ideo magis utile est circa ipsum (*antidotarium*) tanquam magis utilem occupari. *Id.*, p. 508. *Cet antidotaire fut écrit après la mort de Philippe le Bel, 1314* : Unguentum Magistri Anselmi de Janua, cujus ipse vendidit receptam illustrissimo principi Domino nostro Philippo Pulchro Pio inclitae recordationis, quondam regi Francorum. *Id.*, p. 538.

traduction provençale de l'anatomie abrégée de Mondeville [1], reproduisant le cours qu'il fit d'abord à Montpellier en 1304, et dont le Dr Pagel a publié le texte latin d'après le ms. de la Bibl. Royale de Berlin n° 219 [2].

Voici le commencement de cette traduction provençale :

Comensa lo prologue de la notomia de la Surgia de Anric de Mondavilla.

Al comensamen d'aquesta obra, que es tracha de lati en romans de la Surgia de Anric de Mondiviala (*sic*), deves premieyramens saber que es subjet en tota surgia...

. Lò premier es de la notomia coma defendemen (*sic*) de Surgia [3].

Lo segon es de la cura universal de plaguas et de concutios (*sic*) [4].

Lo ters es de curas de totas malautias que non son pas plaguas ni ulceracios ni malautias de foras (*sic*) las quals venon comunamen a totz los membres del cap entro als pes [5].

Lo quart es de la cura de las trenquaduras et delogaduras et cossemens (*sic*) et plagamens [6].

Lo quint es l'antitotari (*sic*) [7].

Et a me sembla que Vicenna es pus savi en la notomia; et Tederic en la cura de las plaguas et Alofranc (*sic*) en la

---

1. Florence. Bibl. Laurenziana, mss. Ashburnham n° 104. Parchemin, écriture à deux colonnes ; xiv° siècle. M. A. Thomas à qui je dois la connaissance de ce manuscrit non cité par les éditeurs de Mondeville, estime que la langue du traducteur provençal accuse la région de Montpellier.

2. *Die Anatomie des Heinrich von Mondeville*, von Dr Pagel, Berlin, G. Reimer, 1889, 80 pp.

3. Correspond au § 4 de notre édition.

4. § 5.

5. § 6.

6. § 7.

7. § 8.

cura de las ulceracios et de las autras malautias procezen trop ben davant tot autres surgies [1].

Lo premier tractat d'aquest libre que tracta de la notomia est devisat en XII capitols principalmen et per orde [2].

Les douze chapitres de l'anatomie se terminent, comme dans notre édition [3], par un chapitre intitulé : *Recapitulacio de totz los os que son en tot lo cors.*

Ce petit nombre de manuscrits complets ou fragmentaires, en tout dix-neuf, d'un manuel s'adressant aux étudiants et aux praticiens semblerait indiquer que l'œuvre du chirurgien de Philippe le Bel n'eut pas un grand succès. C'était pourtant un bon manuel, donnant l'état des connaissances de l'époque ; mais il était incomplet, et avait pour concurrent le livre presque contemporain de Lanfranc [4], dont l'enseignement avait été peut-être plus retentissant et dont la chirurgie avait l'avantage d'être achevée. Comme tous les manuels qui sont mis de côté dès que la science fait quelques nouveaux pas, la chirurgie de Mondeville n'eut qu'une courte existence, et Gui de Chauliac fit complètement oublier Henri de Mondeville, à qui restera du moins l'honneur d'avoir été le premier chirurgien français ayant écrit un traité de chirurgie. Mais là n'est pas le seul mérite de notre chirurgien.

1. § 9.
2. § 29.
3. § 531.
4. Tandis que la Bibl. nationale n'a qu'un manuscrit de la traduction française de Mondeville, le seul connu, elle en possède jusqu'à douze de celle de Lanfranc : n°s 627, 628, 629, 631, 1321, 1322, 1323, 2029, 12318, 14816, 19080, 24248.

Mondeville a fait connaître, le premier en France avec son maître Jean Pitard, et défendu les nouvelles méthodes de pansements des chirurgiens italiens du xiiie siècle, bien supérieures à celles des anciens [1].

On était persuadé qu'il fallait provoquer la suppuration des plaies; de là des pansements dangereux avec toutes sortes de tentes, de suppuratifs, et les chirurgiens de l'ancienne école s'ingéniaient ainsi à rendre mortelles des plaies qui auraient pu guérir naturellement [2].

---

1. Nos, scilicet magister Joh. Pitard et ego, qui primi dictam curam (*le traitement des plaies par Théodoric de Lucques*) ad partes portavimus gallicanas et eadem in curandis vulneribus Parisiis et in multis exercitibus usi sumus priores contra voluntatem et intentionem omnium et maxime medicorum, multa vilipendia et verba turpia a populo passi sumus et a sociis nostris cyrurgicis multas minas et pericula de personis et medicis singulis diebus et singulis curis disputationes et fortissimas rationes, unde fere dictam curam, quasi devicti et tot et tantis contrariis fatigati, dimisimus et dimisissemus penitus — Deus novit! — nisi quod Princeps Serenissimus Karolus, Comes Valesiae, nos juvabat, et ceteri qui prius nos viderant cum dicta cura in exercitibus vulnera procurare, et nisi veritas nos juvisset, pro qua debet homo potius mortem sustinere quam adhereat falsitati. *Mond. Chir., éd. Pagel*, p. 125, *et trad. Nicaise*, p. 187.

2. Prima praeparatione antiqui sic procurant dicta vulnera, quod si sint parva, primo infigunt tastam, secundo parvum digitum cum violentia, tertio infigunt digitum medium, quarto majorem, ampliando semper vulnus in fundo, quinto elargant ipsum orificium cum incisorio dicentes : hoc vulnus largius est in fundo quam in orificio; et verum est, quia hoc fecerunt, et patiens ridet continue cum dentibus. *Mond. Chir., éd. Pagel*, p. 140, *et trad. Nicaise*, p. 209. — Cura melior est, certior et salubrior, in qua non generatur sanies et in qua, quantum possibile est, evitatur quam cura in qua generatur aut procuratur... et quae potest compleri sine apostemate calido et sine febre et in qua labia vulneris rectius aptari possunt, est melior. *Mond. Chir., éd. Pagel*, p. 206, *et trad. Nicaise*, p. 310. Voyez aussi le § 1248, et

A tous ces sondages, à toutes ces drogues nuisibles Théodoric de Lucques substitua le traitement simple et rare au vin [1]. Au lieu de laisser les
blessés mourir de faim, il les nourrissait avec de
la viande et leur donnait du vin.

Mondeville eut le courage et la gloire de sou-
tenir et de pratiquer cette méthode de pansement aussi simple que salutaire, méthode allant
contre tous les enseignements de l'École et qui,
il n'y a pas cinquante ans, aurait passé pour hardie
et téméraire. Malheureusement, malgré les efforts
de l'École italienne et de Mondeville, la polypharmacie eut le dessus ; on continua presque jusqu'à
nos jours à salir et à envenimer les plaies avec des
graisses, pommades, onguents, emplâtres, cata-
plasmes, etc. Mais Mondeville, en défendant le
pansement simple et rare au vin, fut, dès le
XIVᵉ siècle, un des précurseurs de la méthode
antiseptique qui devait encore attendre des siècles
pour être universellement adoptée, au grand profit de l'humanité, grâce aux découvertes de l'immortel Pasteur. C'est là le titre de gloire de notre
chirurgien, et en cela Mondeville est supérieur
même à Gui de Chauliac qui contribua à maintenir
les pansements fréquents et compliqués de drogues
multiples et nuisibles.

en général le traitement des plaies ; et notamment le troisième
chapitre : des fractures du crâne, §§ 885 et suiv.

1. Ce pansement simple au vin remonte jusqu'à Hippocrate
(*Hipp. Des fractures*, 24, 25, 29, etc. *Trad. Littré, III, 497,
515, etc.*) et probablement plus haut ; mais il était oublié depuis
longtemps et remplacé par la polypharmacie arabe. L'École de
Bologne eut le grand mérite de le remettre en honneur, et Pitard
et Mondeville celui de le préconiser en France.

Si donc Mondeville ne fut pas un homme de génie, un de ces rénovateurs de la science, il sut du moins rompre avec la routine, voir où était la vérité, suivre et proclamer, contre la majorité de ses contemporains, une méthode de pansement qui devait attendre plus de cinq siècles pour triompher définitivement.

II

LE MANUSCRIT DE LA TRADUCTION FRANÇAISE

Le manuscrit de la Bibliothèque nationale, fonds français n° 2030, provient de la collection Colbert où il portait le n° 4478ᵇ et d'où il passa à la Bibliothèque Royale sous le n° 7932⁵. Il est mentionné dans le *Catalogue des manuscrits français de la Bibliothèque nationale, t. Iᵉʳ, ancien fonds, p. 349,* et dans l'*Inventaire général et méthodique des manuscrits français de la Bibliothèque nationale,* par Delisle, *t. II, p. 224.*

Il est daté de 1314. Au verso du folio 33, à la fin de l'Anatomie on lit :

Explicit. Ceste translacion de latin en francois fu acomplie en lan de .1314. le iuedi darrain iour doctoure vegille de touz sains en viron nóne de iour.

Le ms. 2030 ne contient que la traduction française de la chirurgie d'Henri de Mondeville. Cette traduction comprend les deux premiers traités : *Anatomie* et *Plaies,* c'est-à-dire la première édition que Mondeville publia en 1312 [1], et qui est représentée par les deux manuscrits : Bibl. nat. Lat. 7131, et Erfurt, Bibl. Amphoniana, Lat. Q. 197. La traduction du ms. 2030 a été faite sur le texte donné par le ms. B. N. Lat. 7131.

Elle contient en outre le premier chapitre : *Des incisions* du IIIe traité. Mondeville avait sans doute déjà rédigé ce premier chapitre, car le IIIe traité de sa chirurgie ne parut qu'après 1316 [2], et notre manuscrit 2030 est de 1314.

Le ms. 2030 est relié en cuir rouge ; cette reliure porte sur les plats les armes de Colbert et sur le dos ses initiales J. B. C. et le titre : HENRY DE MONDEVIL.

Le manuscrit est en vélin bien conservé. L'écriture est gothique à deux colonnes par page de quarante-deux lignes chacune, exécutée par un seul copiste qui a mis plus de soin au commencement qu'à la fin, à tel point qu'il est bien souvent difficile de distinguer *u* de *n*, *t* de *c* et même de *r*, et que trois barres, quand le point sur *i* a été omis, peuvent aussi bien signifier *in, ni, ui, iu* et même *m*.

Les folios numérotés sont au nombre de cent huit ; il y a cinq folios non numérotés, trois au commencement et deux à la fin. Les folios ont 245 millimètres de haut sur 159 de large.

Le premier folio non numéroté porte au verso en écriture de la même époque que le reste du manuscrit les définitions et divisions suivantes qui semblent des notes prises par quelque étudiant.

---

1. Voyez ci-dessus la note 1 de la page IV, et la page X.
2. Voy. ci-dessus p. XI.

Verso du premier folio non numéroté[1].

Qu'est cyrurgie? C'est opperation de mains en corps humain tendant a santé. Quantes mennieres sont de cyrurgie? .IIII. [les] quielles [sont] en char, en ners, en veines, en os. Quantes entencions[2] sont en cyrurgie? .IIII. : joindre le disjoint; desjoindre[3] le conjoint; oster le superflu; ramener le membre a sa complexion. Joindre le disjoint, si comme plaie brisee de bone eure[4]; desjoindre le conjoint, si comme le cul, le con, les dois et autres membres conjoins outre nature; ramener le membre a sa complexion, si comme conforter, reschaufer[5], ramolier selonc nature, [se] l'en puet.

Plaie est solucion de continuité[6] novelement faite ovec effusion de sanc. .II. mennieres sont de plaies : l'une simple, l'autre composte. Simple, quant elle est faite d'instrument trenchant sans deperdition de substance; composte, quant elle est faite par mire meme[7], de contusion ou avec deperdiction de substance, si comme piece levee, ou quant il y a aucun empeschement de consolidaction de plaie et d'ullcere. Ce sont.X. : quand il sont en corps plein, ou en corps ydropique, ou quant le membre[8], en quoy il sont, est de mauvese complexion, chaude ou froide, ou seche ou moiste, ou quant il y a glande qui laboure, ou quant il y a trop char, ou quant l'ulcere est trop font, ou quant c'est en fame grosse, ou quant il y a dedens la plaie os ou autre chose qui ne la lesse reprendre[9].

---

1. *Nous résolvons les abréviations et mettons la ponctuation.*

2. *Ce mot est écrit avec une encre beaucoup plus pâle et l'écriture semble imitée.*

3. disioint Ꙅioïde desioinde le. Conjoindre *est exponctué, c'est-à-dire effacé.*

4. brisē desboneure, *c'est-à-dire récente.*

5. reschäfer.

6. Ꙅtinuē.

7. p mīe mē.

8. ou quāt il st le mēbre. Il st *exponctués, c'est-à-dire effacés.*

9. Reprnde, r *et* e *final suscrits.* Reprendre, *c'est-à-dire repousser, se cicatriser.*

Le recto du 1er folio numéroté est en blanc; sur le verso se trouve une miniature coloriée en bleu, rouge, violet pâle et or, de 175 sur 113 millimètres représentant un professeur en robe enseignant *ex cathedra*. On peut en voir une reproduction au frontispice de la traduction de Mondeville par le professeur Nicaise [1] qui, avec d'autres écrivains s'étant occupés de notre chirurgien, considère cette miniature comme le portrait même de Mondeville, parce que notre manuscrit a été fait en 1314, du vivant même de l'auteur, ce qui est probable, mais non certain.

Les folios 2, 3 et 4 contiennent une table des matières ou des rubriques qui commence par :

.F° 2ª Le proheme de ceste cyrurgie ou nõ de ñre seigneur. amẽ.

et se termine par :

F° 4ᵈ La diuision dapostume de melancolie.

Immédiatement après cette table des matières [2] vient le titre du *proheme* de la chirurgie de Mondeville :

F° 4ᵈ Le prohemie de ceste cyrurgie.
Ou nom de ñre seigneur. a ñre tres seri seigneur phelippe p la grace de dieu des francois roy est cõmencie la pratique de cyrurgie, *etc*.

Le texte proprement dit de la chirurgie de Mondeville commence au

---

1. P. LVI et LXII.
2. Nous la donnons à la fin du deuxième volume.

Fº 5ª A lonour loenge & gloire ¹ ih'ucrist et de la tres benoite uirge sa mere & de ses beneois martyrs. saint come & saint damien. et du tres noble ñre seigneur phelippe p la grace de dieu des francois roy et de ses quatre tres seris filz, *etc.*

Les deux premiers traités se terminent au

Fº 102ᵇ il feri le pauement et tantost cil hōme fu mort. · Explicit iste liber scriptor sit crimine liber!

Immédiatement après commencent les rubriques du chapitre des incisions :

Fº 102ᵇ Ci cōmencent les rebriches des incisions.

Et au verso du même folio commence la traduction de ce chapitre *des incisions* qui est le premier du troisième traité de la chirurgie de Mondeville :

Fº 102ᶜ Enuiron le quel chapistre .6. choses sont a enquerre.

Le manuscrit se termine au recto du folio 108 par ces mots :

Fº 108ª Et de ceste seulement est lentencion a present *⁎*. *⁎* Explicit et cetra.

En outre de la miniature du 1ᵉʳ folio numéroté notre manuscrit contient quatorze petites miniatures de 5 à 6 centimètres de côté, représentant des figures d'anatomie :

1ʳᵉ miniature. Fº 8 *recto :* Un chirurgien faisant avec un rasoir des incisions sur un homme nu.

1. *Le manuscrit a* glorire *avec la première* r *exponctuée.*

2ᵉ min. Fᵒ 9 *verso* : Squelette par devant.

3ᵉ min. Fᵒ 9 *verso* : Squelette par derrière.

4ᵉ min. Fᵒ 10 *verso* : Veines et artères.

5ᵉ min. Fᵒ 10 *verso* : Homme écorché portant sur ses épaules sa peau suspendue à un bâton.

6ᵉ min. Fᵒ 11 *verso* : Anatomie interne vue par devant.

7ᵉ min. Fᵒ 12 *recto* : Anatomie interne vue par derrière.

8ᵉ min. Fᵒ 15 *verso* : Crâne.

9ᵉ min. Fᵒ 16 *verso* : Os de la face.

10ᵉ min. Fᵒ 17 *recto* : Organes de la respiration, de la circulation et de la digestion.

11ᵉ min. Fᵒ 17 *verso* : Anatomie de l'œil.

12ᵉ min. Fᵒ 23 *verso* : Organes internes vus par derrière.

13ᵉ min. Fᵒ 29 *recto* : Organes de la génération chez l'homme.

14ᵉ min. Fᵒ 29 *recto* : Organes de la génération chez la femme.

Ces quatorze miniatures sont grossièrement faites et trop petites pour donner le moindre détail anatomique. Elles ne présentent donc aucun intérêt ni scientifique ni artistique; aussi nous sommes nous dispensé de les reproduire dans le texte.

La traduction du professeur Nicaise donne la reproduction de la première miniature, celle du chirurgien incisant un homme nu [1]. *Ab una disce omnes.*

III

LA TRADUCTION FRANÇAISE

L'auteur. — Si l'on ne sait pas grand'chose sur Mondeville, l'auteur de la chirurgie, on ne sait

1. P. 13.

rien du tout sur son traducteur contemporain. On ne peut que se livrer à des conjectures.

On peut d'abord dire qu'il n'était pas médecin. J'en citerai une seule preuve : il prend l'os iliaque, os des iles (ilia) pour l'intestin iléon (ileum), et traduit bravement *ilia,* flancs, par *boiaus* [1].

On peut encore dire qu'il n'était pas très fort en latin. Il fait du mot à mot, comme un élève de sixième qui traduit son *epitome* [2].

Comme nous le verrons plus bas, la traduction est parsemée de formes plus particulièrement usitées dans le Nord-Ouest, et qu'on peut lui attribuer.

Je suppose que notre traducteur était un jeune écolier normand, recommandé ou protégé de Mondeville, nouvellement débarqué de son pays et commençant ses études à l'Université de Paris.

Il pouvait peut-être se destiner à l'étude de la médecine, mais il n'en était encore qu'aux débuts ; car il n'aurait pas commis les bévues que l'on trouve dans sa traduction.

Il aurait traduit l'œuvre de son maître ou protecteur, soit par reconnaissance, soit pour s'exercer dans le maniement des deux langues, latine et française, qu'il ne semblait pas posséder bien à fond, soit pour être utile à ces chirurgiens, *ydiotes,*

---

1. §§ 479 et 482.

2. § 913. *Le latin a :* diligenter consideretur vulnus et partes adjacentes. *Notre traducteur traduit :* Adoncques la plaie et les parties adjacentes *doit* estre consideree diliganment, *en mettant le verbe au singulier, comme il l'est en latin. Aux §§ 1123, 1126 il prend le verbe* dilatare, dilater, *pour un hypothétique* dilatere, *se cacher ; mais il faudrait citer presque tout l'ouvrage.*

simples et ignorans [1], qui savaient encore moins de latin que lui.

Mais ce ne sont là que de simples conjectures sans grand fondement; et il vaudra mieux jeter un coup d'œil sur la traduction elle-même.

Langue. — Nous commençons par dire que cette traduction est surtout remarquable par sa platitude. Du style, il n'y en a point. C'est un mot-à-mot terre à terre, emboîtant le latin pas à pas, si servilement que parfois, si l'on n'avait celui-ci sous les yeux, on ne comprendrait pas ce que le traducteur a voulu dire; aussi avons-nous été obligé de citer souvent le latin en regard de la traduction pour la rendre compréhensible. Car à l'inverse de ce qui arrive ordinairement, ici c'est le texte latin qui explique la traduction.

Nous avons déjà dit que la traduction ne contient que les deux premiers traités de la chirurgie de Mondeville, c'est-à-dire la première édition de 1312, représentée par les deux mss. Bibl. nat. lat. 7131 et Erfurt, Bibl. Amphoniana, lat. Q. 197. Cette première édition des deux premiers traités, et la seconde, contenant l'œuvre entière de Mondeville, ne diffèrent dans les parties communes que par quelques changements peu importants, un mot, une particule, un verbe pour un autre, mais la traduction reproduit si exactement la première édition qu'on peut reconnaître facilement le texte sur lequel elle a été faite et qui est celui du ms. 7131. Nous avons indiqué ces légères différences de rédaction, à mesure qu'elles se présen-

1. § 16.

taient ; nous ne donnons ici que quelques exemples à titre de preuves pour montrer : 1° que
notre traduction a été faite sur la première rédaction, et 2° qu'elle a été faite plus spécialement sur
le texte latin donnée par 7131.

1° *La traduction a été faite sur la première rédaction.*

2ᵈ RÉDACTION	1ʳᵉ RÉDACTION	TRADUCTION
Mss. B. N. lat. 1487, 7139, 7130	Mss. B. N. lat. 7131. Erfurt, B. AMPH. lat. Q. 197	Ms. B. N. fr. 2030
p. 294* et inde potest *fieri*	et inde potest *videri*	§ 1658 ** puet estre *veue*
p. 295 humiditatem illaudabilem *et* crustas	humiditatem illaudabilem *aut* crustas	§ 1662 humidité inloable *ou* crouses
p. 295 quae generatur in vulneribus quamdiu vulnera a tertia *digestione*	quae generatur in vulneribus in quantum vulnera a tertia *digestiva*	§ 1664 la quele est engendree es plaies es queles plaies est superfluité de la .3. *digestive*
p. 303 a quarta parte drachmae unius usque ad *dimidiam* partem	usque ad *quartam* partem dr. 1 et 1/2	§ 1755 jusques a la .4. partie d'une .5. & f
p. 309 Colubres laedunt pungendo cum lingua et *mordendo cum dentibus*	Colubres laedunt pungendo cum lingua et *cum cauda*	§ 1827 Culoevres blecent en poignant o la langue et o *la queue*
p. 311 et vinum mixtum per *medicinam*	et vinum mixtum per *medium*	§ 1847 et vin mellé o *autant de eaue*

* Les pages renvoient à l'éd. Pagel.
** Les §§ renvoient à notre édition de la traduction.

p. 3ɪɪ tunc ponatur ei supra stomachum emplastrum de *herbis* frigidis	tunc ponatur ei supra stomachum emplastrum de *medicinis* frigidis	§ 1847 lors soit mis sus son stomach epiteme de froides *medecines*
p. 3ɪ3 *interficit*	*necat.*	§ 1878 *naie*
p. 3ɪ4 *ingemando* est (*c'est-à-dire en distillant*)	ingeniandum est	§ 1882 l'en doit *engignier*
etc.	etc.	etc.

2° *La traduction a été faite sur le texte du ms. 7131.*

Ms. Erfurt, Bibl. Amphon. Q. 197	Ms. B. N. lat. 1713	Ms B. N. fr. 2030
p. 3o2 Empirica est quam facit vulgus, *applicat enim*	Empirica est quam facit vulgus, *applicant statim*	§ 1740 *il appliquent tantost*
p. 3o2 terunt et *apponunt*	terunt et *applicant.*	§ 1740 la triblent et *appliquent*
p. 3o7 et in fine negotii balneum summe valet	et in fine negotii balneum summe valet	§ 1804 En la fin le baing vaut souverainnement
Q. 197 *Ajoute en marge* : consumendo reliquias malae materiae		
etc.	etc.	etc.

Comme en bien des œuvres du moyen âge on rencontre dans notre traduction à côté l'une de l'autre des formes du langage usité dans le centre, dans l'Ile-de-France, et des formes en usage dans les provinces avoisinantes. Les plus remarquables de ces dernières sont celles où le *c* reste dur devant un *a* originaire : *blance, bouce, capistre,* au lieu de *blanche, bouche, chapistre,* et où il devient chuintant devant *e, i* : *cherf, chervel, rachine,* au lieu de *cerf, cervel, racine.* Ce traitement particulier du *c* se rencontre en Picardie et dans une grande partie de la Normandie. Voici la liste des mots qui le présentent :

1° C (devant *a*) reste *c*.

Atouce 1170 ; *atoucement* 1008.

Blance 88, 243, 294, 1558, 1673, 2078; *blances,* 1678 ; *bouce* 239, 246, 257, 357, 874, 881, 1013, 1209, 1629, 1633, 1754, 1758, 1871, 1963. On trouve les deux formes *bouce* et *bouche* dans le même § 2186 et 2190. *Bouces* 694; *brance* 685.

Calx 1412, *capistre* 545 ; *cavez* 717 ; *cerra* à côté de *cherra* 2130 ; *cevez* 740 ; *coses* 2249.

Dessiccant 824.

Escorceure 2108.

Ficié 2167 ; *fource* 266, 416, 417 ; *fresces* 1089, 2108.

Moussces 1699 et *musque* 1868.

Touce 239 et *toucent* 160, 916, 1859 pour *touche, touchent* ; *toucier* 854 ; *trencié* 865 ; *trenceront* 2202 ; *trencier* 1024.

2° C (devant *e, i*) devient *ch* :

Acourchié. Dans le même § 1280 on trouve les deux formes *acourcié* et *acourchié*; *anchiens* 366.

Blechant 1778; *blechié* 999 ; *blechies* 455 ; *blechiees* 1420.

Cha et la 1578; *chele* 10; *cheles* 625; *chelles* 886; *chelui* 1706; *cherf* 1750; *chervel* 137, 210; *chierf* 1854, 2050; *chius* 1853; *chifac* 343 ; *chucre* 1140; *commanchier* 2211, 1523, *commenchent* 801 ; *commenchie* 899.

Embrachier 269; *encheis* 734; *enchiés* 1504; *enrachinees* 641.

Fachiés 737; *fachon* 177; *forches* 1097; *franchois* 1758, 2089, 2096. *Franchois* et *françois* dans le même § 33.

Lachié 741; *lachiés* 1084, 1085.

- *Ochis* 1857 ; *ochise* 1861.

Parchonniers 16; *perchant* 741, 1186; *perche* pour *perce* 357, 1023, 1026; *perchent* 163, 1026; *perchie* et *perchié* 1153 ; *pieche* 975 et *pieches* 894, 973, 1004, 1674, 1996, 2149.

Rachine 313, 499, 1418, 1734, 1760 et *rachines* 393, 2110, 2111.

Semenche 1760, 1816; *sorcheries* 2125; *soupechonneuse* 1695 et *souspechonneuse* 556; *sourchiz* et *sourcis* 202; *suchante* 1773; *suche* et *suce* 1871; *suchier* 1774.

Thorache 299; *tresperchante* 740; *tresperche* 1026.

Veche 1033.

Cette liste peut paraître assez longue, mais si l'on mettait en regard une liste des formes franciennes, ces normannismes ou picardismes, n'apparaitraient plus que *rari nantes in gurgite vasto*.

A qui les attribuer, au traducteur ou au copiste?

Ces formes normandes ou picardes sont trop rares pour croire qu'elles soient le fait du scribe du ms. 2030. Elles nous semblentt plutôt devoir être attribuées au traducteur. Le scribe français les a fait disparaître en grande partie sous sa plume à mesure qu'il copiait, mais quelques-unes lui ont échappé, et parfois dans la même phrase il laisse subsister les deux formes du même mot.

Un passage nous semble plus particulièrement montrer cette différence entre le parler du traducteur normand ou picard et celui du copiste français. Le ms. a § 10 : « Et avient que *che le* meisme chose que aucun ordene en un jour, l'endemain ou tantost il meismes l'ordene autrement », c'est-à-dire en français « cele meisme chose », mais le scribe ne comprenant pas a fait deux mots de « chele » *che le*.

A ce traitement du *c*, indiquant que le traducteur était du Nord-Ouest, s'ajoute celui des participes passés féminins *ie* au lieu de *iee* des verbes en *ier : abregie* 4; *comencie* 1, 12; *corrigie* 27; *choses fichies* 130, etc. Quoique ce soit cette forme *ie* que l'on trouve le plus souvent, elle n'est pourtant pas constante, et dans le même § 20 on lit *descleiriees* à côté de *desclairies. Blecie* et *bleciee* dans le même § 220, etc. On rencontre donc de temps en temps la forme *iee : compressiee* 176; *esloingniee* 177; et même celle *ee : apeticee* 175. Enfin nous citerons les §§ 898 qui écrit *commancee*, 899 qui écrit *commenchie*, 900 *commancie* et 903 *commenciee*.

Cette transformation de *iee* en *ie* s'applique aussi aux substantifs : *archie* 110 pour *archiee*, et aux verbes : *chient* 115 pour *chieent*, etc.

Ces formes en *ie*, pas plus que le traitement du *c*, ne peuvent restreindre dans une seule province la

langue du traducteur qui pouvait être picard ou
normand. On ne peut, croyons-nous, prétendre à
plus de précision en l'état où se présente la langue
bariolée de notre manuscrit et relativement à son
époque (xive siècle), où depuis longtemps les écrivains provinciaux se piquaient d'écrire le français
de Paris. Nous inclinerions à croire notre traducteur plutôt normand que picard, à cause de la
désorganisation profonde et précoce de l'ancienne
déclinaison dans notre manuscrit.

Déclinaison. — La déclinaison à deux cas, sujet
et régime, telle qu'elle existait encore au xiiie siècle,
est déjà presque éteinte. Les exemples dans notre
traduction en sont si rares, si douteux qu'on pourrait les considérer, pour ainsi dire, comme des
fautes à côté de l'immense majorité des passages
où il n'existe pas trace de déclinaison. On dirait
que notre traducteur a un vague souvenir qu'il y
avait des cas où il fallait une *s* et d'autres où il n'en
fallait pas.

Mais quels étaient ces cas, il semble l'ignorer.
Sans aller plus loin que la table des matières mise
en tête de notre manuscrit [1] et de la même écriture
que le reste, nous trouvons ve chapitre de la première doctrine du IIe traité :

La maniere d'apareillier les plaies de la char par dehors
du chief jusques a tant que l'os en soit *ostés.*
La maniere de la preparation de la plaie du cran jusques
a tant que l'os en soit *trait* [2].

Ainsi dans deux phrases qui se suivent, la règle

1. Dans notre édition à la fin du second volume.
2. Le texte (t. I, p. 23o) écrit également : *ostés, trait.*

de l's du cas sujet est suivie et violée tour à tour.

Quelques lignes plus bas à la table du chap. VI :

La cure du nés qui est ja .1. petit *alterés*.
La cure du nés nouvelement *trenchiés*.

. . . .

La maniere de lier le nés *entailliés* devant appareillié [1].

Le scribe ou le traducteur n'ayant plus aucune notion exacte de l'ancienne déclinaison, met une *s* à l'adjectif, lorsque le substantif en avait une organique, sans tenir compte du régime ou du sujet. A *nés* régime singulier il accolle les qualificatifs *trenchiés*, *entailliés*, comme il a mis *alterés* à *nés* sujet singulier. Cette *s* n'est plus le signe du sujet singulier, mais elle est attirée par l's du substantif *nés*. C'est un phénomène d'attraction fréquent sous la plume des écrivains du xive siècle, sachant confusément que les mots pouvaient avoir une forme diverse suivant les cas, mais sans savoir pourquoi ; et pour abréger, je ne citerai qu'un seul exemple pris dans un manuscrit à peu près de la même époque :

Guillaume avoit eu le bout du nés *couppés* [2].

Les cas où notre traducteur suit l'ancienne règle, sont très rares et le plus souvent il enfreint la règle dans la même phrase :

---

1. Ces trois titres ont dans le texte (t. I, pp. 251 et 253) : *alteré, trenchié, entaillé*.

2. Bibl. nat. fr. 5003, f° 127, r°. Citation prise dans *Le couronnement de Louis*, édition des Anciens Textes Français, par Langlois, p. LXXXVII.

§ 15. Atant *ceux* qui s'entendent, especiaument *li letré...*
soient *liès* et *esjoïssans* de ce, especiaument *ceux.....*

§ 16. Toutevoies je ne met pas hors... ceux qui ne sont pas
letrés...

§ 19. Ensurquetout a eulz sont ci *offert...* plusieurs *segrés
resonables* et *esprouvés,* etc., etc.

Enfin il met souvent une *s* où il n'en faudrait
pas, comme lorsqu'il écrit le sujet neutre avec *s :*
il est necessaires 41, 42, 53, 62, 68, 1687, 1705,
1933, etc., ou bien : *ce est voirs* 1926, « verum
est » ; *se ce estoit voirs* 1988, « si esset verum » ; ou
bien : *se mestiers est* 866, 869 ; *mestiers en sera*
1036, 1598 ; enfin *mestiers* et *mestier* dans le même
§ 1086.

On trouve bien par ci par là et de loin en loin
quelques sujets réguliers : Sujets singuliers : *nus* 792,
nulz 2039 ; *aucuns* 1622 ; *li sans court* 675 ; *operations* 1001 ; *oignemens, devisions* 1368 ; *solucions*
1658 ; *Galiens* 1668, et *mauvès gouvernemens* 1061
ou l'*s* semble avoir été appelée par l'*s* organique
de *mauvès ; quiconques* 801, 1532, *quicunques* 1008,
mais aussi le baroque accouplement : *quiconques
homme* 1798. Dans le même § 1493 *Dieus le glo-
rieus* et *Dieu.* Sujets pluriels : *li letré* 15 ; *li ancien*
1248 ; *membre* 1159, etc. Dans le même § 52 : Des
membres consemblables *li uns* sont... *lez autres...*
etc., etc.

Je me dispense de donner en regard des exemples de passages où il n'y a pas trace de déclinaison ; il faudrait citer l'ouvrage entier, ce qui montre
bien que la règle des deux cas était éteinte ou, si
l'on veut, qu'il n'en existait qu'un souvenir vague,
confus chez notre traducteur du commencement

du xive siècle, qui l'appliquait fort rarement et à tort et à travers, comme fera au siècle suivant Villon voulant imiter le style archaïque.

Voilà donc un texte daté de 1314 qui, moins quelques rares et vagues réminiscences, ne connaît pas la déclinaison à deux cas. On place ordinairement plus tard cette extinction de l'ancienne règle du sujet et du régime. Ouvrons l'histoire de saint Louis que Joinville offrit en 1309 à Louis le Hutin, et s'il faut s'en rapporter à son éditeur, M. Natalis de Wailly, la déclinaison à deux cas y est en pleine vigueur. Comment expliquer que dans deux ouvrages contemporains, l'un de 1309, l'autre de 1314, une règle fondamentale de la langue soit toujours fidèlement observée dans le premier et à peu près constamment détruite ou plutôt ignorée dans le second ? Nous avons supposé que notre traducteur était un jeune étudiant normand. Joinville était champenois et avait 85 ans en 1309. L'Ouest avait commencé son évolution vers l'état moderne de la langue plus tôt que le reste de la France ; la Normandie était un des pays où l'ancienne déclinaison s'était détériorée de bonne heure ; dans cette marche vers l'état analytique, elle était en avance sur la Champagne. Notre jeune normand écrivait la langue de 1314, tandis que le Champenois Joinville, vieux, très vieux en 1309, parlait la langue du temps de sa jeunesse où florissait encore la déclinaison à deux cas. On peut ainsi s'expliquer en partie [1] la différence

---

1. Je dis *en partie*, car il pourrait bien se faire qu'on eût exagéré le rigorisme grammatical de Joinville, en reconstituant son

énorme qui passe à ce point de vue entre Joinville et notre traducteur. L'un parlait encore la langue du xiiiᵉ siècle, l'autre celle du xivᵉ.

Substantifs. — Nous nous bornerons à signaler les deux formes *our* et *eur* pour les substantifs en *ōrem* en latin. Ces substantifs sont indifféremment écrits *our* ou *eur* : *dolour* 1776, 1777, 2039, etc., *doulour* 1045, 1387, 1405, 1503, etc. et *doleur* 1089, etc., *douleur* 1406, etc.; *chalour* 117, etc. et *chaleur* 125, etc., les deux formes dans le même § 192; *humours* 115, 117, etc. et *humeurs* 106; *successours* 10 et *successeurs* 11; etc., etc. [1].

Peut-être y a-t-il là une différence de prononciation entre le copiste et l'auteur de la traduction; peut-être aussi n'est-ce que le résultat du conflit des deux graphies, l'ancienne *our* avec la nouvelle *eur* représentant mieux la prononciation de l'époque. Nous ne pouvons donc tirer aucune conclusion de ce fait.

Quoiqu'il en soit, nous avons scrupuleusement respecté ces formes diverses d'un même mot, comme d'ailleurs la graphie bariolée et souvent bizarre de notre texte. On commençait à vouloir écrire les mots étymologiquement, à les surcharger de lettres parasites : *moult* à côté de *mout,* etc. et cette bigarrure, cette hésitation entre l'ancienne et la nouvelle orthographe est un signe de plus de

texte d'après les chartes de sa chancellerie, et l'on sait que le jargon judiciaire est toujours un peu vieillot et en retard sur le langage courant.

1. Même hésitation pour le pronom-adjectif *leur* et pour les adjectifs à forme comparative : *lour* 22 et *leur* 768, etc.; *menour* 2067 et *meneur* 2068; *grégnour* et *greigneur,* 953, etc.

l'état intermédiaire où se trouvait alors le Français qui de demi-synthétique où il avait été jusqu'au xiiie siècle, marchait à grands pas vers la forme analytique et savante.

Adjectifs. — Les adjectifs à une seule forme pour les deux genres montrent encore mieux cet état transitoire de la langue de notre traducteur. Entre la forme étymologique unique et les deux formes, l'une pour le masculin, l'autre pour le féminin, que l'analogie et le besoin de clarté s'efforçaient d'introduire, l'indécision est perpétuelle.

On trouve indifféremment au féminin *quel* §§ 1885, 2026, etc. et *quele* 2017, 2046, etc.; *la quel chose* 11, 16, 21, 23, 29, 62, 151, 152, etc. et *la quele* 2, 29, 163, 185, etc.; *particulier* 1950, 1953, etc. et *particuliere* 861, 1579, etc.; *tel maniere* 1849, etc. et *tele maniere* 1502, 1506, etc.; *universel* 755, 1394, etc. et *universele* 1587, etc.; *naturel* 851, 1727, etc. et *naturele* 1704, 1949, etc. Dans le même § 1188 les plaies sont appelées *mortelles* et *mortelz*, et l'on trouve *forte vertu* à côté de *fort vertu* au § 1203.

Il en est de même des participes présents : *umeur pechant* 2030 et *humeurs pechantes* 1507.

Si au § 2148 l'auteur écrit régulièrement *choses extrinseques nuisans*, il dit plus bas § 2155 : *choses fermes.... qui sont nuisantes.* Tantôt il dit *penetrans* 1003 au fem. pluriel et tantôt *fistules penetrantes* 1947.

Il en est de même pour les adverbes en *ment :* § 108. Car s'il sentoit si *excellentement* com le simple nerf, homme ne pourroit soufrir *excellent* froidure ne chaleur.

C'est le comble de la confusion entre l'ancienne forme et la nouvelle. Contentons-nous pour terminer de renvoyer au § 1940.

Pronoms. — Rien de bien saillant à signaler. L'emploi assez fréquent du pronom après le verbe n'est pas particulier à notre texte : *en procurant la* § 824; *en cousant les* 887; *de curer les* 789; *faire la* 762; *faire les* 753; *a traire les hors* 894; *en la maniere de desechier les* 924; *ramener les ens* 1165; *en tenant la ouverte* 1273; *en ouvrant la* 1404; *raconter les, reiterer les* 1932; *en mellant les* 1553; *transferer soi* 1565; *en taisant soi* 1716; *je hee le* 2132, etc., etc.

On trouve déjà *son* pour *sa*, *s'* devant les féminins commençant par une voyelle, mais rarement : *son eminence* 235; *son extremité* 270; *son humidité* 192, mais *s'umidité* 116, etc., etc.

Liè pronom fém. sing. régime, provenant de l'archaïque [1] et vulgaire [2] *illae* c'est-à-dire *illĕ* pour *illi*, et que l'on attribue ordinairement au parler normand, est fréquent §§ 29, 35, 39, etc., etc.

L'auteur ne distingue plus le sujet *cil* du régime *cel* :

§ 17. Tout aussi comme Dieu ne deneieroit pas pardon a *cil* qui li requerroit humblement.

§ 21. Et pour ce que parole mal entendue fait aucune fois meserrer *cil* qui l'ot...

§ 161. Et s'estent *cel* os.

Enfin *cel* est sujet et régime dans la même phrase :

1. Plaute et Lucrèce.
2. Inscriptions de Pompeï.

§ 48. *Cel* nom « anathomie » est aproprié par excellence a la droite devision du cors humain, pour ce que la division de *cel* cors est plus necessaire.

El 4, 82, 94, 116, etc. est aussi fréquent que *ele* ou *elle* 116, etc. et est mis parfois, mais rarement, pour *eles, elles,* 575, 606, etc. On trouve même, mais très rarement, *eulʒ* 747, 764 pour *elles* sujet pluriel.

Mais je dois surtout signaler l'emploi de *il* pour *elles* au féminin sujet pluriel. On pourrait croire que c'est là une faute du copiste qui aurait écrit *il* pour *el, elles,* mais *il* féminin sujet pluriel revient plus de cent fois (voir au glossaire); on ne peut donc l'attribuer à une inadvertance du scribe. Voici quelques exemples de ce curieux emploi de *il* pour *elles*.

§ 256. Et de chascun costé sous iceles vaines montent .2. grans arteres, et avient que, quant *il* sont coupees, il en avient grant peril.

§ 426. Environ le milieu de cel col sont veines es virges, les queles veines sont corrompues ou tens qu'*il* perdent leur virginité par defloration, c'est quant elles sont despucelees.

§ 638. Les choses qui poent, mes *il* ne doivent pas estre traites par la partie par la quele *il* entrerent, sont celes qui sont si en parfont que *il* ont penetré a la partie opposite ou pres, en tant que s'*il* estoient traites par le lieu ou *il* entrerent, *il* feroient greigneur dolour et greigneur peril au pa-tient que s'*il* estoient traites par la part opposite.

§ 641. La maniere de traire les choses fichiees dedens, qui ne sont pas enrachinees aus os, les queles n'aperent pas souffisanment par la partie par la quelle *il* entrerent, aus quelles se fust s'ahert forment, si est que *il* soient traites par l'opposite, et que *il* soient deboutees par la partie par la quelle *il* entrerent... Et ja soit ce que *il* puissent estre traites par la partie par la quelle *il* entrerent, toutevoies ne doivent *il* pas estre, etc., etc.

Je ne trouve aucune mention de ce *il* pour *elles* dans les grammaires de l'ancien français. Diez, Burguy, Horning, Brunot, Clédat, Étienne n'en disent rien ; rien non plus dans le *Diction. de l'anc. langue française* de Godefroy. Meyer-Lübke dit seulement (t. II, p. 110 de la trad. franç.) : « D'anciens monuments français présentent *il* à la place de *elles* (tels le Rou II, 2095, éd. Andresen, un poème anglo-normand, le Repentir du pécheur, Cristal 4419, ce qui est très surprenant). »

Voici des exemples de *il* ou *ils*, *ilz* pour *elles*, féminin sujet pluriel, relevés dans le *Mistere du viel Testament* et les *Miracles de Nostre Dame*, éditions de la Société des Anciens Textes Français :

Je penseré
De voz femmes et en feré
Comme s'*ilz* avoient, n'en doubtez,
Tourné a mes propres coustez.
(*Mist. du viel Test.*, t. I, p. 202, vers 5287.)
Ilz sont si gentilles.
(*Id.*, I, p. 203, v. 5320.)
Ilz en seront toutes joyeuses.
(*Id.*, I, p. 204, v. 5330.)
Aus aisnez *ils* estoient riguéres
Et leurs estoient venduz bien chéres.
(*Id.*, II, p. 350, v. [1091].)
Aucuns pasteurs amblent les laines
Des brebis, prenez qu'*il* soient plaines
De rongne et d'autre morfonture.
(*Id.*, IV, p. 79, vers 28900.)
Mais laissiez moy venir avant
De mes sereurs qui la m'attendent,
Si qu'*il* ne sachent riens n'entendent,
(*Miracles de Nostre Dame*, t. I, p. 71. Mir. 2, vers 374.)
Je croy qu'*ilz* ont sur elle envie (*ilz* = nonnes).
(*Id.*, I, p. 78. Mir. 2, vers 599.)

Pour ce qu'*il* ont creu Jehan,
Entre elles et li publiquan.

> (*Id.*, I, p. 236. *Mir. 5*, vers 824.)

Il machinent et souspeçonnent (*il* = vraies vierges).

> (*Id.*, I, p. 314. *Mir. 7*, ligne 19.)

Quelles nouvelles ?

MESSAGER

Sire, *ilʒ* ne sont mie trop belles.

> (*Id.*, I, p. 339. *Mir. 7*, vers 734.)

Car s'elles sont a vendre, voir,
Je les aray.

2ᵈ SERGENT

A vendre sont *il*.

> (*Id.*, I, p. 389. *Mir. 8*, vers 1041.)

Et que s'*ilʒ* me peuent seoir (*il*, *ilʒ* = escarboucles fines).

> (*Id.*, vers 1045.)

Ou par mauvais mariz qu'*ilʒ* ont (*ilʒ* = femmes).

> (*Id.*, II, p. 148. *Mir. 12*, vers 754.)

Elles (*les mains*) ne sont mais si deffaites
Comme *ilʒ* estoient maintenant.

> (*Id.*, IV, p. 61. *Mir. 23*, vers 1731.)

Chier sire, et les faites haper,
Si qu'*ilʒ* ne puissent eschaper (*ilʒ* = serves).

> (*Id.*, V, p. 216. *Mir. 31*, vers 1815.)

Ilʒ sont toutes tres sages dames.

> (*Id.*, VI, p. 60. *Mir. 33*, vers 1764.)

Enfin M. A. Thomas relève, aux paragraphes 64, 76 et 84, trois exemples de *il* pour *elles* dans la traduction du xivᵉ siècle de l'*Antidotaire Nicolas* [1] dont la langue a plusieurs points de ressemblance avec celle de notre traduction.

Ce *il* pour *elles* est encore inexpliqué. Est-il picard, normand ? N'est-ce qu'une particularité

---

1. *L'Antidotaire Nicolas...* par le Dʳ Paul Dorveaux. Paris A. Welter, 1896, p. x.

d'un pays restreint ? On ne sait, mais comme on le rencontre, rarement il est vrai, chez quelques écrivains des xive et xve siècles, et que sa fréquence dans notre traduction ne permet pas de l'attribuer à une étourderie du copiste, on doit le conserver dans la reproduction des textes.

Verbes. — Rien non plus de bien remarquable à signaler dans les verbes.

La forme ancienne sans *e* final de la 1re pers. sing. de l'indicatif présent : *je conseil* 22, se trouve à côté de la nouvelle forme : *je pourpose* 3 ; *je propose* 20.

Notons quelques subjonctifs archaïques : *doinse* 1196 de donner ; *meurge* 1774 de mourir ; *requerge* 1778, *recourge* 963 de recourre ; *mainge* 711, à côté de *maint* 22, de mener ; *garge* 106, 120, 156, à côté de *garde* 139, etc.

Les premières personnes du pluriel en *ons* sont souvent écrites sans *s* : *nous avon* 1710, 1920, 2203, 2205, 2206, etc.; *nous aion* 2080, 2182, 2187 ; *nous n'arion* 2182 ; *nous apelon* 1826 ; *nous ne bleçon pas* 1918 ; *commençon* 2205 ; *nous curon* 1502 ; *nous devon* 1540, 1691, 1738, 2179 ; *encherchon* 2204 ; *ensuion* 2207 ; *eslongnon, faison* 2205 ; *nous gardon* 2004, 2078, 2187 ; *moustron* 1612 ; *poon* 2003 ; *pouon* et *porrion* 2179 ; *prenon* 2207 ; *savon* 1912 ; *traion* 2208 ; *trenchon* 2207 ; *nous uson* 1683, 1688 ; *nous voion* 1911. Mais la graphie avec *s* est beaucoup plus fréquente, néanmoins nous avons scrupuleusement respecté celle du manuscrit ici comme partout ailleurs, estimant que ces hésitations, ces divergences d'orthographes multiples étaient un signe de plus de l'état transitoire de la langue au commencement du xive siècle.

Notre édition est donc la reproduction du ms. 2030, moins les abréviations qui ne présentent aucune difficulté et que nous avons résolues dans le texte, comme c'est l'usage [1].

Nous avons même respecté *x* finale, quoique, avec bien des philologues et Mondeville lui-même [2], nous considérions cette *x* comme une abréviation de *us* : *Diex* pour *Dieus* ; *tiex, quiex* pour *tieus, quieus*, etc. ; car on n'a jamais prononcé, que je sache, *dièks, tièks, kièks*. Néanmoins, comme bon nombre d'autres philologues, par un respect peut-être outré des manuscrits, tiennent à cette graphie : *Diex, tiex, quiex*, nous avons imprimé *tiex, quiex* ou *tielz*, ou *tieux, quieux*, ou *tieus, quieus*, etc., suivant exactement tous les caprices du scribe.

Nous nous sommes permis seulement de corriger les fautes évidentes, et dans ce cas nous avons eu soin de mettre en notes le texte même du manuscrit.

Nous nous servons naturellement des ressources

---

1. Une seule *ml't, mol't* peut être résolue soit par *moult*, soit par *mout* que donne également le manuscrit, quand le mot est écrit en entier (voir le Glossaire). *Mout* était l'ancienne orthographe, *moult* la nouvelle. A laquelle des deux donner la préférence, quand il fallait transcrire *ml't*, que nous considérons comme un signe invariable, une sorte d'hiéroglyphe représentant indifféremment *molt, mout* et *moult*. Toutes les fois que ce mot était représenté par *ml't*, nous avons imprimé *mout* dans le texte, en renvoyant en note l'abréviation *ml't*, et lorsqu'il est représenté par *mol't*, nous avons mis *moult*.

2. Si duae figurae, quarum quaelibet significat unum, lateraliter ponantur (*c'est-à-dire* 11) et sine titulo, signant *undecim....* ; si superponatur eis titulus equivalens *u* et *s* literis (*c'est-à-dire* x), signant *undecimus* ; si *a*, signant *undecima* ; si *m*, signant *undecimum. Mond. Chir.*, éd. Pagel, p. 16.

qu'offrent les caractères de l'imprimerie pour faciliter la lecture de notre texte. Nous distinguons *u*
voyelle de *u* consonne (v), *i* voyelle de *i* consonne
(j). Nous employons la ponctuation, l'apostrophe :
l'os, la cédille sous le *c* doux : *François*. Nous n'ac-
centuons que *e* final pour distinguer *arme, armes,*
d'*armé, armés ;* et nous marquons cet *e* par l'accent aigu quand il provient de *a* latin et de *ĭ* : *amé,
amés, espés,* et par l'accent grave quand il provient
de toute autre source. Les articles, pronoms, adverbes monosyllabes sont dépourvus d'accent, suivant l'usage actuel : *es* de *en les,* comme *les* de
illos ; mes de *magis,* comme *mes* de *meos,* etc.,
mais nous avons accentué les monosyllabes, noms,
adjectifs ou verbes : *piè* de *pĕdem, liè* de *laetum,*
* *lĕtum, fès* de *facis,* etc.

Toutes les fois qu'une consonne finale indiquait
que *e* n'était pas muet, nous nous sommes abstenu
de tout accent : *savés,* mais *savez ; armés,* mais
armez.

Nous avons été très sobre des autres signes
employés dans l'imprimerie, comme inutiles à l'intelligence de notre texte, nous conformant à l'usage
suivi dans la publication des anciens textes.

Les parties entre [ ] sont des lettres, des mots
ou des phrases qui manquent dans le manuscrit
et manifestement sautés par le copiste. Celles
entre ( ) ont été ajoutées au texte latin par le
traducteur.

Nous avons divisé l'ouvrage en paragraphes pour
la commodité des renvois et des recherches.

En résumé, la traduction française, servile, pla-
tement mot à mot, de la chirurgie latine de Mon-

deville, n'a aucune valeur littéraire. Mais elle en
a une considérable en philologie, comme nous
l'avons fait pressentir dès le commencement de
cette introduction. Elle contient, en effet, un grand
nombre de mots savants que l'on aurait pu croire
plus modernes, mais qui ont été créés dès cette
époque (commencement du xive siècle) pour suffire
aux besoins de la langue scientifique, quelque
restreinte qu'elle fût alors. Ces mots savants font
le principal intérêt du glossaire.

Glossaire. — Ce glossaire contient deux sortes
de mots : les mots populaires et les mots savants.

Parmi les premiers, nous n'avons naturellement
enregistré que ceux qui, tombés en désuétude, ont
besoin d'être expliqués pour l'intelligence du texte.
Ces mots sont au fond en assez petit nombre et ne
présentent qu'un médiocre intérêt. Ce sont ceux
que l'on trouve partout dans les ouvrages de
l'époque ; ils ne figurent ici qu'avec le sens qu'ils
ont dans notre traduction pour en faciliter la lecture ; et comme ce livre sera probablement lu ou
consulté par quelques chirurgiens curieux de l'histoire de leur art, nous avons donné l'explication
de bien des mots anciens qui n'en ont nul besoin
pour les philologues.

En effet, on ne peut guère espérer trouver, dans
une œuvre écrite au commencement du xive siècle,
des mots qui n'aient pas été déjà signalés bien
des fois dans la littérature des siècles précé-
dents.

A ceux recueillis dans la traduction, nous avons
ajouté les quelques mots français que Mondeville
cite au cours de sa chirurgie latine, comme par

exemple *verbles* pour « bubons » qu'on ne trouve dans aucun dictionnaire de l'ancien français.

Mais si les mots populaires de notre traduction n'offrent qu'un mince intérêt, il n'en est pas de même des mots savants que les besoins de la langue chirurgicale et scientifique en général ont fait naître dès le xivᵉ siècle et même bien avant. En effet, bon nombre de ces mots, que l'on croyait nés au plus tôt au xvᵉ siècle ou même à notre époque, ont leur extrait de naissance dans cette traduction. Déjà Littré avait fait dans notre Mondeville une ample moisson de mots que l'on croyait des néologismes ; une lecture attentive nous a permis d'en glaner encore beaucoup après lui. Ces mots sont bien plus nombreux qu'on ne pense généralement, et les recueillir offre un véritable intérêt historique. Nous les avons marqués d'un * dans le glossaire pour attirer l'attention sur eux.

Nous nous sommes contenté, tout aussi bien pour les mots savants que pour les autres, de ne citer en général que deux ou trois passages, à moins que le mot n'offrît quelque particularité, comme par exemple *hanter*, qui ne se trouve dans notre texte qu'une seule fois avec le sens actuel de « visiter souvent, fréquenter », et partout ailleurs avec celui de « pratiquer, exercer, faire », sens que Littré avait déjà noté, en citant notre traduction et qui ne lui est point particulier [1].

Quand un mot a été rencontré un grand nombre de fois, nous avons mis un *etc.* pour ne pas trop

---

1. Jean de Meung dans sa traduction de Végèce, rend « armorum exercitium » par *hantance des armes*, et « arma cotidiano exercitio roborare » par *hanter les*. *Romania*, XXV, 413, note 2.

grossir le glossaire ; quand il n'est suivi que d'un seul renvoi, c'est qu'il n'a été relevé qu'une fois.

Comme notre traduction est un mot à mot du latin, nous avons cru utile de mettre entre parenthèses le mot latin du texte de Mondeville en regard du mot français de son traducteur ; car le latin est souvent la meilleure explication du français.

Devions-nous enregistrer tous les mots savants indistinctement? Notre glossaire aurait été trop volumineux et, d'ailleurs, il était inutile d'admettre les mots dont on trouve des exemples antérieurement. Quelle nécessité, par exemple, de citer *utilité* qu'on rencontre souvent dans Mondeville, et dont Littré donne des exemples du xiie siècle ; et ces mots, antérieurs au xive siècle, sont naturellement nombreux dans notre traduction. Sans sortir de la lettre *a*, nous trouvons *abstinence, accident, administration* ou *aministration, amenistrer, apartenances, aucteur, auctorité, auditeur* qui remontent au xiie siècle, et *accomplissement, accroissement, addition, alteration, apetit* ou *appetit, approprié* qui sont du xiiie. Nous avons omis tous ces mots savants dont l'origine remonte plus haut que le xive siècle, et si nous avons dû en citer quelques-uns à cause du sens à noter ou de toute autre circonstance, nous avons indiqué entre parenthèses l'époque (xiiie, xiie siècle) où leur apparition a déjà été constatée. Nous ne donnons que les mots savants qui n'ont pas d'exemples antérieurs au xive siècle, soit dans Littré, soit dans le *Dictionnaire général de la langue française* de MM. Hatzfeld, Darmesteter et Thomas. Les mots inscrits dans le glossaire ne remontent donc, jusqu'à plus ample

informé, pas plus haut que notre traduction écrite
en 1314.

Ainsi réduite, la catégorie des mots savants est
encore fort nombreuse. Et pourtant la langue
scientifique était fort pauvre. Le croirait-on? Pour
rendre « membris anterioribus, superioribus, infe-
rioribus, exterioribus, interioribus », le traducteur
en est réduit à dire *membres par devant* 162, *dessus*
2033, *par dessus* 1012, *par dessous* 2013, *dehors*
2014, *dedenz* 2014 ou *par dedens*, 2035, etc., etc.
« Immediate » est traduit par *sans moien* 933, etc.;
« moderni » par *qui or sommes* 18, etc. ou *de maintenant* 865 ; « dosis » par *la quantité de donner* 1815,
etc. Le terme « localia » désignant les médicaments
appliqués sur la localité, les topiques, est rendu
une seule fois § 1955 par *locaus;* partout ailleurs
on trouve la lourde expression : *les choses mises
sus* 1314, etc., etc.

Il faut croire que les termes scientifiques pour
désigner ce qu'on appelle les parties honteuses
n'étaient pas encore créés, car notre traducteur
rend « vulva, virga, anus », etc., par des mots
vulgaires, grossiers, si grossiers qu'on ne pourrait
les admettre dans un dictionnaire usuel. Mais ces
mots étaient-ils alors si grossiers qu'ils nous pa-
raissent maintenant? Le langage, il est vrai, était
beaucoup plus libre, et l'on trouverait difficilement
aujourd'hui un document officiel, comme le *Rôle
de la taille de 1292,* où seraient inscrits des con-
tribuables tels que *Jehan Con-Doré, Richard Gros-
Cul, Eude Coille-Noire* [1], *Guillaume fout vielle, la*

---

1. A. Darmesteter, *Formation des mots composés,* p. 41.

rue de tire vit, Jehan fout en paille [1]. Il n'y aurait donc pas à s'étonner beaucoup si un livre d'anatomie et de chirurgie contînt les mêmes mots qui, à la même époque, n'avaient pas effarouché la pudeur administrative.

Mais ces mots qui sont obscènes pour nous ne l'étaient pas pour nos ancêtres. Il suffit de rappeler le sort de ceux qui, dans le principe, signifiaient jeune fille sans aucune idée de malveillance et qui tous se sont contaminés et ont fini successivement par ne plus s'appliquer qu'aux filles de mauvaise vie, à tel point que nous sommes embarrassés maintenant pour désigner par un seul mot une jeune fille honnête. N'en serait-il pas de même pour les mots désignant les organes sexuels? Ces mots n'avaient d'abord rien d'obscène; peu à peu ils se sont contaminés jusqu'à ne pouvoir plus être prononcés entre personnes convenables ni écrits dans les livres de science; on ne les trouve plus que sur les murailles, et dans la bouche des gens les plus grossiers.

Notre traduction contient un grand nombre de noms de plantes, de minéraux, de médicaments qu'il est parfois difficile d'identifier avec les dénominations actuelles. Nous avons pensé que la meilleure explication à en donner était encore celle que fournit Mondeville lui-même dans son *Antidotarius,* c'est-à-dire dans la matière médicale qui termine sa chirurgie et nous avons renvoyé à l'ouvrage de Mondeville pour l'explication de ces termes. C'est, pour ainsi dire, Mondeville se commentant lui-même.

1. A. Darmesteter, *Formation des mots composés,* p. 184.

Quoique le français scientifique fût aussi misérable que la science elle-même, il n'en était pas moins né dès le xive siècle et, contrairement à ce qui est pour les ouvrages du moyen âge, notre traduction est surtout intéressante, nous ne saurions trop le répéter, par la profusion des mots savants. C'était une nécessité. Le traducteur, en présence d'un livre de chirurgie plein de termes qui n'avaient pas leur équivalent dans sa langue, a bien été obligé de créer de nouveaux mots, en les calquant sur le latin, pour exprimer des idées et des choses impossibles à rendre en bon français d'alors. La langue peut ainsi perdre de sa naïveté et de sa simplicité, mais elle gagne en force et en étendue; et ceux qui regrettent cette intrusion de mots savants qui semblent déflorer la pureté de la langue populaire, font le procès au progrès des idées et des sciences. Pour exprimer des conceptions nouvelles, il fallait des vocables nouveaux; et toute langue ne se développe et ne s'enrichit qu'à la condition de puiser dans les idiomes anciens et modernes, comme les ruisseaux ne deviennent grands fleuves qu'en mêlant leurs eaux claires et limpides aux flots bourbeux de mille torrents. D'ailleurs, bien peu de ces mots nouveaux ont disparu de la langue, preuve qu'ils étaient nécessaires.

Avant de terminer, je tiens à remercier la Société des Anciens Textes Français pour avoir bien voulu imprimer ce vieux monument de la chirurgie française qui, sans elle, n'aurait probablement jamais vu le jour. Je suis heureux d'exprimer toute ma reconnaissance à M. Gaston Paris, le maître

aimé de nous tous, jeunes et vieux, et à M. A.
Thomas, commissaire responsable, pour le pré-
cieux concours qu'ils ont donné à cette publication
par leurs conseils éclairés et bienveillants. Je dois
également remercier M. le Dr Pagel de Berlin,
dont l'édition du texte latin de Mondeville m'a
épargné bien des recherches dans les manuscrits
et m'a même facilité l'intelligence de la traduction
française qui est souvent incompréhensible, à force
d'être mot à mot.

Mais je dois surtout un souvenir d'affection et
de regret à ce pauvre César Boser, élève de l'École
des Hautes Études, qui aurait été mon collabora-
teur, si la mort impitoyable ne l'avait enlevé, à la
fleur de l'âge, à l'affection de ses parents, de ses
amis et aux espérances que ses maîtres avaient
conçues de lui, grâce à sa précoce science et à son
amour du travail. Sur ma prière, César Boser
avait continué la copie du ms. 2030, commencée
par mon neveu, Daniel Grand, ancien élève de
l'École des Chartes; elle n'était point achevée,
lorsqu'il mourut tout à coup à vingt-cinq ans, et
son camarade et ami, Adolphe Zünd, a bien voulu
terminer ce qui restait encore à copier; je l'en
remercie pour moi et pour l'infortuné ami dont
nous déplorons tous la mort prématurée.

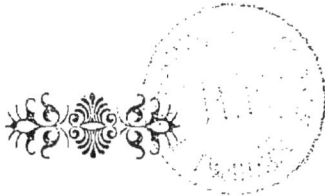

LE PROHEME[1]

DE CESTE CYRURGIE

---

1. Ou non de Nostre Seigneur, a nostre tres seri F° 4 d seigneur Phelippe, par la grace de Dieu des François roy, est commencie la pratique de cyrurgie de par Henri d'Esmondeville, son cyrurgien, roboree par theorique, faite a l'utilité du commun, commencie a Paris en l'an après l'incarnation Jesuscrist mil trois cens et .VI[1].

10* **2.** A l'onour, loenge et gloire Jhesucrist et de la tres F° 5 a benoite Virge sa mere et de ses beneois martyrs saint Come et saint Damien, et du tres noble nostre seigneur Phelippe, par la grace de Dieu des François roy, et de

---

* Les chiffres en marge renvoient aux pages du texte latin de la Chirurgie de Mondeville publiée par le Dᵣ Pagel: Die Chirurgie des Heinrich von Mondeville (Hermondaville) nach Berliner, Erfurter und Pariser codices, herausgegeben von Dᵣ Julius Leopold Pagel. 1 vol. in-8° de XIII-663 pp. Berlin, 1892.

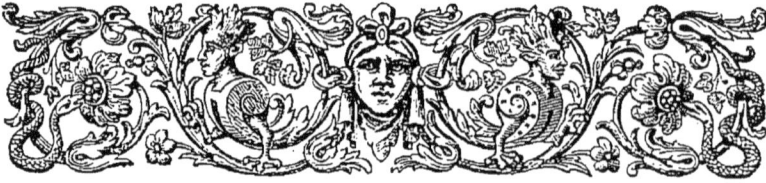

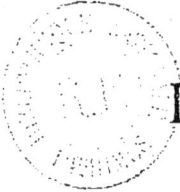

1 LE PROHEME DE CESTE, etc., prohemie.

1. 1 Ce premier paragraphe manque dans le latin.

ses quatre tres seris filz, c'est a savoir Monseigneur
Loys, son premier engendré, ja roys de Navare, puis
après Phelippes, Charlles et Robers, les quiex[1] tous
puissent vivre par lonc aage o fortune beneuré[2], o toute
lor lignee tres resplendissant, si que il puissent profitablement gouverner le pueple des François[3], et
ensurquetout a l'utilité du commun, la quele doit
estre devant, selonc le Philosophe ou segont[4] de Poli-
tiques ;

3. Je Henri de Mondeville, cyrurgien du tres noble
sire roy devant dit, estudiant et demourant en la tres
clere cité de Paris, [et] tres excellent estuide[1], quant a
present, c'est a savoir en l'an mil .ccc. et .vi., pourpose
a ordener briement et a moustrer publiquement, sensiblement et [es] escoles[2], selonc ma possibilité, toute
l'operation de cyrurgie manuel.

Ceste cyrurgie contendra .v. traitiés.

4. Le premier sera de l'anathomie, aussi com du
fondement de cyrurgie, abregie tant comme il appartient
a l'estrument de cyrurgie, si com Avicene la mist, et si
com el pot mieux[1] estre estraite de lui par moy et par
aucuns melliours, et si com je la vi par experience.

5. Le segond traitié sera de la cure universel et particulier de plaies et de contucions et de ulcerations,
F° 5 b si comme il pot estre miex estrait du pre‖mier et du
segont livre de la gregneur cyrurgie Thederic, avec

2. 1 le quiex — 2 *Latin :* qui omnes vivant fortunati — 3 *Le*
traducteur saute ici la phrase suivante : et ad petitionem et prae-
ceptum scientissimi et magnifici viri Magistri Guillelmi de Bris-
cia, summi professoris in scientia medicinae et olim medici
Bonifacii papae quarti (? VIII) et Benedicti papae et ad praesens
Clementis papae — 4 *Latin :* XI° politicorum. *Aristote est cons-*
tamment indiqué, sauf une fois, par le titre de Philosophe. C'était
au moyen âge le philosophe par excellenee.

3. 1 *Latin :* in praeclarissima civitate Parisiensi et praecellen-
tissimo studio — 2 *Latin :* et in scolis.

4. 1 mix.

aucune cure neuve et legiere[1], nouvelement aquise et demenee en lumiere par l'experience de ceux d'ore[2].

6. Le tiers traitié sera des cures de toutes maladies qui ne sont plaies ne ulceracions ne passions d'os. Les queles maladies aviennent communement a tous p. 11 membres et a chascun du chief dusc'[1] aus piès; pour la quele cure l'en a recours en cas de necessité au cyrurgien.

7. Le quart sera de la cure des froisseures, des dislocations, des torsions et des plications des os.

8. Le quint[1] sera l'antidotaire.

Et ces trois derreniers traitiés, en la maniere que il est ore dit, ordena mestre Lanfranc[2] de Melan en sa cyrurgie.

9. Ces trois devant nommés, c'est a savoir : Avicene en l'anathomie, Thederic en la cure des plaies, Lanfranc[1] en la cure des ulcerations et des autres maladies procederent tres bien, selonc mon jugement, et virent plus cler[2] en chascune des choses desus dites, si comme il sont proposees, que tous les autres auteurs et practiceurs.

10. Mes pour ce que es humaines oeuvres n'est riens parfait de tout en tout, ainçois avient aucune fois que les meneurs successours ameillourissent les edicions tres excellens de leur greignors predecesseurs et les corrigent et les embelissent et moustrent par dessus les

---

5. 1 *Latin :* cum quadam cura nova et facili — 2 *Le traducteur saute ici :* et cum quibusdam declarationibus et causis omnium dictorum in tractatu positis extra textum. *Ce sont les* « declarationes praeambulae », *explications que l'auteur avait mises en tête de chaque chapitre, et que le traducteur a omises. Notre traduction s'arrête à ce second traité de la chirurgie de Mondeville. L'ouvrage latin ne contient pas le IV° traité que Mondeville n'eut pas le temps d'écrire.*

6. 1 dus.

8. 1 quart — 2 Lanfrant. *Latin :* Magister Lanfrancus.

9. 1 Lanfrant — 2 *Latin :* claruerunt.

choses que il ont nouvelement trouvees et esprouvees
en ouvrant acoustumeement [1]. Et avient que chele [2]
F° 5 c meisme chose que aucun ordene ‖ en un jour, l'endemain ou tantost il meismes l'ordene autrement et
dispose a ce que ele soit miex.

11. Et pour ce tiex gens doivent reporter de ce
graces et loenges, car il ont deservi en ce que il esmeu-
vent l'entendement de l'ouvrier [1] a mieux ouvrer en sa
science, a ce que il puisse, si comme il est possible,
ordener œuvre parfaite, qui ne soit pas reprehensible;
pour la quel chose n'annuit pas as auditeurs se je
ajouste aucune fois, jouste les ordenances des devans
dis nos maistres, ou se jou en soustrai, ou se je tres-
porte de lieu en autre, en soupliant a ceus qui liront [2]
ceste oeuvre que a l'utilité du commun, s'il i [3] treuvent
defaute, il i vuillent debonnerement ajouster acomplissement, jouste le dit de Galien, ou quint de maladie et
de l'accident, ou quint et ou darrenier chapitre, qui se
commence : « Je di acertes que male complexion », &c.
Et dit la : « Les dis des [4] anciens doivent estre desclai-
riez amiablement de leur successeurs, et se il i a
deffaut, il doit estre par eulz debonnerement acompli. »

12. Certes, je di ore ce en tel maniere : Aucunz
ouvriers sont a Paris qui vont [1] par les rues et par les
places aus diemenches et aus festes et enquierent et
racontent les uns aus autres les oeuvres de main que il
voient, si comme pareis, maisons, paintures et choses

---

10. 1 aconstinuement. *Latin:* et corrigunt et decorant super —
addendo ea quae ab ipsis per experientiam et assuefactionem
(*ms. B. N. lat.* 7139 : assuetudinem) in opere noviter sunt
reperta — 2 che le.

11. 1 ouurer — 2 lieront — 3 sil il — 4 de.

12. 1 uendent. *Latin :* quidam operatores discurrentes Parisiis
per vicos et plateas. *Ces ouvriers ne pouvaient « vendre » les
dimanches et fêtes, puisque c'était défendu. Ils se contentaient
de se promener, en critiquant les ouvrages qu'ils voyaient dans les
rues.*

semblables ja commencies et accomplies, les quels[2] profitent moult aus ouvriers en les pourvoiant et aus bourgois en fondant leur edifices[3]; et pour ce sont apelés telz gens ouvriers de diemenches et de festes.

13. Or voudrai donc mettre et desclairier en cest ‖ F° 5 d livre en apert, sans riens repondre, o diligence, toutes les oeuvres que j'ai peu apercevoir et connoistre des devans dis nos mestres et des autres cyrurgiens de renon et leur fès et leur ordenances ja acomplies et toutes les choses que je poi comprendre de bien a Paris et a Monpellier, en ouvrant et en lisant et en oiant par plusieurs ans et en lisant cyrurgie communement[1] en chascun de ces lieux et en la seule estuide de medecine a Montpellier.

14. Et o toutes les choses devant dites je mousterai ce que je ai peu assembler par experrience et par doctrine de tous mes mestres que j'ai euz[1] en chascun lieu et especiaument de mon mestre, mestre Jehan Pitart, tres certain et tres esprouvé en l'art de cyrurgie, le quel est aussi cyrurgien de nostre sire le roy devant dit, et tout selonc ce que j'ai oï de leur doctrine et selonc ce que je les ai veus ouvrer en pratique[2].

15. Atant[1] ceux qui s'entendent, especiaument li letré qui veulent aprendre cyrurgie, soient liés et esjoïssans de ce, especiaument ceux qui ont conneu les principes de medecine et qui entendent les paroles de l'art; car pour eulz est ordenee ceste œuvre.

16. Toutevoies je ne met pas hors du tout en tout ceux qui ne sont pas letrés [que ceste oeuvre pro-

---

2 les quelles. *Ce sont les ouvriers, avec leurs critiques et remarques, qui* « profitent moult aus ouvriers » — 3 *Ce passage n'est pas très clair. Voici le latin :* multum proficiunt operatoribus praevidendo et burgensibus in edificiis construendis.

13. 1 *Latin :* publice.

14. 1 eulz — 2 praatique.

15. 1 a tout.

fite[1] ou non. Je di que il est aucuns d'iceus, aussi comme
ydiotes, simples et ignorans, et sont merveilleusement
orgueilleus et despiteux en cuer, disans que il ont
l'oeuvre de cyrurgie, malgré les clers cyrurgiens, de lor
F· 6 a ‖ parens et de leur predecesseurs et de si lonc temps
que il n'en est memoire et dient que il [l]'ont d'oir en p. 12
oir, aussi comme de heritage et de nature ; et les croient
les lais de ce que il dient, aussi comme parchonniers
et compaignons de lor folie ; et ensurquetout es jours
d'ore les nobles et les princes les croient et par eulz tot
le pueple, dont il avient mout de fois griès et maladies perilleuses et aucune fois mort ; pour la quel chose
a tieux orgueillous qui ne sont pas letrés et se dient
cyrurgiens nostre devant dite doctrine ne soit de rien
aidant ne a leur paciens, ne a ceux qui les croient, tout
aussi comme Dieu ne secourt pas ceux qui l'ont en
desdaing.

17. Or sont autres cyrurgiens, qui ne sont pas letrés,
qui ne sont pas rebelles et sont plus familiers et se
duellent outre maniere que il n'ont conneu la science
des letrés en l'art de cyrurgie et recongnoissent bien que
tel petit de science que il puent avoir aquis, que il l'ont
eue des mires et des cyrurgiens letrés. A ceus nostre
doctrine soit otroiee et soit[1] profitable a lor salut
tant pour eulz comme pour leur paciens en leur maladies ; tout aussi comme Dieu ne deneieroit[2] pas pardon a cil qui li requerroit humblement.

18. Esjoïr se doivent et puent certainement les
devant dis letrés deciples de cyrurgie et ovec eulz tout
le pueple, s'il s'i avertist, car il leur est ci offert ce qu'il
porront avoir briefment par grace en charité et en repos,
c'est assavoir quanque nous qui or sommes et nos

---

16. 1 que ceste oevre profite *manque. Latin :* utrum autem
illiteratis proficiat aut non proficiat penitus non excludo.
17. 1 sot — 2 deneiroit.

predecesseurs avons aquis de cyrurgie, en alant et en
decourant en chascun lieu par terres perilleuses et en
faiz [1] d'armes et par estuides renommees o grant grief
et o lonc ‖ travail de nos cors et o grans despens et F° 6 b
o grans souffroites et o tres griès perilz de nos personnes.

19. Ensurquetout a eulz sont ci offert, comme il est
dit, plusieurs segrés resonables et esprouvés, desclairiés des aucteurs de medecine et les quiex [1] estoient
delessiez en escris [2], [et] en aucuns lieus confusement
estoient espandus ça et la desordeneement, les quiex
segrés esprouverent les preudesommes sages anciens et
les gardoient aussi chier com nul avoir, en tel guise
que il ne les vouloient pas reveler a leur enfans par
ans premiers [3] ne jusques a la mort. Et tous jours des
le commencement du monde jusques a ore a esté
ordené, par succession de tenz et par escript [de] tous
les sages aucteurs, ce que il vouloient lessier a leur successeurs, et encore le font ceuz d'ore des choses resonnables, et cyrurgiens et autres menesterex, chascun en
sa faculté, font leur propres livres de leur science et de
leur faculté.

20. Je propose par tous les procès de ceste somme a
moi delivrer briemeut en passant legierement es choses
qui sont de poi de pourfit en l'oeuvre manuel et es
choses qui sont es autres sommes de cyrurgie et es aucteurs de medecine assés desclairies.

Mes es autres choses qui sont profitables a l'oeuvre,
qui ne sont pas dites ne desclairies es aucteurs devans
dis ne en leur livres, soient legieres ou fors a entendre [1], g'i entent a demourer plus longuement, a tel

18. 1 fait. *Latin :* per strenua et periculosissima gesta armorum.

19. 1 & ens les quiex — 2 escrist — 3 par ans premiers *traduit*
primogenitis

20. 1 *Latin :* sive facilia sive difficilia.

fin que il soient descleiriees le miex que porrai, en tant comme il apartient a l'oeuvre de cyrurgie.

21. Et pour ce que parole mal entendue fait aucune F° 6 c fois mes- ‖ errer cil qui l'ot, la quel chose est moult redoutable especiaument en cors humain plus qu'en nul des autres [1] cors, comme que il soient touz composés et faiz de .IIII. elemens, si comme il apert par l'auctorité Galien eu [2] comment sus la premiere proposicion d'aufforime Ypocras, sus la partie : « experiment est decevable. » Il est dit la que, se .I. experiment est fait en bois ou en cuir ou en chose semblable et il i a mesprison autre qu'el ne doit, ce n'est pas moult grant dommage, car il puet estre amendé en cel meisme bois ou en autre semblable; ce ne puet pas estre fet en cors humain, se l'experiment i [3] prent mal [4]. p. 13 Car se toute la buche ou le cuir est corrumpu, l'en trueve de legier autre buche ou autre cuir semblable, de quoy l'en puet faire ce que l'en voloit faire en la buche ou en cuir corrompu. Mes se l'en ostoit a aucun homme le piè ou aucun membre, en quelque meniere que ce fust, le piè ne le membre d'un autre ne li soufiroit, ne ne pourfiteroit.

22. Et pour ce que experiment ou oevre de cyrurgie, quant il sont defectis, especiaument en cors humain, sont perilleus, je conseil que nous n'athouchons les maladies espouentables, quant nous n'i avon presumption de bonne, ferme santé.

Et ce raconte Albuksim eu proeme de la premiere et de la segonde partie de sa cyrurgie, le quel Albuksim et Johan Mesué dient en lour proemes, sous l'auctorité de Galien : « Ne vuilliez pas recevoir en cure les fés de mauveses maladies, que vos ne soiés nommés mauvès mires et que les envieux ou le commun ne puissent

---

21. 1 autre — 2 *Latin* : in commento — 3 il — 4 *Le traducteur saute ici un long membre de phrase inutile au sens.*

dire blasme de vous, et gardés que convoitise de gaaing
ne vous maint a ce, ‖ mes creés Galien sus l'auforime
de la premiere partie : « Quant maladie s'estera, &. » F° 6 d
La dit il : « Cil qui doivent morir, qui ont maladies
incurables, sont a lessier aus signes [1] de prenosti-
ques. »

23. Pour la quel chose aucune fois viennent les
paciens aus mires et leur promettent grant somme d'ar-
gent a tel fin que il veillent ouvrer en leur maladies, et
ne leur dient pas les vraies circonstances de leur maladies pour ce qu'il les puissent miex decevoir. Aus
quiex nous devons contredire o grant cautele en croiant
miex les principes de nostre art des connoissances des
maladies que les paroles des folz qui nous enfourment
le contraire de l'art [1].

24. Or viennent aucune fois les paciens aus mires et
leur requierent qu'il [1] leur prametent certaine cure
dedens certain temps, ou autrement il ne se me-
troient [2] pas en sa main, aus quiex l'en ne doit riens
prometre, fors si comme il est possible d'ouvrer en
eulz loiaument, en metant tout le remanant de negosse
de fortune sus les malades, entendans [3] au dit de Galien sus la premiere partie et la premiere proposicion
d'aufforime d'Ipocras, ou comment en la fin sus la
partie : *Oportet se ipsum non solum prebere facien-
tem, sed pacientem et assistentes et ea que extrinsecus
sunt.*

25. Et par ces paroles acorde Galien que a la cure
de chascune maladie curable sont requises quatre
choses, des queles l'une est en mire, les trois en aucunes
autres choses. Des queles quatre choses se l'une defaut,

---

22. 1 signe.
23. 1 *Latin :* informantium nos de contrario artis nostrae.
24. 1 qui — 2 metroit — 3 *Latin :* attendendo.

F° 7 a quele qu'el soit, ce que les autres trois soi‖ent bien, si ne sera ja curee [1] cele maladie.

Dont, puis que la cure de la maladie depent de ces .IIII. choses ensemble, du mire, du pacient, de ceux qui sont o lui et des accidens qui aviennent par dehors, et comme il n'apartiegne au cyrurgien fors la quarte part de toute la cure de la maladie, c'est l'operation, n'ait pas donc presumption en soi de promettre santé.

26. Ne soit pas ennui aus auditeurs de cest proeme du segont traitié faire plus brief qui est tel [1]. Et pour ce que ceux d'ore s'esjoïssent de brieveté, car brieves choses sont plus tost dites et plus legierement comprises et plus fermement mises en memoire, je desclereroi eu segont traitié lez diz [2] choses plus plainement qui sont desclairies communement es proemes des autres cirurgiens [3].

27. Le premiers est de quel maniere doivent estre les ouvriers de cest art a ce qu'il viengnent a la fin de leur entente.

Le segont, de quel maniere doivent estre les paciens. p 11

Le tiers, de quel maniere doivent estre cil qui sont environ les paciens.

Le quart, par quel maniere les accidens qui aviennent par dehors, soient ordenés et comment la malice des mauvès soit corrigie.

Le quint est, qu'est cyrurgie?

Le sisieme, dont est dite cyrurgie.

Le septisme, quans estrumens a cyrurgie.

L'uitiesme, quantes espoices ele a.

<hr>

25. 1 cure.

26. 1 *Ce passage est corrompu; voici le texte latin :* Ex hoc autem prohoemio ne taedeat auditores, quod propter melius ad prohoemium secundi tractatus causa brevitatis, quia... *Mondeville renvoie à la préface de son 2 traité ce que les autres chirurgiens mettaient ordinairement au commencement dé leur ouvrage* — 2 diz IX. — 3 §§ 551-571.

Le noviesme, qui li est sougiet.

Le diziesme, quele est l'entencion ou la fin principal du cyrurgien.

28. Et pour ce que chascun puisse trouver legie‖re- F° 7 b ment en procès toutes les choses dont il a besoing, j'escrirai devant chascun traitié ou doctrine tous les titres ou les rebriches de tous leur chapitres, et procederoi es traitiés selonc l'ordre qui sera proposé eu proeme.

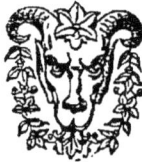

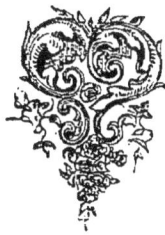

PREMIER TRAITÉ

ANATOMIE

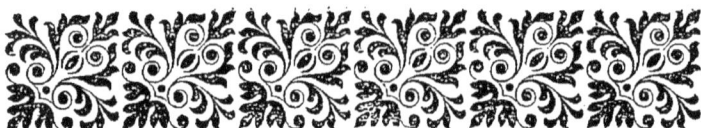

PREMIER TRAITÉ

ANATOMIE

LA PREMIERE REBRICHE

DE L'ORDENANCE DU PREMIER TRAITIÉ

29. Le premiers d'iceux a une seule doctrine la quele contient .xii. chapitres.

Le premier chapitre est de l'anathomie des membres consemblables, simples et compos [1].

Le segont : de l'anathomie des parties du chief desus [2].

Le tiers : de l'anathomie de la face et de tous les membres de liè [3].

Le quart : de l'anathomie du col et de tous les membres [4] qui i sont contenus.

Le quint : de l'anathomie des espaulles [5].

Le sisieme : de l'anathomie des bras [6].

Le septiesme : de l'anathomie du pis et de tous les membres qui sont dedens lui [7].

---

29. 1 §§ *38-126. C'est un traité d'anatomie générale* — 2 §§ *127-198* — 3 §§ *199-250* — 4 §§ *251-262* — 5 §§ *263-267* — 6 §§ *268-291* — 7 §§ *292-343.*

L'uitiesme : de l'anathomie du ventre et des membres qui i sont contenus, la quel chose est apelee la region des nutritis [8].

Le noviesme : de l'anathomie de la matrique, des rains, de la vessie et de leur parties [9].

La disiesme : de l'anathomie des hanches, de la panilliere et des eines [10].

L'unziesme : de l'anathomie des membres generatis, de peridoneon (c'est le bouel culier) et du cul [11].

Le douziesme : de l'anathomie des cuises et de tous les membres qui sont desous [12].

LA SECONDE REBRICHE

DE SAVOIR CONTER PAR FIGURES D'AUGORISME

30. Comment tous les nombres de ceste cyrurgie
F° 7 c soient senefiés par nombre et par figure d'augorime pour pluz brief estre, et tous n'en ont ‖ pas connoissance, qui par cest art veulent ouvrer, pour ce sont .II. choses a noter en general, a ce qu'il en aient connoissance.

La premiere, quantes figures sont et queles.

La seconde, que il segnefient.

En cest art sont .x. figures, qui sont tels :

1.   2.   3.   4.   5.   6.   7.   8.   9.   o.

I. II. III. IV. V. VI. VII. VIII. IX. chifre.

8 §§ *344-415* — 9 §§ *416-466* — 10 §§ *467-484* — 11 *Dans la langue de Mondeville le* peridoneon *n'est pas le* bouel culier, *c'est-à-dire le rectum, mais le périnée, et cette explication entre parenthèses est de la façon du traducteur. Le latin dit simplement :* Cap. XI de anath. membrorum generativorum, peritoneon et ani. *Ce* xi° *chapitre comprend les* §§ *485-517* — 12 §§ *518-525.*

31. Du segont principal, que segnefient ces figures; sont .iiii. membres.

Le premier est que segnefie chascune figure par soi meime [1] sans titre mis dessus.

Le segont, que chascune figure seule segnefie o titre [2] mis desus.

Le tiers, que chascune figure segnefie, mise o autre sans titre mis desus.

Le quart, que chascune mise o autre segnefie o titre mis desus; pour ce que par ces .x. figures puet estre trait nombre particulier, segnefié selon ces .iiii. membres desus dis.

32. Du premier, la premiere figure segnefie un [1] &c, com il est escrit sus; mes le chifre qui est diziesme p. 15 ne segnefie rien ne par soi ne o autre, mes le nombre des autres figures est creu par li, si comme apparra après.

33. Du segont, o titre mis sus, l'en en use plus en latin que en franchois, car s'il a sus le nombre « us », se [1] c'est .1., ce sera *primus*; .2. *secundus*; .3. *tercius*; .4. *quartus*; .5. *quintus*; .6. *sextus*; .7. *septimus*; .8. *octavus*; .9. *nonus*.

Se c'est « a », ce sera *prima*, &c. Se c'est « m », ce sera *primum*, &c. Se c'est « e », ce sera *prime*; « i », *primi*, &c. Aussi ou françois, si comme un, une [2], une chose par .1.; ou par .2. deus, deux choses, et ainsi des autres.

34. Du tiers sont .v. rieules [1].

La premiere : toute figure qui segnefie nombre, quant elle est jointe ‖ o autre figure, s'ele est en premier lieu F° 7 d a destre, ele segnefie son simple nombre.

---

31. 1 ime — 2 outre. *Latin :* titulo superposito.
32. 1 vii. *Latin :* sicut 1 signat unus, una, unum.
33. 1 ce — 2 iiii. iiii°.
34. 1 *Le traducteur saute ici tout un long passage sur la manière d'écrire des Arabes et des Hébreux de droite à gauche, tandis que les Latins écrivent de gauche à droite.*

La segonde : toute figure qui est en segont lieu, c'est vers senestre, segnefie .x. tans plus qu'ele ne segnefioit ou premier lieu vers destre.

La tierce : toute figure qui est ou lieu tiers vers senestre, segnefie cent fois son simple nombre.

La quarte : toute figure[2] ou quart lieu vers senestre, mil fois son nombre simple.

La quinte rieule : toute figure mise ou cinquiesme lieu vers senestre senefie son simple nombre par dis mile fois.

35. Essample : meton la figure d'un en quatre lieus de renc, .iiii. Du premier lieu vers destre [1], el vaut un, et ou segont, el vaut .x. et ou tiers .c. et ou quart, mil ; dont vaut cest nombre de quatre [figures] mil cent et .xi.

Et se chifre[2] est mise o aucune de ces figures vers destre, el en comberra le lieu, ausi com s'il eust figure; et la figure qui après liè venra vers senestre vaudra .x. tans plus que el ne [3] fesoit simplement.

36. De la quarte rieule, que segnefient les figures jointes o titre sus, ouvrés ausi com de la segonde rieule. p. 16

(Cest nombre est pour les rudes en français et en augorime) [1].

I.	II.	III.	IV.	V.	VI.	VII.	VIII.	IX.	X.	XI.	XII.
1.	2.	3.	4.	5.	6.	7.	8.	9.	10.	11.	12.

XIII.	XIV.	XV.	XVI.	XVII.	XVIII.	XIX.	XX.	XXI.
13.	14.	15.	16.	17.	18.	19.	20.	21.

XXII.	XXIII.	XXIV.	XXV.	XXVI.	XXVII.	XXVIII.
22.	23.	24.	25.	26.	27.	28.

---

2 figue.

35. 1 senestre. *Latin :* illa quae est in loco dextro, scilicet primo — 2 chifre c.-à-d. *zéro* — 3 ne ne.

36. 1 *Le tableau suivant, ainsi que la phrase entre ( ) n'est pas dans le texte latin qui s'adressait aux lettrés, aux clercs.*

XXIX. XXX. XXXI. XXXII. XXXIII. XXXIV. XXXV.
29.   30.   31.   32.   33.   34.   35.
XXXVI. XXXVII. XXXVIII. XXXIX. XL. XLI. XLII.
36.   37.   38.   39.   40. 41.   42.
XLIII. XLIV. XLV. XLVI. XLVII. XLVIII. XLIX.
43.   44.   45.   46.   47.   48.   49.
L. LI. LII. LIII. LIIII. LV. LVI. LVII. LVIII.
50. 51. 52. 53. 54. 55. 56. 57. 58.
LIX. LX. LXX. IIII^{xx}. IIII^{xx}X. C. CC. CCCC.
59. 60. 70. 80.   90.   100. 200. 400.
V^c.   M.
500. 1000.

LA TIERCE REBRICHE

F° 8 a

DE L'INTRODUCTOIRE À LA DOCTRINE
DE L'ANATHOMIE

37. C'est ci la figure du cyrurgien qui s'estet et a le rasoer en sa main, dont il fet diverses incisions en divers membres d'un homme qui s'estet nu devant lui, selon la diversité des dis membres et selonc la doctrine donnee en l'anathomie ensivant.

LA QUARTE REBRICHE

DE LA GENERALITÉ DE L'ANATHOMIE [1]

38. Pour ce que il est moult grief et de grant coust a

La quarte rebriche. — 1 *Ici se trouve placée la première miniature coloriée avec ce titre :* Ci est la premiere painture. *Cette miniature est décrite dans la 3° rubrique, § 37. Elle est reproduite*

chascun cyrurgien avoir ¹ le livre que Avicene fist
de medecine, eu quel livre il traita au commancement
de l'anathomie, et pour ce que aucuns, qui ont cel
livre, ne pueent pas briement aquerre l'entencion de
lui quant a l'anathomie, et, s'il le pueent, c'est o lonc
F° 8 b travail, et pour ce ‖ que aucuns aucteurs de medecine
et de cyrurgie, traitans de tel anathomie, et l'espandirent
par petites parties et deviserent en les autres parties de
leur livres, et pour ce que anathomie est droite devision
et connoissance du cors humain et de chascune partie
de lui, le quel cors est subjet en toute la science de
medecine et de cyrurgie, si comme il aparra miex
après; pour toutes ces choses, nostre entencion est
traitier de la dite anathomie, ensemble en grosse maniere, sensiblement et briement; ne ne l'entent pas a
desclairier radicalement ne si soutilment a l'ungle ²,
comme l'en porroit a enquerre la verité, mes tant
seulement comme il soufist a l'estrument de cyrurgie.

39. Soit donc en briement [traitier] de ceste anathomie nostre entencion; environ la quele entencion
.2. choses sont a pourveoir.

La premiere est des generalités qui sont environ liè,
car le Philosophe ¹ dit, ou premier de Elenches, ce :
« Les choses communes mesconneues, necessité est
mesconnoistre l'art ². »

40. La .2. est que il la nous convient encerchier

à la page 13 de la traduction de la chirurgie de Mondeville par
le professeur E. Nicaise (Chirurgie de Maître Henri de Mondeville, chirurgien de Philippe le Bel,... composée de 1306 à 1320,
trad. française avec notes, etc., par E. Nicaise, Paris, 1893).
Comme cette fig., et les autres du ms. fr. 2030 (en tout 14), ne
présentent aucun intérêt ni artistique ni anatomique, nous nous
sommes dispensé de les reproduire.

38. 1 a ueoir — 2 Traduction littérale de ad unguem.

39. 1 Aristote — 2 Les choses communes mes quon ne nes necessite est mesconnoistre lart. Latin : Ignoratis communibus ne-
cesse est artem ignorare.

particulierement et sensiblement, car Hali dit sus Teigne [1], ou traitié des signes, ou .15. [2] chapitre sus cele partie : « selonc la partie qui est selonc le cervel », la dit il que « toutes choses communes ne sont pas soufisans en doctrine, duc' a tant que il eussent esté [3] espandues et desclairies particulierement. »

41. Environ le premier, c'est a savoir environ le general de l'anathomie [1], .5. choses sont a veoir.

[La] .1. que [2] il est necessaires a surgien qui veult ouvrer, saer, trenchier, faire incision, savoir anathomie.

La .2. qu'est anathomie ⫙.

La tierce, dont est dite [3] anathomie.

F° 8 c

La .4., qu'est membre et comment il est devisé.

La .5., que nous aions general connoissance des membres consemblables, des quiex les membres officiaus sont composés et tout le cors.

42. Du premier pourpos : c'est qu'il est necessaires au cyrurgien qui veult ouvrer, etc., savoir anathomie. Ce puet estre prouvé a present en trois manieres : la premiere, par auctorités; la .2., par sensibilité semblable; la .3., par raison.

p. 17 **43.** Par auctorité est ainsi prouvé par Galien, ou .6. de Megatene [1], ou quart chapitre, ou il met la cure des plaies des cordes, et ou .5. chapitre, ou il enseigne la cure des plaies du ventre et des boiaus. La dit il que il est necessaire a cyrurgien faisant incision savoir l'anathomie, que il ne croie le large liement estre peleste [2] et le ront estre nerf [3], et chiet en errour par tiex operations. Ce meisme dit Avicene ou .4. fen du

---

40. 1 *Lat.* : supra tegni. *Le* τέχνη ἰατρικὴ *livre de Galien* — 2 *Lat.* : cap. 17 — 3 que il an eut este. *Lat.* : donec ad particularia expandantur.

41. 1 lanathonie — 2 ques — 3 dites.

43. 1 *Lat.* : V° megategni. *C'est le* μέγα τέχνη, De methodo medendi — 2 pelestre, r *souscrite*. — 3 et le uers estre ront. *Lat.* : et rotundum esse nervum.

.1. ou .26. chapitre entitulé « a [ouvrir] [4] empostumes », qui commence : « Qui veut faire incision en apert. » La dit il que convient que cil qui fait incision sache de l'anathomie l'anathomie des ners [5], des vaines et des arteres, que il ne meserre en trenchant aucun d'aus.

44. Sensiblement puet estre prouvé, car en tel maniere oevre l'avougle ou bois, cum le cyrurgien ou cors du quel il mesconnoist l'anatomie. Mes l'avougle qui trenche le bois meserre [1] aucune fois, c'est a savoir quant il cuide couper le bois selonc sa latitude et il le cope selonc le lonc et trenche plus de bois la quarte part que il ne cuidoit; ansi fait le cyrurgien faisant F° 8 d ‖ incision, qui ne set anathomie [2], et chiet en errour en ses oevres.

45. Ce meismes puet estre prouvé par raison : car nul menesterel ne mire ne pareuvre [1] ou songiet que il mesconnoist.

46. Dont com le cors humain soit a toute l'art de medecine sougiet, du quel art cyrurgie est le tiers estrument, il s'en suit donc que le cyrurgien, qui fait incision es parties et es membres du cors humain, qui mesconnoist l'anathomie et la composition du membre, ne porra ja ouvrer regulierement ne resonnablement ou membre.

47. Du .2. commun, est a savoir que anathomie est droite devision.

48. Du .3. : Anathomie est dite de *ana,* qui vaut autant con droit, et *thomos,* qui est devision; ausi con droite devision de chascune chose droitement devisee puisse estre dite anathomie, toutevoies cel nom « anathomie » est aproprié par excellence a la droite devision du cors humain, pour ce que la division de cel cors est

---

4 *Lat.* : ad aperiendum apostemata — 5 uers.
  44. 1 meserrer — 2 anathonie.
  45. 1 parrieiue. *Lat.* : regulariter operatur.

plus necessaire, plus profitable, plus artificial que nule devision d'autre cors devisable, com il apert. Dont, quant parole est faite de anathomie, sans ajouster rien, c'est a entendre tant seulement de la droite devision du cors humain et de ses [1] membres.

LA QUINTE REBRICHE
ET LE PREMIER CHAPITRE

DE L'ANATHOMIE DES MEMBRES
CONSEMBLABLES, SIMPLES ET COMPOS

49. [Du .4. commun, a savoir qu'est membre, et comment il est premierement devisé] [1], il est a savoir que par la chose [par la quele] le cors humain est, par cele [meisme] chose doit estre conneu, et aussi chascun autre cors. Mes le cors humain est par ses parties, dont par ces parties meismes [2] sera conneu, mes les ‖ parties de lui sont ses membres; dont doit il F° 9 a estre conneu par ses membres; dont convient il avant connoistre les membres.

50. Pour ce voion qu'est membre, en defenissant et en devisant.

Membre est ferme partie du cors, engendré par la premiere commistion des humours, si comme les humours sont engendrees de la premiere commistion des viandes, et les viandes de la premiere commistion des elemens, si com dit Avicene ou .1. livre, ou .1. fen de la premiere devision en la [1] .v. [doctrine] [2], ou

48. 1 ces.

49. 1 *Tout ce commencement entre* [] *manque. Latin:* De quarto communi scilicet quid est membrum et quomodo primo dividitur, sciendum est quod, *etc.* — 2 meisme.

50. 1 ou — 2 *Latin;* lib. 1. F. 1, doct. 5. cap. 1.

.1. chapitre entitulé : « A savoir qu'est membre et ses divisions ». De tous les membres de tout le cors, segont Johannice et les autres aucteurs et selonc Avicene, ou chapitre allegué [3], les uns sont consemblables, les autres officiaus.

51. [Du .5. a savoir des sous devisions des mem- p. 18 bres] [1] : les membres consemblables sont tous [2] ceux, quiex que il soient, qui entrent en la composition des membres officiaux, soient simples, si comme char, ners ; ou compos, si com cordes, muscles, mains, [dois qui entrent en la composition du] bras [3]. [Sont dis officiaus tous ceus, quieus que il soient, qui ont office ou cors, si com corde, muscle, main, bras, etc.] [4] ; et sont dis ces [meismes] [5] membres consemblables et officiaux en diverse maniere : consemblables, si com sont les parties ausi com la main, qui est partie ⸢du bras ; officiaux, si comme le tout est bras et main.

52. Des [1] membres consemblables, li uns sont simples, si comme ners, chars ; lez autres compos, si comme la corde, les muscles, la main. Le membre est dit simple qui n'est pas compost de diverses substances [si comme os, ners ; est dit compost, qui est compost de diverses substances] [2] ou de divers membres, si com la corde qui est composte du nerf et du liement.

---

3 alleg.

51. 1 *Ce premier membre de phrase entre* [] *manque dans la traduction. Latin :* De quinto, scilicet de membrorum subdivisionibus — 2 tout — 3 dois qui entrent en la composition du *manque. Latin :* manus, digitus etc., quae intrant compositionem brachii — 4 *Toute cette phrase entre* [] *a été omise par le traducteur. Latin :* Officialia sunt omnia quaecunque habent officium in corpore sicut corda, musculus, manus, brachium, etc. — 5 *Lat. :* unde eadem membra dicuntur consimilia et officialia diversimode.

52. 1 de — 2 si comme os, ners ; est dit compost, qui est compost de diverses substances *manque. Latin :* Membrum dicitur simplex, quod non est compositum ex diversis substantiis, ut os, nervus ; compositum dicitur, quod componitur ex diversis substantiis aut membris, *etc.*

53. Des membres consemblables, les uns sont spermatiques, les autres non; les uns sunt partie spermatiques, partie non spermatiques [1]. A la connoissance ‖ de F° 9 b. ceste division vous devez [2] noter que *sperma* [3] est le germe dont generation est faite. Et com a toute generation humaine .2. choses soient necessaires, (c'est la matiere spermatique du malle et de la femele) [4], les quiex sont petis en quantité, au regart de la quantité deue a l'enfant par nature, et pour ce il fut necessaires que le sanc mestrueus, (ce sont les fleurs de la fame) [5], fust ajousté o ces germes a suploier la defaute de leur petitece. En [6] tel maniere aucuns membres sont ou cors, qui sont purement [7] spermatiques, si com les ners et leur semblables [8]; [aucuns non spermatiques, si com la char et semblables] [9] et aucuns partie [10] spermatiques, partie non, si com les muscles, qui sont de ners et de char.

54. Les membres consemblables, simples, spermatiques sont .6., c'est a savoir os, cartilage, liement, nerf, artere, vaine.

Les membres simples, consemblables, non spermatiques sont .5. : char, gresse, sain, oint, villus. Le latin : *caro, pinguedo, adeps, asungia* [1], *villus.* Ces devans dis simples membres [tant spermatiques que non] [2] spermatiques consemblables, combien qu'il soient devisés en petites parties sensibles, chascune partie a le non de son tout : la partie de l'os, os ; du

---

53. 1 partie non spermatiques *est répété* — 2 deuer — 3 seperma — 4 *Cette explication entre parenthèses est du traducteur* — 5 *Explication du traducteur* — 6 et — 7 purerement — 8 semblable — 9 aucuns non spermatiques, si com la char et semblables *manque.* Latin : quaedam non spermatica, ut caro et similia — 12 parties.

54. 1 *Le texte latin, Ed. Pagel p.* 18, *donne correctement* axungia — 2 tant spermatiques que non *manque.* Latin : Ista praedicta simplicia tam spermatica quam non consimilia...

nerf, nerf, etc., et pour ce sont il dit consenblables, car la plus petite part d'eulz est nommee consenblable a son tout.

Dont sont en tout le corps humain .ii. membres simples consemblables, si comme il est veu.

55. Outre [1] ces devans dis membres consemblables simples, entrent aucuns simples consemblables [2] en la composition du cors, et sont apelés d'aucuns membres, d'aucuns superfluités de membres, et de ceus chascune partie ‖ est nommee de son tout, et sont .4. : moele, ongle, poil, cheveux.

F° 9 c

56. [Des] membres consemblables compos des devans dis consemblables simples et des [1] quiex chascune partie dessevree [2] n'est pas nommee par le non de son tout, et [de] ceus qui sont dis officiaus, car il ont office ou cors, les uns sont purement spermatiques, lez uns partie spermatiques, partie non.

Les compos consemblables ou officiaus purement spermatiques par divers regart sont : la corde, la pannicle, le cuir.

Les compos consemblables ou officiaus, qui sont partie spermatiques et partie non, sont : le muscle [3], le lacerte.

57. Des devans dis membres consemblables simples et compos et des dites superfluités ou superfluités de membres [1] est faite la composition de tous les membres du cors, et tous ce qui est en tout le cors est fait d'eus [2] ou est aucun d'eus [3].

58. Ces choses veues, voion par ordre l'anathomie, la composition, les utilités, les aides des choses devant

---

55. 1 entre — 2 consemblable.

56. 1 de — 2 desseure — 3 mucle.

57. 1 ou nombres. *Latin* : et dictis superfluitatibus vel superfluitatibus membrorum — 2 flatteus — 3 de ceus. *Latin* : et quidquid est in toto corpore solidum ex eis componitur aut eorum aliquid est.

dites, qui sont .20. par nombre : (os, cartillage, liement, nerf, artere, vaine, char, gresse, sain, oint, villus, moele, ongle, poil, cheveul, corde, pannicle, cuir, muscle, lacerte) [1].

LA .6. REBRICHE

De .13. FIGURES ENSUIANS, PAR LES QUELES SEULES TOUTE L'ANATHOMIE ET L'ISTOIRE DU CORS HUMAIN, TANT DE p. 19 L'OMME COM DE LA FAME, ENTIER OU DEPECIÉ, DEVANT OU DERRIERE, DE TOUS LES MEMBRES ET DE CHASCUN PAR SOI, SOIENT DEDENS OU DEHORS, ENTIERS OU DESPECIÉS OU DEVISÉS OU DIVERSIFIÉS EN QUELQUE MANIERE QUE CE SOIT, SERA CLEREMENT DEMONSTREE.

59. C'est ci la figure premiere de l'omme de la partie devant, en la quele ses oz sont peinz, les cartilla‖ges, F° 9 d les liemens et les jointures d'iceux; et es membres particuliers : cuissez, bras, aparront les simples ners principaus, les cordes et les muscles d'iceus. La premiere figure [1].

60. La segonde figure d'omme ou quel aperent par derriere les os, les cartillages et les choses devant dites, et tous les ners, si com il nessent de la nuche. La .2. figure [1].

58. 1 *Cette énumération est du traducteur.*

59. 1. *Le ms. a ici la miniature représentant le squelette vu antérieurement.*

60. 1 *Ici dans le ms. la miniature du squelette vu par derrière.*

LA .7. REBRICHE

DE L'ANATHOMIE

Des vertus des membres consemblables simples spermatiques, des quiex le nombre est devant dit.

61. Du premier. — Os est le .1. membre de .20. consemblables, consemblable, simple, purement spermatique, derrain en dureté, de complexion froide et seiche, insensible, nient flechisable; si comme il apert par Avicene, ou premier livre, ou .1. fen qui dit : ||

F° 10 a « Parole universel de l'anathomie des [1] os. » Le profit de la creation des os fu que tout le cors et chascun des membres en eussent soustenance.

62. Les utilités pour quoi les os furent pluseurs, non pas .1. seul, sont .2. : La premiere [1], quar il est necessaires que l'un membre se mueve sans l'autre, la quel chose ne porroit estre, s'il n'i avoit que .1. os. La .2., car c'est necessité que les os hantent divers offices.

63. Les os de tout le cors, fors les os sesamins [1], sont en nombre .203. si com il apparra après ou procès. Toutevois le nombre des [2] os, puet estre creu ou apeticié, si com se [3] aucun ne contoit de .2. os que .1., ou d'un .2., ou se les dens estoient contees ou nombre des os, ou non contees, car le nombre des dens est divers en diverses personnes.

64. Le cartillage est le .2. membre [1] consemblable, simple, spermatique purement [2], plus prochain en dureté

---

61. 1 de.

62. 1 premier.

63. 1 fussamius. *Latin, Ed. Pagel, p. 19* : praeter ossa sesamina. *B. N. Ms. lat.* 7139, f° 5 a : praeter ossa sisamia — 2 de — 3 ce.

64. 1 .2. du .2. membre — 2 purerement.

a l'os, de complexion froide et seiche, insensible et flexible aucune fois.

65. Les utilités de la creation du cartillage ou cors furent .6. : La .1., car la continuation de l'os dur ne seroit pas faite o les membres molz sans moien qui eust mediocrité de dureté.

66. La .2., que les membres mols ne fussent bleciés des durs a l'eure de la concucion [1] et de la compression faite par le movement.

67. La .3., pour ce que les extremités des os des jointures, qui sont cartillagineuses, s'entrefroient ensemble molement.

68. La .4., car il est necessaires de fichier en aucun lieu aucune fois chose ou membre [1] moiennement dur, si comme en l'epiglote le cartillage cimbalaire.

69. La .5., c'est chose necessaire que aucuns membres soient soustenus, plaiés, eslargis, si com les oreil‖les, les nasilles, les quelles choses ne pourroient estre faites, se le cartillage n'estoit mediant. F° 10 b

70. La .6., pour ce que le cartillage suplit l'office de l'os, en soustenant aucuns muscles mouvans aucuns membres, si com est la paupiere desus.

71. Du .3. — Le liement est le .3. membre consemblable, simple, spermatique, prochain en dureté au cartillage, de compleuxion froide et seiche, flexible, insensible, nessant des os qui sont [1] ensemble, et est dit « thenentos », et tant longement comme il lie les os, il est [2] dit « alcohab » [3].

p. 20 **72.** Les utilités de la creation du liement ou cors humain sont .4. : La .1., que il cuille [1] divers os, car c'est chose necessaire que moult os soustienent un cors, et que .1. membre soit meu sans autre.

---

66. 1 contucion. *Latin :* concussionis et compressionis.
68. 1 men.
71. 1 ont — 2 en — 3 alcahab.
72. 1 *Latin :* ut colligaret ossa diversa.

73. La ⁱ .2., qu'il soit joint o le nerf a la composition des cordes et des muscles.

74. La .3., qu'il soit siege, repos et couste d'aucuns ners qui sont es jointures.

75. La .4., pour ce que aucunes ¹ choses qui sont dedens, qui ont mestier de soustenance, si comme la matrique, soient sostenues o celui.

76. L'utilité du flecissement de lui fu pour ce que .1. membre fust meu sans l'autre. L'utilité de l'insensibilité fu que il ne fust blecié par multiplication de mouvement des jointures.

77. Du .4. — Le nerf est le .4. membre consemblable, simple, spermatique, moien entre dureté et molece, de complexion froide et seiche, flexible, tres sensible, fort, tenant. Il a la nativité du cervel ou de la nuche, portant le sentiment et le mouvement d'iceus a chacun membre.

78. L'utilité de la creation des ners ou cors est que tous les membres sentent et aient mouvement par euls.

F° 10 c   **79.** Le nombre des principaus ners est .75. ‖ Des quiex ¹ .7. paire nessent du cervel, et .30. paires de la nuche, et .1. non per.

80. Ceux qui nessent du cervel, sont diz sensitis; ceus de la nuche, motis; toutevois les uns et les autres ont sens et mouvement, les uns plus, les autres mains.

81. La tierce figure de l'omme ou quel aperent par la fixeure du pis et du ventre les vaines et les arteres grans, nessans du foie et du cuer, passans aus membres du cors, et les peulz, les ongles et les cheveux ¹.

82. Du .5. — L'artere est le .5. membre consemblable, simple, spermatique, moien entre durece et molece, nerveus, cruez et concave, nessant et portant

73. 1 le.
75. 1 aucuns.
79. 1 quier.
81. 1 *Le ms. a ici une miniature indiquant ces parties.*

du cuer a chascun membre le sanc et l'esperit de vie, de complexion froide et seiche, [mes chaude et seiche][1] au regart de ce qu'el contient.

83. Les utilités de la creation des arteres ou cors sont .3. : La premiere est que par la dilacion d'elles, l'air [soit][1] atrait au refroidissement et au confort du cuer [2].

84. La .2. est que, par la restrinction et le contraignement d'elles, la fumosité du cuer soit ostee.

85. La .3., que le sanc, la chaleur de vie et l'esperit soient portés du cuer par elles aus autres membres ||.

86. Du .6. — Les vaines sont le .6. membre consem- F° 10 d blable, simple, spermatique [1], moien en durece et molece, nerveus, concave, nessant du foie, portans de lui le sanc nutritif aus autres membres, de complexion froide et seiche en substance, [mes] chaude et moiste au regart de ce qu'il contient.

87. L'utilité de la creation [des vaines] est, car il portent du foie le sanc et le norrissement aus autres membres du cors.

88. La .4. figure d'un homme escorchié portant son cuir sus ses espaulles o un baston, et la pert le cuir du chief eschevelé [1], le cuir des mains et des piès et la char lacerteuse [2] et glandeuse qui est par le cors, et la blance qui est es mamelles et es emunptoires [3], et par la fixeure du ventre apert la gresse, le sain, l'oint [4].

---

82. 1 mes chaude et seiche *manque. Latin :* frigidum et siccum complexione substantiali, calidum tamen et siccum habito respectu ad contentum.

83. 1 soit *manque. Latin :* attrahatur — 2 cors. *Latin :* cordis.

86. 1 sepermatique.

88. 1 *Latin :* cutis capitis capillata *c'est-à-dire le cuir chevelu* — 2 lacerneuse — 3 *sic. Latin :* emunctoriis. *Le ms. donne constamment :* emunptoires *ou* emomptoires *avec un* p. — 4 *Le ms. a ici une miniature représentant un homme portant sa peau sur un bâton.*

LA .8. REBRICHE

DE L'ANATHOMIE

DES MEMBRES CONSEMBLABLES SIMPLES, NON SPERMATIQUES,
DES QUIEX LE NOMBRE EST DEVANT DIT.

89. Du .7. — La char est le .7. membre consemblable [1], simple, non spermatique, tendant vers son derrain
a molece, criee de grosse portion du sanc de menstrues,
condampsee par chaut et engroissie, de complexion
F° 11 a chaude et moiste, insensible, tendant ‖ a roigeur de
sanc.

90. Les utilités de la creation de la char sont pluseurs p. 21
et diverses [1], car l'une est mole, l'autre grosse et visqueuse, la .3. glandeuse [2].

91. L'utilité de la char en commun est treble. [1] La
.1., car elle queuvre et garde le cors de froidure, aussi
comme drapiaus. La .2., car elle cuevre le cors des
choses dures qui contralient. La .3., car elle refroidit
en esté le cors par son humidité.

92. Les utiletés de la char mole sont .2. : La premiere
est qu'ele raemplisse les concavités et les entredeus des
autres membres consemblables, a ce qu'il aient bele
fourme. La .2. a ce que les autres membres consem-

---

89. 1 consemble.

90. 1 *Le traducteur saute ici :* ad quas supplendas non sufficit
carnis unica species; ideo necessarium fuit ejus esse plures
species, scilicet 3 — 2 *Sauté par le traducteur :* Utilitates carnis
quaedam sunt communes omni speciei carnis, aliae sunt appro-
priatae solummodo ejus alicui speciei sicut carni molli, carni
viscosae aut carni glandulosae.

91. 1 tierce. *Latin :* triplex.

blables et durs ne froient ensemble sans moien qui faice mediocrité [1].

93. Les utilités de la char dure et visqueuse sont contenues en l'anathomie des muscles des bras [1].

94. Les [1] .3. utilités de la char glandeuse sont [2] : .1., qu'el convertisse le sanc a couleur semblable a liè, comme la char des [3] mamelles et des coillons convertit [4] le sanc en couleur blanche; la .2., pour ce qu'el traie et reçoive en sa petitece les superfluités des membres principaus, si comme du foie; la .3., pour ce qu'el soit repos et pais [5] aus vaines passans de membre a membre.

95. Du [1] .8. — La gresse est le membre .8. consemblable, simple, non spermatique, plus mol que la char, criiee de la sutille portion [2] du sanc des mestrues, congelé [3] par froit, de complexion froide et moiste, insensible, de blanche coleur, et est entremeslee entre les parties de la char.

96. Du .9. dit auue [1] ou sain, (c'est en latin *adeps*). C'est membre consemblable, com gresse, et est dessevree de la char jouste le cuir.

97. Du .10., dit oint ou *ausongia*. C'est membre consemblable, cum‖gresse, et est dessevree de la char F° 11 b par dedens et est environ les rains et les boiaus.

98. Ces .3. choses devant dites sont aussi comme especes d'une maniere, et est fait sain de chascun d'euls par liquefacion, s'il sont du cors humain; s'il sont d'autres bestes, l'en en puet fere, par dissolucion au feu, sain de bestes qui ne rungent pas, si comme

---

92. 1. *Latin :* ut cetera membra consimilia dura ad invicem sine medio mediocri non confricent.

93. §§ 278 et suiv.

94. 1 la — 2 sont de la char glandeuse — 3 de — 4 conuertissent — 5 *Latin :* quies et pons.

95. 1 de — 2 proportion — 3 congeles.

96. 1 ? *illisible*.

porc; ou sieu [1] de bestes qui rungent, si comme buef,
mouton; et ainsi sain et suif different, et si est sain plus
unctueus et plus moiste que sieu, et est bon a menger
et suif non.

99. (Et ainsi il est .5. gresses : cele qui est entremeslee
o char, cele qui est dessevree de la char jouste le cuir,
cele qui est dessevree de la char par dedens environ les
rains, les boiaus, cele de beste qui ne runge, [et cele de
beste qui runge [1]).

100. .3. utilités sont de gresse : .1., pour ce que les
membres qui sont avironnés d'ele soient renforciés en
actraction et en retenue; .2., pour ce que les membres
secs qui sont prochains de liè, si comme les rains,
soient arousés et amoistis de l'umidité et de l'unctuosité
de liè; .3., pour ce que aucuns membres soient [1] par liè
deffendus de froidure.

101. Du .11. — Villus est .11. membre consemblable,
simple, grelle, bellonc, flexible, entrant en composicion
de lacerte [1] et du muscle. S'il est charnu, il est insensible, de complexion chaude et moiste, [non sperma-
tique]. S'il est nervu, il est sensible, spermatique, de
complexion froide et seche.

102. L'utilité de la creacion des vils est que la vertu
actrative puisse [1] ouvrer par euls. Les autres [utilités]
des vils seront dites ou chapitre de l'anatomie mirach
du ventre [2].

---

98 1 sins *ou* sius. *Latin :* sepum.

99. 1 et cele de beste qui runge *manque. Tout ce § 99 n'existe
pas dans le texte latin.*

100. 1 soint.

101. 1 la cerce.

102. 1 puis — 2 *Chap. VIII,* §§ *344 et suiv.*

LA .9. REBRICHE

DE L'ANATHOMIE

DES MEMBRES CONSENBLABLES COMPOS, PUREMENT SPERMATIQUES, DES QUIEX LE NOMBRE EST DEVANT DIT.

103. Du .12. — La corde est membre consemblable ou official, et est le .12., compost, purement spermatique, nerveus, fort, tenant [1], moien entre durece et molece, moiennement sensible, de complexion froide et seiche. Les utilités de la creation des cordes seront veues en l'anathomie des bras [2].

104. La .5. figure d'un homme trenchié par ie milieu de la partie devant, des le sommet de la teste duc'au cul, ou le cran aparra et le cervel devisés par le milieu, et la dure mere dependant du cran, et les ners obtiques venans du cervel aus yex, et les pannicles du pis et du ventre o le diafragme, et les suspensoires des coilles, qui sont apelez *didimi*, et comment il naissent du panicle dit cyfac.

La .5. figure [1] :

105. Du .13. — Le panicle est le membre .13. consemblable ou official, [compost] [1], purement spermatique, nerveus, fors, tenant, moien entre durece et molece, de complexion froide et seiche, flexible, molt sensible, tenve.

---

103. 1 duant. *Latin :* nervosum, forte, tenax — 2 §§ 275 *et suiv.*

104. 1 *Le ms. a ici la miniature représentant l'anatomie interne de l'homme vue par devant.*

105. 1 *Latin :* compositum.

106. .6. utilités sont de sa creation. La premiere, pour ce qu'il conjuiegne¹ pluseurs choses, si com la

Fo 11 d pannicle qui lie et conjoint ‖ les os du chief; la .2., que aucuns membres soient soustenus de lui, si com les rains du dos et² leur semblable; la .3., pour ce que aucuns membres qui sont par eulz insensibles, soient par lui sensible; la .4., pour ce que il garge aucuns membres des nuisemens de hors, si comme la chasse du cuer fait le cuer; la .5., pour ce qu'il contiegne³ aucunes choses escoulourgans⁴, si com les tunicles des yex contienent les humeurs des yex; la .6., pour ce qu'il face separacion entre choses de diverses entencions, aussi com le dyafragme fet dessevrance entre les membres esperituex et les nutrictis.

107. Du. 14. — Le cuir est le .14. membre consemblable ou official, compost, purement spermatique, nerveus, fort, tenant, moien entre durece et molesce, flexible, moult sensible, tenve, d'atrempee complexion, avironant tout le cors de la partie dehors.

108. L'utilité de l'atemprement du cuir en ses qualités fu qu'il sentist atrempeement, car s'il sentoit si excellentement com le simple nerf, homme ne pourroit soufrir excellent froidure ne chaleur.

109. L'utilité de la sensibleté du cuir fu que le cors qui en est avironné, ne fust pas blecié, sans le savoir, des choses sensibles nuisibles.

---

106. 1 conuiegue *Latin :* ut plura conjungantur in eodem corpore sicut panniculus ossa ligans... — 2 et de leur — 3 contiegnent — 4 *Latin :* aliqua fluida.

LA .10. REBRICHE

DE L'ANATHOMIE

DES MEMBRES CONSEMBLABLES OU OFFICIAUS, COMPOS, PARTIE
SPERMATIQUES ET PARTIE NON, DES QUIEX LE NOMBRE
EST DEVANT DIT.

110. Du .15. — Le muscle est le .15. membre consemblable [1] ou official, compost, partie spermatique,
partie non, sensible, moien entre durece ‖ et molece, F° 12 a
grelle a ses extremités, gros ou milieu, de fourme en
archie aucun poi, donnant mouvement volentaire et
naturel a aucuns membres officiaux.

111. Les utilités de la creacion et de la composicion
des muscles seront veues en l'anathomie des bras [1].

Le nombre des muscles en tout le cors sont .530. [2].

112. Du .16. — Le lacerte est .16. membre consemblable [1] ou official, compost, partie spermatique, partie
non, et est compost de fils subtils de char simple et de
ners, sensible. Les utilités de lui seront desclairies en
l'anathomie du bras [2].

---

110. 1 coms.
111. 1 §§ 278 et suiv. — 2 Le texte latin dit 53.
112. 1 coms — 2 § 277.

LA .11. REBRICE

DE L'ANATHOMIE

p. 23

DES CHOSES ENTRANS EN LA COMPOSICION DU CORS HUMAIN QUI SONT DITES SUPERFLUITES DES [1] MEMBRES, DES QUIEX LE NOMBRE EST DESSUS DIT.

113. La .6. figure de l'omme, ou il apert, de la partie du dos, trenchié le cran, contreval la moelle du cervel, la moelle de l'espine duc' a la keue et les autres mouelles de tous les os qui ont moelles.

La .6. figure [1] :

114. Du .17. — La moelle est le .17. membre. Ele est|| pure superfluités de norrissement, criee de la grosse portion unctueuse de lui, la quele a lieu es concavités d'aucuns os. Et toutevoies dit Avicene que c'est [1] le norrissement des os, ou premier livre et ou premier fen.

F° 12 b

115. Des autres superfluités et des dens ne semble pas grant doute qu'il ne soient superfluités. La .1. raison est que il ne sont pas de la premiere commistion des humours, si comme sont espoir les mouelles. La .2., car il chient et sont rengendrees, la mouelle non. La .3., car il croissent continuelment, la mouelle non, fors tant comme les os croissent. La .4., car il sont ostees sans corruption de leur sougiet, la moelle non, dont [1] il avient aucune fois que quant la mouelle est rompue d'aucun os navré, a paine eschape l'omme

---

11 REBRICHE — 1 OU.

113. 1 *Le ms. a ici la miniature de l'anatomie interne vue par derrière.*

114. 1 ces.

115. 1 dom.

de la plaie, et c'est une des causes pour quoi homme
muert plus tost qui a les extremités ostees loing des
jointures, ja soit ce que la plaie soit miex [2] curable
qui est loing des jointures que es jointures, pour mout
de causes qui sont monstrees en cyrurgie.

116. .3. utilités furent pour quoi la moelle fu criee [1]
et pour quoy elle est dedens les os. La .1., pour ce
qu'ele les fortefie aucun poy et les amoistist, qu'il ne
soient froissiés. La .2., car le sanc de quoy les os
sont norris, se destourne de leur complexion, et pour
ce est retenue la moelle en la concavité d'euls [2], pour
ce qu'el soit semblable aus os par longue demeure en
sustance et en coulour, et qu'il [3] soient [norris] [4] de
liè ou tens de necessité. La .3., pour ce qu'el deffende
les os de trop grant secheté, par s'umidité unctueuse.‖

117. Du .18. — L'ongle est le .18. et est superfluités F° 12 c
de membres engendree de grosse fumee et terrestre,
resoute des [1] humours par l'action de chalour naturel,
plus dur que char, plus mol que os, de complexion
froide et seiche, asise es extremités des dois, croissant
continuelment selon longitude, .1. petit ploiee et
roonde.

118. L'utilité de la creacion de l'ongle fu en aucunes
bestes, a ce que il leur fust armeure.

119. L'utilité pour quoi l'ongle est dur moianement,
est s'il estoit trop dur, il pourroit estre froissié ; s'il
estoit trop mol, il ne tendroit pas fermement ce qu'il
comprent.

120. L'utilité pour quoi il est es extremités [des dois] [1]
est pour ce qu'il les garge, aussi com la virole de fer
fait le manche.

---

2 mix.

116. 1 triee — 2 deuis — 3 qui — 4 norris *manque. Latin :*
nutriantur.

117. 1 des *répété.*

120. 1 *Latin :* in extremitatibus digitorum.

121. L'utilité pour quoy il est en la partie dehors, est pour ce qu'il est exposé a pluseurs nuisemens, car s'il fust par dedens, il empeechast le touchement.

122. L'utilité pour quoy il croist continuelment selonc sa longitude, est pour ce qu'il defaudroit autrement, pour ce qu'il se consume en ses operacions [1] petit a petit.

123. .3. utilités sont pour quoi il est un poi flechi et courbe. La .1., pour ce qu'il praigne miex [1] et retiegne les sutiles choses qu'il [2] comprent ; la .2., pour ce qu'en s'an grate, quant en se demengue ; la .3., pour ce qu'en en puisse rere ou rompre ou fendre quant mestier est.

124. L'utilité pour quoy il est roont, est pour ce qu'il soit plus fort et plus viguereus aus nuisemens de hors.

125. Le .19. — Le poil est le .19. membre, crié [1] de superfluités des membres, issant de grosses fumosités F° 12 d de ‖ matiere visqueuse, faite grosse et condampsee par chaleur de feu qui resout ce qui est sutil, et le remenant engroisse en fourme de poil.

126. Le 20. — Cheveul est le .20. membre de superfluité, et est le poil du chief. Les utilités de la creacion des peuls et des cheveus seront demoustrees en l'anathomie du chief [1].

---

122. 1 soi operarions. *Latin :* in suis operationibus.
123. 1 mix — 2 qui.
125. 1 trie.
126. 1 § *137*.

LA .12. REBRICHE

[ET LE SEGONT CHAPITRE] DE L'ANATHOMIE

p. 24 Des membres officiaux et premierement de l'anathomie du chief desus et de ses parties.

127. Comme toute la devision du cors humain soit
des membres consemblables et officiaus, si comme
dessus est dit, et comme tous les membres officiaus
soient compos des membres consemblables; veue
donc l'anathomie des consemblables, soit après veue
l'anathomie des membres officiaus; et premierement
l'anathomie du chief, puis l'anathomie de chascun
membre par soi, par ordre duc'aux ongles des piès.

128. .5. causes sont pour quoi l'anathomie du chief
est premierement a veoir. La .1., car il est par desus
les autres membres; la .2., car il est en l'extremité du
cors; la .3., car il est le plus digne, pour ce que la vertu
sensitive est en lui, la quel est voie a entendement, car
il n'a rien en entendement qui ne soit avant en aucune
maniere en sens; la .4., car c'est le membre qui premier nous apert; la .5., car il est exposé a pluseurs
peris.

129. Quiconques veut demoustrer l'anathomie du
chief dedens et dehors sensiblement ‖ et parfaitement, F⁰ 13 a
s'il ne puet avoir le vrai chief humain, il doit avoir le
cran artificiel bien aparissant, serré par commistions de
pieces, devisé en .4. parties, a ce que, com l'anathomie sera devisée par dehors, que il le puisse ouvrir,
et a ce que l'anathomie des panicles et du cervel soit
veue [1] sensiblement.

129. 1 ueu.

130. Et doit estre le cran devant dit garni par dehors d'aucunes choses semblables aus cheveus, au cuir, a la char lacerteuse et aus pannicles qui lient les os. Et aussi doient estre aucunes choses fichies par dedens qui representent sensiblement la forme des pannicles et du cervel.

131. Le chief humain, en tant que il s'estent a l'estrument de cyrurgie, est compost et crié principaument de .2. parties, c'est a savoir de la face o ses parties et de la partie desus plus haute, qui est estendue des racines desous les cheveus par devant, duc'aus racines desous les cheveus par derrieres.

132. Ceste partie plus haute, chevelue par derriere, est dite du Philosophe ou .1. des hystoires, ou .4. chapitre, l'olle du chief (c'est pot [1]). Le quel pot est compost de .3. parties principaus : la .1., de partie charnue qui est par dehors le cran ; la segonde, de cran ; la .3., des pannicles et du cervel. Item, la partie charnue est composte de .7. parties, c'est a savoir cheveus, cuir, char lacerteuse, vaines, arteres, ners et du pannicle liant les os du chief.

133. La necessité de la creation et de l'elevacion du chief est mise de Galien ou .7. [1] des aides ou .2. cha-
F° 13 b pitre, et ce || raconte Avicene en la premiere proposicion du .3. canon, et preuve il veut [2] que le chief fu crié pour les yex, non pas pour le cerveil, ne pour les autres sens, car bestes qui n'ont [3] point de chief ont les orgues et les estrumens des autres sens ou pis, et nule beste n'a yex ou pis, car ce seroit pour nient, com il doient estre [4] en lieu eslevé [5], si comme le resgardeur en la hautesce [6].

132. 1 *L'explication entre parenthèses est du traducteur.*

133. 1 dira. *Latin :* VII° de juvamentis cap. 2 — 2 preuve il ueut que. *Latin :* probans quod — 3 non — 4 este — 5 esleu. *Latin :* in loco elevato — 6 *Latin :* sicut speculator in arce, *et non* in arte, *comme dans l'éd. Pagel, pp.* 24 *et* 32.

134. Et pour ce les bestes sans chief qui ont yex, si com le limas, les ont sus aucuns additemens. Et pour ce que ce seroit messeant chose et paoureuse, se homme avoit les yex sus le plus haut du chief, com le limas, et pour moult de peris, pour ce nature esleva le chief pour les yex. Et pour ce que ceste preuve est moult confuse et baillie confusement, confondon les devans dites choses par une raison ainsi[1].

135. Le chief est crié et eslevé pour le sens et pour l'orgue qui est estrument du sens, qui est tant seulement assis ou chief profitablement, car s'il estoit crié pour les autres, ce seroit pour noient, mes les yex ne sont pas profitablement, fors ou chief. Le commancement[1] des autres sens et leur orgues puent estre ailleurs, si comme au pis. Pour quoi il s'ensuit que le chief fust criés [et] sus tous les membres du cors eslevés[2] tant seulement pour les yex et non pour les autres.

136. Qu'est cheveus et de quoi et par quel maniere il est engendré, c'est veu, mes pour ce que Dieu et Nature ne font riens pour nient, voion donc les utilités de chascune des parties du chief, puis après les parties de tout le cors par ordre.

137. Les utilités de la creation des cheveus sont .4.: ‖ F° 13 c La premiere, car il deffendent le chervel de chaleur et de froidure et d'autres nuisemenz de hors. La .2., pour ce que le chief en soit plus bel, quer se les cheveulz n'estoient, le chief et la face seroient une fourme semblable. La .3., que la complexion du cervel[1] soit

---

134. 1 *Le traducteur saute ici un long membre de phrase. Voici le texte latin :* Et quia ista probatio valde confusa est et confuse tradita, ideo juxta doctrinam philosophi II° politicorum docentis reducere argumentationem confuse disputantem in tres terminos et duas propositiones, confundamus omnia praedicta in unam rationem sic.

135. 1 commandement. *Latin :* principium — 2 esleus.

137. 1 ceruelz

conneue par la couleur des cheveus. La .4., que les
fumees du chief se puissent legierement evaporer et
passer par les cheveux [2].

138. Le cuir du chief est plus lacerteus et plus espés
et plus porreus que le cuir d'autre [partie du] cors [1].

139. De sa creance sont .2. utilités : La .1., que il
garde le cervel de chaleur et de froidure et de autres
nuisemens de hors. La .2., que il sente froit et chaut,
ce que les cheveus ne font pas.

140. L'utilité pour quoi le cuir du chief est plus
porreus que le cuir d'autre [partie du] cors, c'est pour
ce qu'il [1] convient que toutes les fumees du chief et du
cors s'evaporent par lui.

141. L'utilité pour quoi il est plus espés que cuir
d'autre [partie du] cors [1], c'est car, com il soit plus porreus, s'il ne fust plus espés, il ne deffendroit pas le
cervel des nuisemens de hors.

142. La char lacerteuse du chief est après le cuir,
entre lui et le pannicle qui lie les os, et est composte
de soutilz fils de char simple, de ners et de vaines,
d'arteres, aussi comme tous les autres lacertes de tout
le cors.

143. Les utilités de la creation des lacertes de tout
le cors sont .4. : La premiere, qu'il deffendent le cervel
des nuisemens de hors. La .2. est commune aus lacertes
de tout le cors, est que il confortent par leur espoisseté
la digestion des membres sousmis [1]. La .3., pour ce
que par aus chascun membre trait norrissement, retient, digere, expelle. La .4., pour ‖ la biauté des membres.

F° 13 d

2 *Le traducteur saute une explication baroque de cette quatrième
utilité des cheveux.*

138. 1 *Latin :* cutis alterius partis corporis.

140. 1 qui.

141. 1 *Lat.:* quam cutis alterius partis corporis.

143. 1 *Latin :* ut spissitudine sua confortent digestionem membrorum suppositorum.

144. Souz les lacertes du chief passent, sus le pannicle liant les os, vaines venant du foie, qui issent dedens, venans au chief de hors par le pertuis de l'os basilaire, a ce qu'il norrissent la char du chief, qui est dehors, si com il aparra a l'anathomie du bras, et rentrent [1] ou cran par la moienne commissure de lui, et portent au cerveil et a ses pannicles le sanc nutritif, des queles vaines nous verron l'anathomie es choses ensuians.

145. Par maniere semblable en issent aucuns ners.

146. Sous les dis lacertes et vaines est le pannicle liant les os du chief, le quel est continué o la dure mere en toutes les commissures du cran [1].

147. .2. utilités sont de ce pannicle :

La [1] .1., car il conferme et conforte et enforce la conjunction des os du chief, qui autrement seroit fieble ; la .2., que les lacertes du chief, qui sont molz, ne soient bleciés du cran qui est dur.

148. La .2. partie principal, entrant en la composition du chief, est la partie ossue dite le cran, qui est os compost de pluseurs os joins par commissures faites com dens de see, dur [1] dedens et dehors, plain [2] en la superfice, dedans spongieus, [de] forme roonde et aucun poi bellungue.

149. .2. utilités sont pour quoi le cran est compost de pluseurs os et sont communes, des queles l'une est prise pour la necessité des choses qui sont contenues

p. 26

---

144. 1 rentrant.

146. 1 *Le traducteur a sauté un membre de phrase. Latin :* Sub dictis lacertis et venis immediate est panniculus capitis ossa ligans, qui est continuus cum dura matre « et de ejus substantia differens ab ea, quia ipsa est magis propinqua cerebro et intra craneum, panniculus est ab extra et continuatur cum ea » in omnibus cranei commissuris.

147. 1 le.

148. 1 durs. *Lat.* durum — 2 plains *Lat.* planum.

sous le cran et dedens, l'autre est prise pour la necessité du cran.

150. L'utilité .1. de la composicion [1] du cran, prise de pluseurs os pour lui, contient .3. utilités : La .1., se le cran fust tout .1. os, la lesion qui seroit faite en aucune partie ‖ de lui, aroit communication o le tout, et ce seroit mal, pour quoi le cran fu compost; la .2., car il convient que le cran soit en une partie dur, en autre mol, donc quant la dure partie seroit ferue, la partie molle porroit estre blecie, la dure partie demourant nient blecie ; la .3., car aucune fois d'un cop enqueurent .2. lesions, car s'il estoit feru en la partie dure, il porroit estre navré en cele et en la partie mole.

151. L'utilité [.2.] de la plurification [1] des os du cran, prise de la partie des choses qui sont contenues sous lui, contient .4. utilités : [La] .1., pour ce que les vaines portans norrissement au cervel puissent entrer par les commissures du cran, la quel chose ne pourroit estre faite se le cran estoit .1. seul os continué et non devisé ; la .2., pour ce que les ners sensiz et motis issent par les commissures du cran, portans aus parties du chief par dehors le sens et le mouvement ; la .3., pour ce que les fumees montans au cervel puissent estre evaporees par les commissures ; la .4., pour ce que la dure mere puisse estre soutenue par les commisures du cran.

152. L'utilité pour quoi les commissures du cran furent faites en la maniere de dens de see, fu pour ce qu'il convient que par les commissures issent plusieurs choses, si comme ners, vaines, fumees ; la quel chose ne porroit estre faite, s'il estoit liés par fors liemens.

---

150. 1 L'utilite de la .1. composicion. *Latin :* Utilitas prima compositionis.

151. 1 planification. *Latin :* Utilitas secunda plurificationis ossium cranei sumpta ex parte contentorum sub ipso.

153. Le profit pour quoi il fu dur est qu'il deffende le cervel et les pannicles des nuisemens de hors, et leur soit heaume et escu de defension.

154. Le profit pour quoi il est plain ' dedens et dehors est que la dure mere ne ‖ les pannicles qui le F° 14 b lient, ne soient blecies des apreces de lui.

155. .3. profis sont pour quoi il est spongieus ⊙u milieu : Le .1., pour ce que les fumosités puissent estre evaporees plus legierement de lui par sa porosité ; le .2., pour ce qu'il soit plus legier, a ce que le cervel ne soit grevé par sa ponderosité ; le .3., pour ce que le sanc qui est norrissement de lui soit gardé en sa porosité.

156. .2. utilités sont pour quoi il est roont : La .1., pour ce qu'il puisse contenir pluseurs choses, car roonde figuration est de gregnour capacité et tient plus que autres figures, si com il apert par l'auctorité de Galien, ou .7. des aides, en la fin du .3. ' chapitre, ou il met les utilités des figures rouondes ; la .2., pour ce qu'il garge miex le cervel et soi des nuisemens qui vienent de hors, et soit plus viguereus encontre.

157. Les utilités pour quoi il fu .1. poi bellonc sont .2. : la .1., car la sustance du cervel est bellongue ; la .2., pour ce que les ners et la nuche, issáns du premier et du .2. ventrail du cervel, aient espace d'istre entre le cervel et le cran, et qu'il ne soient bleciés du cran en leur issue.

158. Le nombre des devans dis [os] ou chief est dit diversement '. Car aucuns dient qu'il en y a .4. tant seulement, entendans des .4. principaus, c'est assavoir le coronal, la lande, lez .2. veruaus² ; aucuns y ajoustent les .2. os petreus, autres ³ nes i ajoustent pas, mes

154. 1 *Latin* : planum.

156. 1 *Latin* : in fine cap. 2.

158. 1 *Le traducteur saute* : omnes tamen, si recte intelligun-tur, sunt concordes — 2 *Latin* : verrualibus — 3 autre.

il ajoustent l'os basilaire. Les autres ajoustent o ces .4. : les .2. os petreus et l'os basilaire, et sont .7.

159. Les autres devisent le ‖ coronal en .2. selonc sa longitude, et ainsi est il aucune fois ; les autres, si comme Avicene, i ajoustent .2. os, c'est ceuz des temples, et ainsi le nombre des os est creu.

160. Toutevoies verité est que les .4. os premiers dis sont principaus, c'est le coronal, la lande, les .2. veruaus [1] ; les .2. petreus ne sont pas principaus. L'os p. 27 basilaire ne doit pas estre conté entre les os du chief, fors pour ce qu'il soustient les devans dis os et tout le chief, et est fondement d'aus, et pour ce est il apelé basilaire, car *basis* est a dire fondement. Les .4. premiers os sont dis principaus, car il passent duc'a la dure mere et la touchent [2]. Les os petreus ne sont pas si principaus, car il ne passent pas a la concavité desous le cran, ne la dure mere n'est pas soustenue d'aus, si comme elle est des devans dis os.

161. Dont le premier os du chief qui est estendu de l'extremité du nés par desus duc'a la commissure qui devise le chief de travers, est dit coronal, car sa commissure est dite coronale, et s'estent cel os de l'une temple dusque a l'autre.

162. Les .2. autres os coevrent le cervel aus costés, les quiex sont continués et conjoins o le coronal o leur extremités par devant ; et ces .2. sont continués [1] ensemble ou sommet [2] du chief en la commissure verual [3] ; et sont liés a eulz sous les oreilles les os des mandibles desus, et ces os sont plus fors en leur som-

---

160. 1 *Latin :* verrualia — 2 touchent, *h suscrit.*

162. 1 continuees. *Il s'agit des deux os pariétaux qui forment la suture pariétale au sommet du crâne. Latin :* duo autem alia ossa lateraliter cerebrum cooperiunt, quæ in suis extremitatibus anterioribus cum osse coronali continuantur, et ista duo sibi invicem in summitate capitis continuantur in commissura verruali — 2 sommement — 3 nerual.

met dessus en la commissure veruel que il ne sont desous.

163. L'utilité de ceste force est, car il coevrent le cervel en la partie desus, la quele est plus abandonnee et exposee a peril, et pour ce il sont comme escu couvrant et deffendant le cervel, ‖ et sont dis ces .2. os F° 14 d veruaus [1] de leur commissure qui est veruel [2] dite, car quant il sont conjoins o la commissure du coronal, il ont similitude de manche de veille [3] dont les charpentiers perchent leur bois ; et ceste commissure [4] verual [5] sans la commissure [4] du coronal, jointe o la commissure [4] de la lande, est dite saete, pour ce qu'ele est a la similitude de saete ainsi [6].

164. Le .4. os du chief qui est en la partie derriere, qui est conjoint o les .2. verruaus par leur partie derriere en la commissure [1] de la lande, est apelé l'os de la lande, et est de tel fourme, comme est la commissure [1] de la lande qui est en .1. letre greque ainsi faite .Λ. [2].

165. Tous les dis .4. os sont conjoins ensemble aussi com .2. sees dont les unes dens [1] entrent es concavités des autres; et ceste maniere de conjunction d'os est dite « seratille », si comme est la commissure [2].

166. L'utilité pour quoi les os du chief tant seule-

---

163. 1 *Latin :* Dicuntur autem haec ossa verrualia a sua commissura quae dicitur verrualis — 2 neruel — 3 uaille. *Latin :* similitudinem manubrii verrui sive fraculae — 4 commisture. *Latin :* commissura — 5 nerual — 6 *Le ms. ne contient pas ici la figure annoncée de la suture sagittale.*

164. 1 commisture — 2 *Le latin ajoute :* aut sicut figura 7 in algorismo sic : Λ. *Le chiffre arabe, ressemblant au lambda grec, représente, non notre 7, mais bien 8.*

165. 1 dont les unes dens *en écriture du* xv° *s. Latin :* Omnia dicta ossa conjunguntur sibi invicem sicut conjunguntur serrae et claves earum interponendo partes suas et immiscendo, et hoc nullo ligamento mediante, et iste modus conjunctionis ossium serratilis dicitur — 2 commisture.

4

ment sont ainsi liés, c'est, si comme il est dit desus, pour ce qu'il est necessaire que il passe plus de choses par ces commissures [1] que par autres commissures [1]. Et sachiés que tout aussi com ces .4. os avironnent tout le chief par dehors, aussi se soustient il par dedens, et sont conjoins ensemble sous le cervel non pas par maniere seratille, mes par fors liemens.

167. L'os coronal a .4. pertuiz mannifestes : .2. tendans aus yex et .2. tendans aus nasines, et si a aucuns petis pertuis, qui ne nos sont pas si manifestes, penetrans par la partie desous vers le palais et la bouche, F° 15 a par les quex passent les ners portans ‖ le sens et le mouvement a la langue et a l'uve et aus autres membres de la bouche.

168. Les .2. os verruaus ont aussi .2. partuis manifestes tendans aus .2. oreilles, par les quiex issent les ners du cervel qui font l'oïe, des quiex la fin est es dis pertuis. Si a autres [1] pertuis estrois en la partie desous qui ne sont pas si manifestes.

169. L'os de la lande a .1. large pertuis en sa partie p. 28 desous vers le derriere par le quel ist la nuche du cervel portant le sens et le mouvement a tous les membres desous, et si a autres [pertuis etrois, si com autres] os [1] desus dis, par les quiex aucunes superfluités reugmatiques sont portees du cervel a l'uve, au pis, au pomon.

170. Sous [1] l'os de la lande est le gros os brief, c'est a savoir le basilaire qui est parcié [2] ou milieu, et en est droitement le pertuis sous le pertuis de la lande et y joint, et cest os basilaire soustient tout le chief et est

---

166. 1 commistures. *Latin :* commissuras.

168. 1 autre.

169. 1 *Latin :* habet etiam sicut cetera ossa aliqua nobis occulta foramina et minuta, per quae.

170. 1 tous — 2 parti. *Latin.* : perforatum.

conjoint par desous o le premier spondille du col, com il aparra après [2].

171. Sus les .2. os verruaus, qui cuevrent le cervel, es cotés et desus, sont .2. os ajoustés, sus chascun .1. [1] et sont apelés petreus, car il sont espés et dur, comme pierre, endroit les pertuis des oreilles.

172. .4. utilités sont de l'adicion de ces os sus les parties d'em bas des verruaus : La .1., pour ce que les os verruaus sont plus fiebles em bas que en haut; la .2., quar cele partie est plus plaine [1] et mains reonde, et pour ce ele est mains puissant a soi deffendre des nuisemens de hors, si ot mestier d'aus; la .3. car es os ‖ verruaus sont les pertuis des oreilles qui les afoi- F⁰ 15 b blissent; si fu donc necessaire sus eulz l'adicion des os petreus; la .4., car la substance du cervel est mout prochaine des dis pertuis, et les os verruaus sont illuec fiebles, et pour ce sont ajoustés illuec les os petreus a greignour alteration d'air, a ce qu'il soit desgradé [2] petit et petit, quant il passe par eulz au cervel, si que le cervel n'en soit grevé.

173. (Item, ces .2. os petreus sont dis mençongniers, car leur jointures sont mençongnieres, en ce qu'il ne sont pas jointes com autres, mes aussi com en maniere d'apoiemens [1]).

174. L'utilité pour quoi les os petreus sont mis par maniere d'apui et leur jointures ne sont pas serratilles, mais tant seulement superficiaus, est, car s'il perçoient outre les os verruaus, il les afeblieroient plus qu'il ne les enforceroient.

---

2 *Erreur relevée par Gui de Chauliac, Tract. I, Doctr. I, cap.* 2.

171. 1 *Sauté par le traducteur :* quae vocantur mundosa, quia juncturae eorum sunt mundosae, et dicuntur similiter petrosa

172. 1 *Lat.* magis plana — 2 desgarde. *Latin :* ut aër per ipsa ad cerebrum transiens multipliciter degradetur.

173. 1 *Ce § 173 n'est pas dans le latin. Voy.* § *171, note* 1, *où* mundosa *est prob.* mendosa.

175. .2. utilités sont pour quoi les pertuis de ces os furent tortus es oreilles : La .1., que l'air qui passe par aus au cervel soit alteré, qu'il ne blece le cervel et que l'air soit desgradé par moult de revolutions; la .2., car les sons, s'il [1] sont excellens et orribles, s'il passoient soudainement et droit au cervel, il le bleceroient, car le son sensible excellent corront le sens, mes par sa longue demeure es dites tortuosités [2] est apeticee l'excellence de lui.

176. Quant tous ces os dessus dis sont conjoins ensemble par leur commissures serratilles, selonc la maniere devant dite, sus l'os basilaire, la fourme est F° 15 c tele qui comprent toutes les choses profitables dessus dites, et doit estre aussi comme .1. espere de cire ‖ compressiee aucun poi es costés.

177. Il avient bien, si comme dit Galien, que l'en treuve autre fourme de chief, selonc plus ou moins de fachon, la quele est en tant esloigniee de fourme naturel [1].

178. La .7. figure, ou il apert la conjunction des os du chief, comme il est dit desus[1].

179. La .8. figure, ou apert la conjunction et la composition des os du chief et de la face, et comment il se representent a ceus qui les resgardent de costé[1].

180. Et devés ci noter, que que die le commun de la p. 29 diversité des os et des commissures du chief de fame et d'omme, et ja soit ce que le Philosophe die ou .1. des Hystoires ou commencement du .4. chapitre, parlant

---

175. 1 si — 2 tartuosites.

177. 1 *Passage obscur. Le texte est plus clair :* Contingit similiter, sicut vult Galenus, alias formas capitis inveniri ab ista differentes, et ideo dicuntur formae innaturales et haec magis et minus secundum quod magis aut minus a forma naturali superius dicta elongantur.

178. *Ici se trouve dans le ms. la miniature représentant le crâne.*

179. *Ici la miniature des os de la face.*

de ‖ l'anathomie du cran, disant que c'est os roont F⁰ 15 d
(soit le coronal) ¹, qui a jointures des fames .1. en la
circuité du chief, des hommes .3. couplees en un, si
com il apert en pluseurs, mes c'est pure verité que
[es] crans n'a nule difference, si com il apert ou cy-
mentiere Saint Ynocent a Paris, ou sont 100,000 crans.

181. La .3. partie principal, entrant en la composition de la partie dessus dite, est composte principaument de ¹ .3. choses, c'est a savoir des pannicles, du
cervel et de leur emonptoires ² a la composition des
quiex viennent vaines issans du foie par dedens a la
carnosité du chief par dehors, venans par le pertuis
de l'os basilaire ³, puis descendent ces vaines sous le
cran par la moienne commissure, et iluec encontrent
les arteres venans du cuer par dedens ; iluec s'entre-
tissent ensemble et composent la dure mere qui est
soustenue des commissures du cran par les ners,
vaines et arteres qui issent aussi par les commissures
du cran, et fourment, dehors le cran, le pannicle qui
lie les os du chief, le quel avironne tout le cran, si
comme il est devisé en .4. parties ⁴.

182. L'utilité pour quoi les dites vaines descendent,
est que le sanc d'elles soit asutillié par leur descende-

---

180. 1 *Le traducteur ajoute :* soit le coronal. *Erreur, il est
parlé du crâne en général et non d'un os particulier. Ce passage
traduit mot à mot est assez obscur. Voici le texte :* et quamvis
dicat philosophus 1⁰ de historiis principio capituli 4 loquens de
anatomia cranei, quod est os rotundum habens juncturas, mulierum unam in capitis circuitu, virorum autem 3 in unum copula-
tas ut in pluribus et ceteris, quod mera veritas est quod in ipsis
penitus nulla est differentia, ut patet in atrio Sancti Innocentis
Parisisis, ubi sunt centum milia craneorum.

181. 1 des — 2 emonptoires, *sic dans tout le ms.* — 3 *Latin :*
Ad quorum compositionem veniunt ab epate venae exeuntes ab
intrinseco ad carnositatem capitis per foramen ossis basillaris —
4 paires. *Passage obscur comme tout ce §. Latin :* et sicut craneum
in 4 partes est divisus.

ment. L'utilité pour quoi les arteres montent, est que l'impetuosité du sanc d'elles soit refrenee [1] par leur montement.

183. .2. utilités sont pour quoi la dure mere est sostenue du cran : La .1., car s'el touchoit la pie mere, elle la greveroit par sa dureté; la .2., pour ce que, se plaie es ‖ toit de hors en la char et ou cran, et porreture de ce cheoit sous le cran, que la dure mere la soustenist desus, si que la pie mere ne le cervel ne fussent grevés de ce. Puis que des dis ners, vaines et arteres est composee la dure mere, il retornent sous cel cran [1] de rechief a .1. et s'asutillent plus et creissent ensemble et composent [2] la pie mere. Et est dite pie mere, car ele envolepe debonnairement le cervel, si comme la debonnaire mere son filz; et la dure mere est ainsi dite, car ele envolepe durement le cervel.

184. L'utilité pour quoi pluiseurs pannicles sont ou cervel, si est car s'il n'en i avoit que un, ou il seroit dur ou mol ou moien; s'il estoit dur, il bleceroit; s'il estoit mol, il seroit blecié; s'il estoit moien entre dur et mol, il bleceroit et seroit blecié. Et donc fu il necessaire qu'il en fust .2., l'un dur, l'autre mol : le dur jouste le cran, a ce qu'il fust moien entre le cran et la pie mere, que le cran ne bleçast la pie mere; le mol, a ce qu'il fust moien entre la dure mere et le cervel, gardant le cervel que la dure mere ne le blece par sa dureté.

185. De la .2. partie, qui est le cervel, il est a savoir que com la pie mere est tissue [1] et composte comme il est dessus dit, les dites arteres et vaines entrent en la substance du cervel et li portent du cuer la vie et l'esperit [2], et du foie le norrissement. Le dit esperit est

F° 16 a

---

182. 1 refrene.
183. 1 cel ceruel. *Latin :* sub ipso craneo — 2 compossent.
185. 1 cressue. *Latin :* contexta — 2 esperist

digeré en cel cervel de la derraine digestion, et il en [3]
est fait esperit de la vie. La pie mere touche le cervel
sans moien et le devise aparissablement en.3.‖ ventres, F° 16 b
des quiex chascun est devisé par le mileu aparri-
sanment, la quele devision apert plus parfonde ou ventrail devant, en tele maniere qu'il semble estre double,
et cist est gregnour et plus large que les autres, car il i
a pluiseurs esperis, et est comprise en lui la vertu
ymaginative et fondee, la quelle reçoit du sens commun
les especes des choses sensibles de hors, les queles li
sont presentees par ses propres orgues et par les estrumens apropriés a ce.

p. 3o   **186.** Tout le cervel est jugié froit et moiste par regart
resonnable, mes le premier ventrail est jugié chaut et
sec au regart des autres parties de lui.

187. Le ventrail du milieu est plus petit que les
autres .2., ou quel est la vertu resonable estimative, qui
juge et devise et ordenne les choses qui li sont offertes
par le premier ventrail de l'imaginative. Et cel ventrail
est jugié chaut et moiste au regart des autres .2. parties.

188. Puis est le .3. ventrail, ou quel est fondee la
vertus memorative : il est gregnour que cil du milieu
et plus petit que cil devant, et est jugié froit et sec au
regart des autres .2. Cil retient, recort et met en tresor
les sentenses des choses prononcies qui li sont presentees des autres .2. ventrels.

189. Et de la partie derriere de cestui .3. ventrail
par dessous nest la nuche, la quele ist par le pertuis de
l'os [de la lande] et basilaire [1] ; la quele nuche est envo-
lopee de .2. pannicles qui sont de la substance de la pie
mere et de la dure mere.

190. La fourme du cervel et des pannicles ne puet

3 net.
189. 1 *Latin :* nucha oritur per foramen ossis lande et basi-
laris.

pas bien estre desclairie a l'ongle ne demoustree par painture, mes nous en meton les essamples. ‖

191. Le cervel est membre spermatique, principal et official, de complexion froide et moiste, blanc, petit [1], mol, moiennement viscous, et a .3. ventrailles, comme il est dit desus. Il est spermatique, quar sa premiere creation fu de .2. germes. Il est principal, car c'est .1. des .4. [2] principaus. Il est official, car il hante [3] l'office du sens et du movement.

192. .2. utilités sont pour quoi il est froit et moiste :

La .1., pour ce que il atrempe et amenuise par sa froidure et par son humidité la grant chaleur excellent et la grant secherece du cuer; la .2., que la chalour qui est aquise par le mouvement du cervel ne l'eschaufe trop et enflambe.

193. L'utilité pour quoi il fu blanc, c'est que il fust ausi comme une table rese, qui puet comprendre pluseurs figures et coulours blanches, toutes couleurs, ausi le cervel puet comprendre toutes ymaginations [1].

194. L'utilité pour quoi il fu petit [1], fu pour ce que les choses comprises par lui passassent plus legierement.

195. L'utilité pour quoi il fu mol, fu pour ce qu'il otroiast et donnast lieu aus mouvemens des vertus.

196. L'utilité pour quoi il fu moiennement visqueus, fu pour ce que les ners naissans de lui fuissent fors et tenans, meismement a ce qu'il ne fuissent empechiés en leur operation par trop grant viscosité ne par trop grant duresce.

197. .2. utilités sont pour quoi il fu devisé en .3. ventrailles : La .1. pour ce que les esperis demourassent en lui par temps soufizant a celebrer la derrainere diges-

---

191. 1 *Le texte dit* rarum *c'est-à-dire* raréfié — 2 *Le texte porte* 3 — 3 *Latin :* exercet.

193. 1 *Latin :* ut esset tamquam tabula rasa et ad omne indifferens apprehensum.

194. 1 *Latin :* rarum.

tion ; la .2. pour ce qu'il peust soufisanment toutes ses actions ‖ faire et hanter, a ce que chascune vertu com- F° 16 d prise en lui peust faire en chascun ventrail ce qu'il li apartient, avant qu'el venist d'un ventrail a autre, la quel chose ne peust estre faite sans grant nuisement, s'il n'i eust que un ventrail.

198. De la .3. partie, c'est a savoir des emonptoires [1], selonc Galien eu .8. des aides, ou .1. chapitre et ou .2. Sous le cervel, entre la dure mere et l'os qui est fondement du cervel, sont tres prochains les .2. emonptoires [1] du cervel, les quiex netoient le cervel des superfluités; et sont nés de la pie mere, et sont par desus roont, large, ouvert, et iluec sont continuez tous les .2. chenaus [2] issans des ventraus du cervel; les quiex emonptoires sont estroit par desous tant qu'il entrent ou chief de la glande qui est concave, et sont couvers d'une rais merveilleuse qui s'estent .1. poi loing de la glande, le quel rais naist des emonptoires [1]. Ces .2. emonptoires [1] sont les membres miex gardés de tout le cors, car la beste morroit avant que il atainsist a eulz nul nuisement de hors [3].

LA .13. REBRICHE

[ET LE .3.] CHAPITRE [1] DE L'ANATHOMIE

DE LA FACE ET DES MEMBRES [2] DE LIÈ.

199. La .9. figure d'omme trenchié par devant par le milieu du front duc [1] au cul, c'est a savoir par le

---

198. 1 emonptoires *sic. Latin :* emunctoriis — 2 chenons — 3 *Cette description de la* rete mirabile *est assez confuse; celle du texte latin, un peu différente, n'est pas plus claire.*

13 REBRIDE — 1 LA .13. REBRICHE DU CHAPITRE — 2 MEMBRE.

milieu du front, du nés, de la bouche et de la langue,
ou aparroit le neu[1] de la gorge et la voie de la viande   p. 31
et de l'air, le cuer, le pomon, le dyafragme, l'estomac,
le zurbe[2], le foie, l'esplain, les boiaus et comment il
F° 17 a sont || conjoins et ordenés en homme vivant, si comme
il puet estre selonc la plus prochaine voie de verité[3].

200. La segonde part principal de la composicion
du chief humain est la face, la quelle est composee de
pluseurs parties principaus, c'est du front, des oreilles
et des autres.

201. Le front est la partie du chief desus, la quele
est estendue selonc son lonc de l'une oreille duc'a
l'autre, la quele longitude est selonc le travers du cors
et du chief. La latitude de lui est des racines desous
les cheveus devant duc'aus yex et au chief du nés
d'en haut. Le front est devisé en .3. parties selonc sa
longitude, c'est en la partie du milieu et es .2. temples.

202. La partie du milieu est dite front, ou quel sont
les sourchiz et les paupiers. L'utilité des sourcis et de
leur elevation est pour ce qu'il deffendent[1] lez yex
des nuisemens de hors.

203. .2. utilités[1] sont des paupieres : La .1., pour ce
qu'il deffendent[2] les yex des nuisemens de hors ; la
.2., pour ce que les yex qui sont traveillliés, se dorment
et reposent sous l'ombre d'elles.

Les utilités des cilz des paupieres sont .2. : La .1.
F° 17 b pour ce que il adre||cent les especes et les formes
des choses visibles a la pupille, ausi com la tonnelle
adrece les pertris a la chartre ; la .2., pour ce qu'il
deffendent les yex de legiers empeechemens, si comme
de poudre.

204. Tout le front, selonc toutes ses parties, est

---

199. 1 les neus — 2 *Latin :* zirbus — 3 *Le ms. a ici cette
figure représentant ces organes.*
202. 1 deffende.
203. 1 utilite — 2 deffent.

compost de .2. parties, c'est a savoir de la partie charnue par dehors, qui est partie de la face, et de la partie
par dedens ossue, qui est l'os coronal, qui est partie de
l'olle du chief et soustient la partie charnue du front,
du quel os l'anathomie est veue [1].

La partie charnue du front est composte de cuir, de
char lacerteuse, et du pannicle qui lie les os, des
quiex l'anathomie est veue. L'anathomie et les utilités du cuir du front est veue ou chapitre de l'anathomie des membres consemblables [2].

La char lacerteuse du front est ensi comme cele du
chief, fors que la longitude des lacertes est selonc la
longitude du front, et cele du chief est selonc la latitude
de tout le chief et de tout le cors.

L'ANATHOMIE DES ORGUES DE L'OÏE ET DES OREILLES

205. Comme il fu veu ou chapitre des membres
consemblables [1], .7. paires de ners nessent du ventrail
devant du cervel des quiex le premier paire tent aus
yex, le [2] .2. aus oreilles, le .3. a la langue, les autres
paires tendent a la dure mere, et aus [3] membres dedens
du chief, a la bouche, et aus [3] membres de la face, et
leur portent sens et mouvement du cervel. Dont les
ners qui sont organiques de l'oïe nessent du cervel et li
portent les ‖ especes des sonz [4], les quex sont con- F° 17 c
caves et sont dilatés et repons en l'orbite du pertuis de
l'oreille, et la sont devisés en moult de parties et si
fenissent.

206. Les utilités de la concavité de ces ners sont .2. :
La [1] .1. est pour ce que l'esperit de l'oïe puisse

---

204. 1 § 161 — 2 §§ 107-109.
205. 1 §§ 79-80 — 2 les — 3 et o les — 4 senz. *Latin :* species
sonorum.
206. 1 le.

passer franchement par eulz ; la .2. est pour ce que les
especes des choses qui ont oïe[2] puissent estre deportees
au cervel par leur concavité. Les utilités pour quoi les
pertuis des oreilles sont tortus sont demonstrees en
l'anathomie du chief[3].

207. L'oreille est membre eidant a l'oïe, consem- p. 32
blable ou official, froit et sec en complexion, cartillagineus, nerveus, et fet aparance hors le chief, qui puet
estre ploiee. L'utilité pour quoi l'oreille est criee et
pour quoi elle apert hors le chief eslevee, est pour ce
que les sons, qui sont moult fluxibles, se tapissent [1]
sous l'ombre d'iceles, tant que il soient comprins de
l'orgue de l'oïe.

208. .2. utilités sont pour quoi l'oreille est ploiant :

La .1. est pour ce qu'el puisse estre ploiee sous la
coiffe ou sous la mitre ; ceste utilité est fieble, car les
bestes mues ont oreilles ploians, qui n'ont coiffe ne
mitre ; la .2. est que les choses dures qui l'encontrent
ne la blecent. L'utilité pour quoi elle est cartillagineuse est qu'el se soustiengne miex et qu'el puisse estre
aucune fois ploiee.

LA .14.[1] REBRICHE

DE L'ANATHOMIE DES YEX

209. La .10. figure, ou est la fourme et la figure de
l'uel demoustree en protraction[1]. ||

F° 17 d **210.** Oyl est membre consemblable ou official,

---

2 *Latin :* species sonorum audibilium — 3 § 175.

207. 1 rapissent. *Latin :* sub ejus umbra laterent.

14 REBRICHE — 1 .15.

209. 1 proctaction. *Latin :* depinctio. *Ici dans le ms. la miniature représentant l'anatomie de l'œil.*

compost, de complexion froide et seche, orgue de vertu
visible, par la quele est presentee au commun sens
l'espoice de la chose visible; du quel parle Galien ou
.7. des aides, ou .2. chapitre, disant : le chervel et le
chief sont creés pour les yex ; car il doivent estre au
plus haut lieu, si com la guete est pour miex garder
de loing que les anemis ne suspraignent leur contraires,
si comme il est veu desus [1].

211. De l'anathomie de l'oyl l'opinion est diverse
selonc diverses gens : les uns mettent .3. tuniques et
ne content pas la conjunctive de substance d'oil ; les
autres mettent .4. tuniques en contant la conjunctive
de substance d'oil; les autres metent .6. tuniques en
devisant en .2. chascune des .3. [1] tuniques principaus,
et n'ajoustent pas o celes la tunique conjunctive ; les
autres metent .10. tuniques, li quel ont autre opinion.
Et toute voiz touz dient voir selonc les diversités de
lor entendement.

212. Aussi les uns dient qu'il [1] n'i a qu'une seule
humour devisee en .3. parties ; |les autres dient qu'il y
a .3. humourz diverses [2].

213. En parlant generalment ‖ l'oil est compost de F° 18 a
.2. parties principaus, c'est a savoir des tuniques et
des humours.

214. L'anathomie des tuniques est veue par ceste
maniere : .2. ners nessent de la substance du cervel par
dedens du ventrail devant, l'un a destre partie, l'autre
a senestre, et sont diz la premiere paire des ners, et
sont crues com une canne, selonc Galien ou .4. [1] des
accidens et de la maladie, ou .1. chapitre.

215. Les utilités pour quoy ils sont crues sont .2. : la
.1. est que l'esperit visible puisse trespasser franche-

---

210. 1 *au* § 133.
211. 1. 2.
212. 1 qui — 2 deuisees. *Latin* : tres humores diversos.
214. 1 *Le texte latin dit X°.*

ment aus yex par leur concavités; la .2. pour ce
que l'espoice de la chose visible soit presentee franchement par eulz au sens commun.

216. Et comme ces ners issent de la substance du
cervel, tantost il encontrent la pie mere, et de la substance de li il reçoivent une tunique dont il sont enve-
lopés; puis après, avant qu'il viegnent a la dure mere,
il s'entrencontrent ensemble, et se conjoingnent, et
font de leur .2. concavités une; puis après il se desse-
vrent, et tent chascun a sa propre partie, c'est l'un a
destre, l'autre a senestre; puis il encontrent la dure
mere de la quele il reçoivent .1. autre cote; puis il
entrent le cran et passent par lui tout outre, tant qu'il
aperent a l'orbite de l'oil.

217. L'utilité de l'assumpcion [1] des tuniques est, car
il deffendent les ners de lesion.

218. .3. utilités sont pour quoi ces ners obtiques
sont conjoins avant qu'il viegnent a la dure mere ne au
cran, et avant qu'il aperent dedens l'orbite des yex:

La premiere est [que], s'il avenoit nuisement a .1. des ^{p. 33}
yex, l'autre reçoive tout l'esperit visible, et que l'autre
^{F° 18 b} reçoive il apert, car quant l'un ‖ oil est clos, la pupille
de l'autre s'eslargist; la .2. est que d'une chose veue
nous ne veisson pas .2. en similitude, comme il n'en i
ait que une, car s'il n'estoient conjoins, il nous sam-
bleroit de chascune chose veue qui seroit seule qu'elle
fust double; la .3. pour ce qu'il sont plus fors de ce
qu'il s'entrejoignent et rendent les yex plus fors.

219. L'orbite est la concavité du cran par dehors ou
l'oil est assis. Com les devans dis ners issent du cran
et entrent en l'orbite, il s'eslargissent tant qu'il avironnent les .3. humours des yex. De chascun nerf et de
ses cotes environ les dites .3. humours [.3.] tuniques
sont engendrees: car de la cote [1] de la dure mere est

217. 1 supcion. *Lat.*: assumptio.
219. 1 coste.

engendree la tunique de l'oil dite sclirotique, et de la substance de la pie mere est engendree la tunique de l'oil dite segondine, et de la substance nerveuse du nerf obtique est engendree la retine la quelle est plus soutille que nulle des autres et avironne sans moien les humours.

220. .3. utiletés [1] sont de la multiplication des tuniques et de la groisse des grosses et de la subtilité des sutiles : La premiere est que le sanc nutritif des yex soit multiplicanment desgradé pour miex norrir les yex ; la .2. est que l'une ne soufiroit [2] pas a deffendre les humours de la duresce de l'orbite qui est ossue ; la .3. est que, s'il [3] n'en i eust que une, ou ele fust groise ou moiane ou soutille : s'el fust grosse, el bleçast les humours ; s'elle fust subtille, el [4] ne souffiroit pas a leur deffense, et otout ce elle seroit bleciee ; s'el estoit moiane, ele bleceroit [5] et seroit blecie.

221. La tunique retine fu sutille pour .2. utilités : la premiere qu'el ne bleçast par sa ‖ groisseur les humours ; la .2. qu'el n'enpeeschast la dilacion [1] des humours. L'utilité pour quoi la tunique sclirotique fu dure, fu pour ce qu'ele envolopast tout l'oil et le deffendist des nuisemens de hors ; et pour ce que ce n'estoit pas profitable chose, mes domageuse, que la grosse tunique encontrast la sutilité sans moien, fu faite la secondine a ce qu'el deffendist la retine par sa moiane durté de la grant durté de la sclirotique.

222. Chascune de ces .3. tuniques puet estre devisee en .2. tuniques ou parties, en devisant chascune d'elles en .2. parties par le milieu environ la plus large groisse de l'oil.

223. La partie devant de la tunique [1] retine devisee

F° 18c

220. 1 utileses — 2 sdufiroit — 3 cil — 4 il — 5 bleroit.
221. 1 *Lat.* : dilatationem.
223. 1 de la retine, de la *gratté et annulés par des points*

en . 2. est dite tunique aranee (car elle est com toile d'iraigne [2]). La partie devant de la tunique segondine [3] est apelee *uvea*, et est semblable a la pelete d'un grain de grape de raisin, et est subtille et ferme et avironne sans moien l'umeur albugineuse, et doit estre de couleur moienne entre noir et vert, et couloure l'oil, et est au milieu perciee, et est appelee [4] le pertuis de la pupille de l'oil. L'utilité pour quoi elle est parcie [5] est, car la veue vient parmi.

224. La partie devant la tunique sclirotique est appelee tunique cornee, et est clere, semblable a blanchour. Et est si clere qu'el n'enpeesche pas que les especes dehors des choses visibles ne soient presentees [1] par li a l'umour albugineuse.

225. Ceste cornee o la scliroticle, de la quele el nest, avironne [1] tout l'oil; la retine et l'aranee avironnent sans moien les . 2. humours ; la segondine et l'uvee sont moiennes entre cestes.

F° 18 d **226.** Et pour ce que ‖ l'oil ainsi conpost n'estoit pas en l'orbite asés ferme, ainçois se pouoit mouvoir par li en vacillant, pour ce crea nature une tunique qui tient l'oil ferme en l'orbite et le lie fermement et conjoint tout environ. La quelle tunique nest du panicle dehors qui lie les os du chief et est apelee conjunctive. Ceste p. 34 tunique ne cuevre pas tout l'oil, car elle empeecheroit la veue pour sa groisse, mes elle ataint tant seulement un poi outre le terme, ou [1] les tunicles de l'oil devant mises sont conjointes o les tuniques derreres mises, et

---

2 *Le traducteur a sauté le membre de phrase suivant* : et est pervia i. e. transparens, dyaphana i. e. translucida. *L'explication entre parenthèses est du traducteur* — 3 segondiue — 4 appele — 5 partie. *Lat.* : utilitas, quare fuit perforata, est, quoniam pervia non existit (???)
224. 1 presentes.
225. 1 auirõnce.
226. 1 o.

cestui est le terme, ou environ ou quel l'umour verrine et albugineuse sont conjointes.

227. La .2. partie principal de la quele l'oil est compost sont .3. humours, et leur lieu est ou milieu de l'oil ; des quiex humours, en commancent par dedens vers le cerveil : le .1. est apelé humour verrine, car il est semblable a voirre fondu, cler en coulour, sousrouge, liquide, non espés [1]. L'utilité pour quoi ceste humour est liquide, non espesse est double : la .1. que le sanc nutritif de l'umour cristalline passe par li et i soit purefié, aussi comme l'eaue, passant par l'esponge, est purefiee ; la .2. pour ce que l'esperit visible, passant par li venant du cerveil a l'umour cristalline, i soit depuré. Ceste [2] humour verrine, par dedens vers le cervel commençant, ceint l'umour cristalline duc' atant que, moiennement la tunique aranee, el [3] encontre l'umour albuginense, la quelle humour albugineuse ceint ausi environ l'umour cristalline par la partie de hors par devant.

228. L'umour albugineuse est ausi com la super ‖ F° 19 a fluité de l'umour cristalline, et est clere [1], froide, mise par devant en la partie de hors.

.3. utilités furent pour quoi l'umour albugineuse fu mise par dehors et devant : la .1. pour ce qu'el deffende l'umour cristalline des nuisemens de hors ; la .2., car se les especes des choses visibles touchoient sans moien l'umour cristalline, il la greveroient trop ; la .3. pour ce qu'ele atrempe et refraigne par sa froidure la chalour de l'umour cristalline, la quele chalour est aquise par le mouvement de cele humour cristalline.

229. L'umour cristalline est ou milieu de l'umour verrine et de l'umour albugine, et est avironnee d'elles.

---

227. 1 espece — 2 cest — 3 ou el.

228. 1 mains clere, *ce que le texte ne dit pas avec raison* : et est pervius, frigidus, clarus...

Cel cristallin est tres cler et com glace ; par la partie derriere vers le cervel il a fourme de pomme de pin en acuité, et par la partie devant fourme un pou largete. .2. utilités sont pour quoy elle est largete par la partie devant : la .1., pour ce qu'ele reçoive miex les choses sensitives ; la .2., a ce qu'el les puisse miex retenir, quant elle les a receues.

230. Ceste humour est propre et principal de la vertu visible et de son orgue ; et li servent toutes les autres parties de l'oil et les ners obtiques.

LA .15. [1] REBRICHE

DE L'ANATHOMIE DU NEIS [2]

231. Droitement en la partie du cervel devant sus les .2. pertuis du cran, qui sont sus l'extremité desus le nés, a .2. additemens et nessent aussi com se ce fussent chiés de mamelles, mes il ne sont pas voirs ners, mes orgues d'odorer ou de flairier [1].

232. Devant ces est une fosse qui est entre les .2.

F° 19 b yex desous l'extremité ‖ de la partie du neis par dessus, la quel fosse est couverte de ceus additemens. Les utilités de la creation de ceste fosse sont .2. : la .1., qu'el reçoive les superfluités du cervel et qu'il [1] soit par li espurgié ; la .2., que l'air se repose en li, qui porte l'espoisse de la chose a odorer duc' a tant qu'el soit prise de l'orgue odorant [2].

---

15 REBRICHE I .1. 15. — 2 DES NERS.

231. 1 mes il ne sont pas orgues dodorer ne de flairier. *Lat.* : quae non sunt veri nervi, sunt tamen organa odoratus. *Ce sont les nerfs olfactifs (1re paire) qui sont de vrais nerfs destinés à l'olfaction.*

232. 1 qui — 2 *Erreur qui se trouve consacrée jusqu'à présent par l'expression impropre de* rhume de cerveau.

233. De la dite fosse issent .2. pertuis vers le palais. par li alans[1]. Les utilités des dis pertuis sont .3. : la .1. est que actraction de air puisse estre faite au pomon quant la bouche est close; car ce n'estoit, il convendroit que la bouche fust continuelment ouverte; la .2. est pour ce que la dite fosse soit espurgie par eulz des ordures visqueuses, en crachant fort; la .3. que il aident a droit parler, dont[2] il avient que, quant ces pertuis sont estoupés, il semble que l'en parole du nés, p. 35 (ausi com se l'en fust encerné)[3]. ||

F° 19 c   **234.** Le nés est assiz devant les dis pertuis et la fosse, et est membre consemblable ou official, spermatique, de complexion froide et seiche; il a hauteur et eminence par dessus la face et est plaiable. Il est compost de .3. parties principaus : de char par dehors, de .2. os et d'aucuns cartillages.

235. Les utilités de son eminence et de sa fourme sont .3. : La .1., qu'il soit couverture des superfluités qui sont deboutees du cervel; la .2. est qu'il reçoive l'air et le garde, le quel air est necessaire et mediateur a porter les odours des choses odoriferes; la .3. est que aucune partie de l'air qui est atrait par le neis, soit portee[1] au cervel.

236. La premiere partie du neis charnue, qui nous apert, est composte[1] de cuir et de char lacerteuse, des quiex la composicion est dite en l'anathomie d'iceus et des autres parties[2].

237. La partie ossue est composte de .2. os fais en maniere de triangle ensemble joins, des quiex les extremités sont plus agües en la partie du nés qui est

---

233. 1 *Lat. :* A dicta fovea procedunt duo foramina versus os et palatum per colatorium — 2 dom — 3 *Les mots entre* ( ) *sont du traducteur. Lat. :* quando hujusmodi foramina aliqualiter opilantur.

235. 1 porte.

236. 1 decomposte, *Lat. :* composita — 2 §§ 107 *et* 112.

par dessus vers le front. Et sont conjoins o l'os coronal,
et en leur extremités par desous sont continués .2. cartillages.

238. La partie cartillagineuse est composte des dis
cartillages et du tiers cartillage qui devise le neis par le
milieu entre les nasilles selonc sa longitude. Les utilités
des .2. cartillages qui soustienent le neis par ses extremités desous, sont si com les utilités des cartillages
des oreilles[1]. L'utilité du cartillage du milieu est que,
s'il avient nuisement a l'une partie, l'autre[2] face l'office
de toutes les .2 parties.

LA .16. REBRICHE

DE L'ANATHOMIE

DE LA BOUCHE ET DE TOUS LES MEMBRES QUI SONT CONTENUS EN LIÈ.

239. Du stomach vient et nest un panicle qui monte
par le gosillier, le quel gosellier est dit meri ou ysophagus ou voie de la viande, qui sont une chose ; car
la viande vet[1] par lui de la bouche par dedens. Et c'est
bien signe que cele pelete nesse du stomach, car com
homme touce un poi aval dedens la bouche[2], si veut
vomir.

240. En la bouche est determinee l'extremité desus
du merri et les voies de l'air qui sont appelees la canne
du pomon et l'artere dite trachee, des quelles le cartillage cimbalaire cuevre les pertuis en la bouche. Le
F° 19 d cartillage cimbalaire est ‖ li tierce partie du membre,

238. 1 § 208 — 2 que lautre.
239. 1 *Lat. :* procedit — 2 bouce, *corrigé dans l'interligne.*

qui est dit epiglote, c'est a savoir le neu de la gorge [1].
Le cartillaige cimbalaire est eslevé quant homme parle,
et lors il cuevre moult legierement la voie de la viande ;
mes quant homme transgloutist et menjue la viande, il
est serré et cuevre la voie de l'air ; que s'elle [2] n'estoit
couverte a l'eure que l'en menjue et que l'en transgloutist, la viande enterroit en la voie de l'air et l'empees-
cheroit. Dont il avient que comme homme menjue et
veult parler, des lors il tousse [3] continuelment duc' a
tant que ce qui est entré, soit debouté hors.

241. L'uvule depent et est en la fin du palat sus les
pertuis des .2. voies devant dites et sus le cartillaige
cimbalaire. La quele uvule (c'est la luete) [1] est membre
froit et moiste, grosse dessus, grelle desous et ploiante.
.3. utilités furent de la creation de li : la premiere pour
ce qu'elle atrempe et asutille la destrenpance de l'air qui
passe par li au pomon ; la .2. pour ce qu'el doint aide,
quant l'en parle, a la vois et a la parole ; la .3. qu'el
reçoive les superfluités qui li sont envoies du cervel.

242. La langue est membre qui est dedens la bouche
ou milieu de sa concavité, composte de char blanche,
molle, petite [1], mellée et tissue de [2] ners, de vaines et
d'arteres ; et est l'orgue du sens de goust, et a pres de
ses [3] racines .2. fontaines [4], par les quelez elle est p. 36

---

240. 1 le cartillage cimbalaire est li tierce partie de l'epiglote.
Le neu de la gorge est dit epiglote. *Ce passage est corrompu,*
voici le latin : quae est tertia pars membri, quae dicitur
epiglota i. e. nodus gutturis. *Peut-être faut-il lire :* membri
quod dicitur, *ce qui se rapprocherait de la réalité,* l'épiglotte
n'étant qu'une partie du larynx formé principalement par les car-
tilages thyréoïde, cricoïde et les deux aryténoïdes, non connus du
temps de Mondeville. Inutile de dire que le cartilage cymbalaire
n'est que l'épiglotte et que le neu de la gorge, *en espagnol* nuez de
la garganta, *est la partie saillante antérieurement du larynx*
(*cartilage thyréoïde*) *vulgo* pomme d'Adam — 2 celle — 3 tart.
241. 1 *L'explication entre parenthèses est du traducteur.*
242. 1 *Lat. :* rara — 2 e de — 3 ces — 4 fontuines.

arousee. Elle est membre consemblable ou official, de complexion froide et moiste, la quelle est orgue et estrument de parole.

243. .3. utilitez sont de la creation de la langue :

La ‖ premiere est que comme homme mengue, la langue tourne la viande par la bouche a ce qu'elle soit miex maschie; la .2. a ce qu'elle face devision entre les savours et les represente au commun sens; la .3. pour ce ⌈qu'elle aidast a parler et a dire les vois, les paroles et les laitres. L'utilité pour quoy la char de la langue fu blanche [1], fu pour ce qu'el transmuast a son semblable et a sa coulour blanche la salive. L'utilité des .2. fontainnes qui sont pres de ses racines, fu pour ce qu'il refraignent et atemprent la chalour et la secheresce superflue que la langue aquiert par son mouvement.

244. Les dens, selonc aucuns, ne sont pas membres, car il ne sont pas de la premiere commistion des humours, si comme il apert ou .1. chapitre de l'anathomie des superfluités [1] qui entrent en la composicion du cors humain [2]. Selonc les autres, les dens sont membres consemblables ou officiaus, spermatiques, fichies en la duresce des mandibles. .2. utilités sont de la creation des dens : la .1., car il sont preparation de la viande qui est a digerer, en la maschant; la .2., car il aident a parler et a desclairier la vois plus parfaitement, et apert que cil qui n'ont nules [3] dens, ne parlent pas si bien, com cil qui les ont; la .3., pour ce qu'il servent a aucunes bestes en leu d'armeures, si comme chiens qui s'en deffendent.

245. Le nombre des dens est divers [1] selonc diverses gens; car aucuns en ont .32., aucuns .28. Diverses opinions sont, savoir mon, se les dens sont os ou non :

---

243. 1 blance *corr. dans l'interligne.*
244. 1 § 115 — 2 humains — 3 nule.
245. 1 diuerse

aucuns dient qu'il sont os, car il sont souverainement durs, et Avicene dit[2] qu'il[3] sont de la sustance[4] des os ; les autres dient qu'il n'en sont pas, car il sentent et sont ‖ rengendrees et esgenerees[5] et pluseurs fois es F° 20 b vieulz qui sont decrepites. Les premiers dient qu'il ne sentent pas par elles, mes pour l'assemblee qu'il ont o les joes[6] ; ou que du nombre des os les dens sentent tant seulement (si comme Avicene dit[2] ou .1. livre ou .1. fen ou .1. chapitre[7]).

246. Les leivres sont membres consemblables ou officiaus, mout lacerteus, de complexion froide et seiche. .3. utilités sont de leur creation : la premiere est, car il sont huis du cors, et donnent tiex utilités a la bouche[1], com fait l'uis a la maison ; la .2., car il aident a desclairier la vois ; la .3., car il deffendent que la viande n'isse[2] de la bouche, et la retienent duc' atant qu'ele soit maschie tres bien.

L'ANATHOMIE DES MENDIBLES

247. Mendibles, joes, maxilles sont tout un. Home a .4. mendibles : .2. desous et .2. desus. Celes desus sont inmouvables en toutes bestes, fors ou cocodrille. Les joes sont composees de .2. parties principaus, c'est de la partie charnue de dehors, et [de] la partie ossue de dedens. La partie charneuse est composte de cuir et de char lacerteuse, si comme sont les autres membres semblables dont il est dessus dit ; la partie ossue est composte de .4. os, des quiex les .2. desus qui sont des mendiblez desus[1], sont conjoins fermement ou[2]

---

2 di — 3 qui — 4 somme. *Lat. :* quod sunt de substantia ossium — 5 esgenuees. *Latin. :* regenerantur — 6 *Lat. :* cum gingivis — 7 chapitres. *Cette citation d'Avicenne n'est pas dans le latin.*
      246 1 bouce *corrigé dans l'interligne* — 2 mise.
      247. 1 desous — 2 on.

milieu de l'orbite des yex o l'os coronal, c'est assavoir en leur costés desus, et en leur extremités derriere, vers les oreilles, il sont conjoins o les os petreus o fors liemens. Et en leur costés desous les dens desus sont

F° 20 c fichiees; et les extremités ‖ de cesci qui sont devant, sont conjuntes ensemble ou milieu de la levre desus, sous le cartillage du milieu du neis.

248. O les dites extremités par dehors des dis os desus sont lies les extremités dehors des os des mendibles desous, c'est a savoir sous les oreilles, o fors liemens et o un additement [1] le quel est d'elles, et est p. 37 tourné en un pertuis tortueus qui li est ordené par proporcion juste, du quel il est trait a paine, le quel est es dites extremités derriere des dis os desus [2].

· **249.** Et par les liemens et par l'aditement, et [1] par aucuns lacertes se meuvent les dites mendibles desous, et maschent la viande. Et ces .2. os desous [2] s'entrejoignent ensemble ou milieu du menton, et sont les dens desous fichies en leur costés desus, et ces [3] mendibles desous sont mouvables.

250. Les utilités pour quoi les mendibles desous se meuvent sans celes desus sont .2. : la .1. car il sont plus legieres, et pour ce il sont plus avables [1] au mouvement; la .2. car il sont plus loing du cerveil, et pour ce il ne li font nul nuisement par leur mouvement. Les utilités sont .2. pour quoi [2] la mandible desus ne se meust : la .1. que la conjuncion de li ne soit

---

248. 1 o un tourne additement. *Lat. :* et mediante quodam additamento carneo, quod de ipsis est. *L'auteur entend sans doute le condyle du maxillaire inférieur qui s'articule avec le maxillaire supérieur. Mais alors* carneo *doit être changé en* osseo — 2 es dites extremites desous et es extremites derriere des dis os desus. *Lat. :* quod scilicet foramen est in dictis extremitatibus posterioribus dictorum superiorum ossium.

249. 1 de — 2 de tous. *Lat. :* Dicta duo ossa inferiora — 3 ses.

250. 1 pns auables. *Lat. :* magis habiles — 2 pour pour quoi.

empiree ou les os du chief par son mouvement ; la .2.
est, car s'el se mouvoit, elle donrroit nuisement au
cervel pour sa prochaineté.

LA .17. REBRICHE
[ET LE IVᵉ CHAPITRE]

DE L'ANATHOMIE DU COL

251. Galien met l'anathomie du col ou. 7. des aides,
ou commancement [1], et preuve que le col est pour le
pomon, car qui n'a pomon, n'a point de col ne de vois,
fors poisson [2]. Col est tout ce qui est con ‖ tenu entre Fº 20 d
le chief et les espaules, et entre le menton et le pis. Le
col est composé de .4. parties, c'est de .7. spondilles et
de .2. cervices, de la goule et de la gorge, et ovecques
ces, les choses qui passent par la gorge, si com la voie
de la viande et de l'air qui ne sont pas de la substance
du col.

252. La .1. : les espondes sont fondement de tout le
col, ce sont les neuz et les jointures du col. La .1. est
conjointe o l'os basilaire par pluiseurs liemens fiebles et
soutilz ; la .2. a la [1] .1. par meins de liemens, mais il
sont plus fors ; ansi la .3. a la .2. ; la .4. a la .3. ; la .5.
a la .4. ; la .6. a la .5. ; la .7. est conjointe a la .1. spondille du dos par pluseurs liemens fiebles et soutilz.

253. L'utilité pour quoi les liemens de la .1. spondille du col o l'os basilaire et de la .7. o la .1. du dos
furent fiebles, fu qu'il est necessaires que le chief se
meuve sans le col et le col sans le dos, et c'est fait es
jointures desus dites. L'utilité pour quoi ces liemens
sont pluseurs et fiebles, est [1] s'il estoient poi, il ne

---

251. 1 commandement. *Lat. :* in principio — 2 ponson.
252. 1 au.
253. 1 et.

pourroient le chief sonstenir pour leur feblesce ; s'il estoient fors, il ne se porroient pas mouvoir si legierement.

254. Des devant dites .7. spondilles du col nessent pluseurs ners : du .1. spondille percié en nest .1. paire, et de chascun des autres .1. paire, les quiex tous .7. paire sont devisez par le chief, la faice, le col, les bras, les espaules, le pis. Et ces ners sont composés o aucuns vilz des ners du chief, (vilz sont soutilz filz [1]), des quiex vilz composés des dis ners o la char sont composés les muscles, les lacertes, les quiex sont F° 21 a mouve‖ment et estrument volenterin des dites parties.

255. La .2. partie principal du col sont les .2. cervices qui sont unes carnosités longues qui gisent sus les .2. costés des espondes devant dites, venans a destre et a senestre de l'os basilaire duc' a la .7. spondille du col, et puis d'iluec tout contreval les spondilles de p. 38 l'espine duc' a l'os de la queue. (C'est tout contreval la longue [1] des le col duc' a l'os qui est sus la vene du cul, et puet estre nommee [2] la longue char d'environ la longe [3].) L'utilité de la creacion de ces cervices et des longes est pour ce que les ners s'i puissent reposer, quant il sont travaillés de leur mouvement et de leur labour ausi com sus une coute.

256. La .3. partie principal est dite la gueule, et ce sont .2. costés qui sont par devant le col, qui s'estendent

---

254. 1 filles. *L'explication entre parenthèses est du tra-ducteur.*

255. 1 langue — 2 nommes — 3 *La phrase entre ( ) est du traducteur. Le latin dit simplement :* Secunda pars principalis colli sunt duae cervices, quae sunt quaedam carnes longitu-dinales jacentes immediate supra duo latera spondilium prae-dictarum ab osse basillari usque ad .7. spondilem colli, et ulterius eodem modo protensae juxta latera omnium spondilium totius spinae usque ad os caudae, vocantur ibi longae. *L'auteur entend parler des muscles du rachis dont l'ensemble forme une masse longue que l'on appelle* longe *de l'épaule à la queue.*

duc' aus [1] .2. cervices, et sont char lacerteuse ; et par leur partie derriere qui sont vers les cervices montent au chief grosses vaines qui sont apelees organiques ou vaines guidet [2]. Et de chascun costé sous iceles vaines montent .2. grans arteres et avient que, quant il sont coupees, il en avient grant peril et aucune fois mort [3].

257. La .4. partie principal du col est dite gorge, c'est le neu de la gorge par devant le col, le quel est sans moien après le menton et desous.

258. L'autre partie du col passant la concavité de la gorge, qui n'est pas de la substance du col, est composte de .3., c'est de la voie de la viande, de la voie de l'air et d'aucunes grans vaines et arteres, montans au chief pour les utilités qui sont dites en l'ana‖thomie du chief F° 21 b et de l'epiglotte [1].

259. La voie de la viande, meri, ysophagus sont une chose; le quel meri est estendu de la bouche duc' a l'entree du stomach, alant par la partie du col derreniere, qui est par dedens, jouste toutes les spondilles du col et du dos duc' a la .5., et la s'eslongne des spondilles et tent vers la partie devant le pis passant par le dyaffragme, et issant de lui, il est continué o la bouche du stomach ou il se determine [1].

260. Cel ysophagus est compost de .2. tuniques, l'une dehors, l'autre dedens. Cele dedens est composte de longitudes de vilz par les quelz el atrait les viandes

256. 1 au — 2 *Lat.* guidem. *Mot probablement arabe. Les veines organiques sont les jugulaires internes, et les artères les carotides* — 3 *Le traducteur a interverti l'ordre des parties composant le cou. Cette troisième partie, la gueule, le pharynx est la quatrième dans le texte latin; et la quatrième, la gorge, le larynx, est la troisième dans le texte.*

258. 1 §§ 144, 181.

259. 1 passant par le dyaffragme de lui o la bouche du stomach et il net se determine : *Lat.* : transiens per dyafragma, donec statim exiens ab ipso cum stomachi orificio continuetur et ibi terminetur.

de la bouche duc' a la bouche du stomach. Cele dehors
est composte de la latitude de vilz par les quiex el
deboute les viandes passans au stomach.

261. La canne du pomon, la voie de l'air, l'artere
trachee, c'est tout une chose. Ele est assise dedens le
col, jouste meri, et est continuee des la bouche duc' au
pomon jouste la partie devant de celui meri vers la
gueule; et est composte d'aneaus cartillagineus cuilliz[1]
ensemble d'un pannicle, et sont ces aneaus defaillans
vers la voie de la viande ausi com en la quarte part
d'aus. L'utilité de la deffaute de ces aneaus est pour ce
qu'il doingnent lieu aus grans morseaus passans par
meri.

262. Le pannicle qui est entre meri et l'artere
trachee[1] est dit ysmus[2]. Environ les extremités de ces
.2. voies, en la bouche[3] est le cartillage compost de .3.
cartillages qui sont apelés epiglotus, du quel la .3. partie est cartillage cymbalaire, du quel il est dit desus[4]. ‖

LA .18. REBRICHE
[ET LE Vᵉ CHAPITRE

DE L'ANATHOMIE] DE L'ESPAULLE

263. Espaulle, humerus, homoplata, spatula, tout est
une chose. L'espaulle est la partie du cors estendue des
le col duc' a chascun bras sur la partie desus le pis.

264. L'espaulle est composte de .2. choses : de char
et d'os. La char est lacerteuse, si comme ailleurs; p. 39
li part ossue des .2. espaulles est composte de .5. os,
sans les os des adjutores des quiex les extremités
vont a la jointure des espaulles. De ces dis .5. os sont

261. 1 *Lat. :* colligatis.
262. 1 trenchee — 2 ysmeu. *Lat.* ysmon — 3 thouce —
4 § 240.

compostes les .2. espaulles, en la composicion de chascune .2. os et demi, en tel maniere.

265. Le premier est l'os de l'espaulle qui est dit *homoplata* [1], du quel la derreniere partie de son extremité s'encline vers l'espine et est large, tenve, entrant entre les costes desus et les lacertes de la char dehors. L'autre extremité de cel os est arondie [2] en la jointure de l'espaulle, et ou derrain de cele rotondité est une concavité [3], qui est apelee la boiste de l'espaulle en la quele entre le chief de l'ajutoire du bras, et illuec s'entretiennent fermement par un nerf [4] fort, flexible, insensible qui nest des extremités de ces .2. os, ou lieu ou il est, c'est ou milieu, et est appelé liement ou tenantes [5] ou cahap [6].

266. La fource de la goule ou la chaeine du col et du pis, c'est la chenole [1] du col et du pis devant, et en est l'os fait en maniere de fourche ; de la quele fourche la racine ou le manche entre et a son piet en une boiste qui est ou milieu du plus haut os de la thorace (c'est de la poitrine), et les bouź [2] de la dite fourche s'estendent aus .2. espaulles, et la se conjoingnent o eulz et o les adjutoires, a ce qu'il soustiengnent et enforcent ∥leur jointures.

F° 21 d

267. Et pour fortefier les dites jointures .2. petis os viennent o les devant dis os, semblables a bec d'oisel, c'est a chascune espaulle le sien [1]. Les quiex sont

---

265. 1 *Lat. :* quod alio nomine heroplata dicitur ab antiquis. *Ce mot* heroplata *doit être une corruption ou une erreur pour* omoplata — 2 arondi — 3 *et ou derrain de cele espaulle est une tresse rotondite q. est apelee. Lat. :* in cujus extremo rotunditatis est una concavitas quae vocatur — 4 *Le texte adopté par le Dr Pagel dit plus exactement :* ligamento — 5 tensutes. *Lat. :* thenantos. *Prob. mot corrompu de* τένων, *tendon* — 6 *Prob. mot arabe.*

266. 1 *Lat. :* qui gallice vocatur « canole » — 2 bonz.

267. 1 *Erreur que n'avait pas commise Galien et que Guy de Chauliac a réfutée :* « non sunt autem illa additamenta ossa alia ab osse spatulae, ut dicunt Lanfrancus et *Henricus,* sed sunt

fichiés entre les os de l'espaulle et les extremités de l'os de la fourche. Et ainsi est composte chascune espaulle de l'os de l'espaulle et de l'os becu et de l'une extremité de l'os [2] de la fourche.

LA .19. REBRICHE
[ET LE VIe CHAPITRE

DE L'ANATHOMIE] DES BRAS

268. Le bras est tout le membre dependant de la jointure de l'espaulle duc' aus onglez des deis. Le bras est compost de .4. parties principaus. Premierement, en commencent [1] du parfont, il est compost de la partie ossue qui est ou milieu de lui ou ou parfont ; .2. il est compost de ners, cordes, liemens, muscles qui sont sus les os ; .3. il est compost d'arteres et de vaines ; .4. il est compost de lacertes et de cuir.

269. Les os de tout le bras de l'espaulle en aval sont .30., et est moelle ou milieu d'aucuns. Le .1. et le plus haut des os est l'os de l'ajutoire, du quel l'extremité dessus est roonde et entre en la concavité de la boiste de l'espaule. L'ajutoire est un seul os qui n'a point de compaignon, et est gros et .1. poi courve a la partie devant [1], mout [2] concave, plain de moelle. L'utilité de la groisseur de cel os est double : la .1. car il convient qu'il soit fort ; la .2. pour ce que environ sa groisse peussent estre assis .4. muscles. L'utilité de sa curvation fu qu'il peust miex embrachier les choses. L'uti-

---

partes substantiales ipsius. » Chir. Tr. I. doct I. cap .4. *Ces os à bec d'oisel sont, en effet, les apophyses coracoïdes des omoplates* — 2 de l'os et de la f.

268. 1 commencement.

269. 1 *Lat.* aliquantulum per partem domesticam incurvatum. *Voy.* § 271 — 2 ml't.

lité de sa conçavité fu qu'il fust plus legier et plus ‖ F° 22 a
obeissant au mouvement des muscles.

270. Cest os en [1] son extremité desous vers la jointure du coude a .2. eminences, des quelles l'une est plus
p. 40 longue que l'autre ; et sont faites aussi comme moitié
de roelle. o quoi l'en trait eau de puis, c'est poulie [2].
Cestes eminençes entrent en une concavité qui leur est
proportionnee qui est en toute l'extremité desus du
petit focille et du grant focille du bras.

271. Le bras a .2. os du coude duc' a la main, c'est le
grant focille et le petit focille. Des quiex le petit est
estendu du coude duc' au pouce par la partie desus ou
devant ou domesche du bras, qui est tout un. Le plus
grant focille est estendu du coude vers le petit doi duc'
a la jointure o la rachete de la main ; et par dessus celui,
vers le code, est un additement qui chevauche sus le
coude vers la partie de hors, et fait l'acuité du coude,
quant le bras est ploié par devant. .2. utilités sont du
dit additement, (c'est le bec du coude) [1] : la .1. qu'il
deffende la jointure du coude des nuisemens de hors ;
la .2. il [2] deffent que le bras ne soit ploié par derriere, qu'il ne soit traveillié par trop grant mouvement.

272. Les devans dis focilles sont si prochains qu'il
samble que l'un vuille entrer dedens l'autre, et sont
conjoins o la jointure du coude par fors liemens. .3. [1]
utilités sont pour quoy il n'a que .1. os en l'adjutoire
et ou bras .2. : la premiere, car ceste partie sert au
chief et aus autres membres, eslevee [2], si comme escu
deffensable, en leur necessités ; la .2. est que .1. os puet
demourer sain et l'autre blecié (si [fait] alors le sain

270. 1 ou — 2 *Lat.* : quae dicitur gallice « pollie » (ms. 1487 :
« poulie »).

271. 1 *L'explication entre parenthèses est du traducteur* —
2 el.

272. 1 .2. — 2 esleues

l'office des .2.) [3]; la .3. est que l'os sain soit soustenan ‖

ce du blecié, ou tems de la bleceure.

273. Ces .2. focilles sont continués en la jointure de la main par leur extremités desous o les os de la rachete de la main qui sont .8., des quiex les .4. desus dehors la main sont continués o lez .4. desous qui sont vers la main. Et ces .4. desous sont continués o les .4. du piegne de la main, et chascun de ces .4. os du piegne de la main est continué o les premiers os de chascun des .4. dois, et a chascun de ces .4. dois .3. os. Le pouce a .3. os ausi, mes le .1. n'est pas continué o les os du piegne de la main, mes il est continué o l'extremité desouz du premier [1] focille du bras [2].

274. Les utilités a la diversité de l'assise du pouce envers les autres dois sont .2. : la premiere est que le pouce, ausi com opposite de chascun doi, compraigne ovec aus miex les choses a comprendre; la .2. que il tiegne plus fermement les choses comprises, com opposite aus autres dois. Tous les devant dis os des [1] la jointure de l'espolle en aval sont joins ensemble en leur jointures o liemens.

275. La .2. partie principal, entrant en la composicion du bras, est composte de ners, de liemens, de cordes, de muscles. Dont de la nuche par les spondilles du col issent a chascun bras .4. grans ners magnifestes, l'un dedens, le .2. dehors, le .3. desus, le .4. desous [1]. Les quiex ners portent du cerveil et de la nuche aus bras et a chascune de leur parties sens et movement [2].

---

3 *Cette explication entre parenthèses n'est pas dans le latin.*

273. 1 *Lat.* : minoris focilis; *le radius* — 2 *Le pouce n'a que 2 os. Mondeville compte comme phalange le premier os métacarpien, qui s'articule non pas avec le radius, mais avec un os du poignet, le trapèze.*

274. 1 o. *Lat.* : a junctura.

275. 1 *Lat.* : unus ad extra, secundus ad intra, tertius ad infra, quartus ad supra — 2 mouemens. *Lat :* sensum et motum

Pour savoir l'ordenance de ces ners, prenon essample
d'un pour tous les autres : le nerf de dehors, portant a
la partie du bras ‖ de dehors sens et mouvement, vient F° 22 c
de la nuche duc' a la jointure de l'espaulle, simple, tres
sensible, grelle, fieble et n'est mellé de rien. Et en
celle jointure il se meille o lui une partie du liement de
cele jointure, et ist d'iluec ; la quel chose ainsi mellée
p. 41 du nerf et du liement est apelee corde.

.3. utilités sont de cele commistion a ce qu'il sou-
plient le deffaut que les ners ont : la .1. fu a ce que l'excellent sensibleté que le nerf ot, fust reprimee pour
l'insensibleté du liement, la quel sensibleté convient
estre moult traveillie ; la .2. fu que le liement soupliast
la petitece du nerf par sa quantité, car il convenoit que
le nerf fust devisé par chascune des parties du bras a ce
qu'il peust fere ses offices en eulz ; la .3. pour ce que
le nerf fust enforcié par la force et par la duresce du
liement, et fust souploie la flebeté du nerf qui est insuf-
ficient et mout [3] fieble pour hanter ses offices [4].

276. Qu'est nerf, liement, corde, muscle, c'est veu
en l'anathomie des membres consemblables [1]. Liement,
si comme il est veu, est gros, et pour ce il souplie la
petitece du nerf, et est fort, si souplie la flebece du nerf,
et est insensible, si amenuise et atempre l'excellent sensibleté du simple nerf.

277. Galien [1] dit ou .2. [2] des membres dedens, ou
milieu du .7. chapitre que les ners sont mis naturelment
ou plus parfont du cors, a cele fin que ce qui est sus
euls, les deffende des nuisemens de hors. Toutevois
les parties d'aucuns ners qui ne sont pas principaus,

---

3 ml't — 4 *Inutile de faire observer l'inanité de ces explications.*
   276. 1 §§ 71, 77, 103 et 110.
   277. 1 Galiene. *Le traducteur saute ici une phrase entière, commençant par* : Nec intelligendum est... *jusqu'à* et de istis intellexit
Galenus... — 2 *Lat.* : I°. *C'est le manuscrit 1487 qui donne* : II°

sont espandues [3] par les lacertes des bras et par chas-

cune de leur parties tant qu'il soient de || terminés ou
cuir par dehors. La dite corde, ainsi composee du nerf
et du liement, tent au bras pour lui porter le sens [et le
movement] [4] ; et com le bras se veult mouvoir par le
commandement de l'omme et traire a la partie derreniere, le muscle par dehors se retrait, et cil par dedens
s'alongue. Et se le bras doit estre ploié par dedens, le
muscle dedens se retrait, et cil de hors s'alonge.

278. Ainsi va du muscle desus et desous, et quant
le bras est tout trait et aloignié par le commandement
de homme, lors toutes les cordes s'aloignent egaument ;
et com ceste corde de la jointure de l'espaulle s'est
esloingnie de cele jointure par l'espace de la latitude de
.3. dois vers le bras et la main, lors elle est illuecques
devisee par vils tres soutils (ausi com fil de lin [1]) et se
melle ainsi o la simple char. Et ce qui est composé de
ces vils et de la simple char est apelé muscle.

279. De cel commistion sont .3. utilités : la .1. que
les vils de la dite corde soient reposés ou tenz de necessité en cele simple char, si comme leur coute ; la .2. que
la char atrempe et amenuise par s'umidité la secheresce
des vilz aquise par mouvement ; la .3. que la forme du
muscle soit plus bele qu'el ne fust, s'el fust toute
roonde.

280. Et pour ce que cel muscle est moult [1] necessaire, nature l'a envolopé d'une pelete [2] a ce qu'il se
garde miex. Le muscle est gros ou milieu et grelle
aus [3] bous [4]. Con cel muscle aproiche la jointure du
coude par l'espace de .3. dois traversains, il est agrelli
et determiné ; et repairent les vils sutils a unité, et

3 espandus — 4 *Lat. :* sensum et motum.
278. 1 de lie. *L'explication entre parenthèses est du traducteur.*
280. 1 mol't — 2 pelece. *Lat. :* panniculo — 3 au — 4 *Le traducteur saute :* ad similitudinem muris ideoque musculus appel-
latur

resont corde, com ‖ dessus est dit. Lors tent cele corde
vers la main, et com elle passe sus la jointure du
coude, elle se melle o une partie du liement qui ist de
cele jointure, si comme il est dit par dessus, et pour les
utilités dessus dites ; et com ele passe la dite jointure
du coude par l'espasse de .3. dois traversains tendant
p. 42 vers la main, el se melle de rechief o la char simple et
s'espant par menus fils, et fourme un autre muscle, si
com desus est dit. Et ainsi la corde et les muscles sont
formés par toutes les jointures du bras, de la main et
des dois a ce que chascune jointure, com il sera necessité, ait son propre mouvement [5].

281. La .3. part principal qui entre en la composicion du bras, sont vaines et arteres. Qu'est vaine,
artere et leur office et les utilités de leur creacion est
dit par desus en l'anathomie des membres consemblables [1].

282. En chascun bras, sans les vaines repostes, sont
.5. [1] vaines grans et apparans, les queles, venans du
foie, par la substance du bras sont espandues. Voion
comment [d']une grant vaine seule, qui naist de la
gibbosité du foie par la partie derriere, la quele est
tronc de toutes les vaines, exceptees les mesaraïques [2], la
quele est appelee ramouse ou kilis [3], .2. rains [4] issent ;
l'un est montant, l'autre descendant.

283. Le montant s'ahert a la longue, c'est l'espine, et
la fait plusieurs rains ; c'est a savoir entre chascune des
spondilles .2. rains, c'est un de chascun costé, et au
dyaffragme .1. ou .2. [1] et en la chasse du cuer .1. ou

---

5 *Inutile de dire que cette formation des muscles est toute de fan-*
taisie.

281. §§ 82-87. *Dans le texte latin ce § 281 a pour sous-titre :*
DE VENIS ET ARTERIIS BRACHII.

282. 1 .4. — 2 les necessaires. *Lat.* : mesaraycis — 3 balis
Lat. : *ms.* 1487 bilis. *Ed. Pagel* kilis — 4 de la quele .2. rains.

283. 1 ou .II.

.2. ² ou pluiseurs, comme cheveux, passans jouste la dite chas ‖ se ; et il envoie au cuer le ³ grant rain qui entre ou destre ventrail du cuer.

F° 23 b

284. Puis le principal montant est devisé ¹, et envoie vers chascun bras .1. rain des quiex chascun est devisé, dont l'un rain tent ² au col et a l'epiglote, puis chascun rain tent a chascune aissele.

285. Essample d'un pour tous : chascun rain est fourchié en .2. sous les aisseles, et l'un rain tent sous l'aissele duc' a la plieure du coude, et la apert apertement, et est appellee la vaine epatique ou basilique, puis passe outre et tent a la main par la partie dedens le bras, et s'en tourne a la partie dehors la main, et apert entre le petit doi et cil d'après dit orilleur ¹. Et est appelee en la main destre salvatelle ou epatique ; en la main senestre est apelee splenetique.

286. L'autre partie dont le dit rain estoit devisé desous les aisseles, tent vers la partie dehors du bras et de l'espaulle, et la est devisee ; et une partie de lui tent a la partie charnue du chief, puis monte au cerveil, comme il est veu en l'anathomie du chief ¹, et l'autre partie tent au bras par dehors, et est dite dorsal, et la est devisee, de la quele le greignour rain tent et se defenist en la main par dehors. L'autre rain pres de l'espaulle est devisé en la corde du bras, la quele tent par dehors et par dedens [a] la main, et la se fenist. L'autre partie monte et se tourne environ le bras tant qu'ele apert en la plieure du coude, et la est dite vaine chephalique ou vaine du chief. Puis elle monte de rechief sus le bras, et tent a la partie dehors la main, et apert

---

2 ou .ɪɪ. — 3 du.

284. 1 deuisee — 2 tient.

285. 1 L'orilleur, *le doigt auriculaire est le petit doigt; l'auteur veut dire entre le petit doigt et l'annulaire.*

286. 1 § *144.*

entre le pouce et le doi d'après dit index, et est dite *cephalica* com devant.

287. De ceste ce ‖ phalique venant de l'aispaulle et F° 23 c de l'epatique venant de l'aisselle naissent [1] .2. rains, de chascun un, les quiex se joignent ensemble, et font la vaine du cuer, dite moienne [2].

Dont sont en chascun bras .5. vaines, c'est dorsal, epatique, corde [3], cephalique, moienne.

p. 43 **288.** Toutes cestes vaines et celes qui sont repostes sont devisees en mout [1] de parties tant qu'il soient capillaires. Des queles cestes grelles devisions n'apartiennent pas a l'estrument de cyrurgie, car il n'i metent diversité ne dificulté ; mes il soufist au cyrurgien savoir les lieus des grans ners, vaines et arteres, si que il les sache escheiver, quant il fera incisions, et secourre a leur incisions, quant mestiers sera.

289. Tous devés savoir et noter que par tous les lieus du cors ou il a vaine [1], artere est trouvee desous, sous grande grande, sous petite petite. Car en quelque lieu que la vaine tende pour norrissement, la tent l'artere pour vivifiement, et sont les arteres plus parfont que les vaines, de desous les vaines, car il gardent le plus precieus sanc.

290. La .4. part principal du bras est composte de lacertes et de cuir. Qu'est lacerte, cuir est veu en l'anathomie desus [1]. Les lacertes sont compostes de vils,

---

287. 1 naissant — 2 *Lat.* : medianam sive purpuream sive nigram, alias fuscam sive communem, sive cardiacam quod idem est — 3 *Latin* : funis brachii?

288. 1 ml't.

289. 1 uaines. *Latin* : ubicunque in toto corpore invenitur vena, ibi invenitur arteria.

290. 1 § *107 et 112. Le traducteur saute ici tout le passage suivant* : Quid est lacertus et quid cutis et utilitates creationis uniuscujusque in toto corpore et singulis ejus partibus, visum est capitulo de anathomia membrorum consimilium et capitulo de anathomia capitis. Tota autem carnositas brachii, quae non est

dont les uns[2] sont du lonc pour la vertu attrative qui y a vigour et force ; les autres du lé par[3] les[4] quiex la vertu expulsive a vigour et force ; les autres du travers par les quiex la vertu retentive a vigour et est forte. Dont ces lacertes confortent par leur espoisseté la ver ‖

F° 23 d tu digestive[5].

291. La .11. figure d'un homme trenchié parmi le milieu par la partie derriere des le sommet de la teste dusques a la coue par le milieu de l'espine, par la quele fixure aparra la partie derriere par dehors de touz les membres devant dis[1].

LA .20. REBRICE
[ET LE VIIe CHAPITRE]

DE L'ANATHOMIE DU PIS

292. Le pis est toute l'espasse du cors qui est contenue du col et des espaulles par desous duc' au lieu ou est l'asise du dyaffragme[1]. Le pis est tout compost de .2. parties principaus, c'est de la partie dehors et de cele dedens.

293. La partie dehors est composte de .3. parties : de la thorace (c'est poitrine)[1] qui est la partie devant, et du dos qui est la partie derriere, et des .2. costés qui sont les lieus des costes.

---

musculus, est lacertus — 2 unt — 3 part — 4 le — 5 *Lat. :* confortant vertutem su? spissitudine digestiva ?

291. 1 *Le ms. a ici une miniature représentant ces organes postérieurement.*

292. 1 *Le traducteur a sauté ici tout ce qui suit :* Utilitates quare pectus superponitur ventri sunt duae : 1° ut superfluitates ventris per pectus non expellantur ; 2° ut pectus sit prope os, a quo trahit aërem. (Hoc Galenus IV° de juvamentis cap. 2.)

293. 1 *L'explication entre parenthèses est du traducteur.*

[LE .1. CHAPITRE DE LA .20. REBRICHE

DE LA THORACE]

294. La thorace est composte de .3. choses : de char lacerteuse qui nous apert par dehors, de mameles, d'os. Qu'est cuir, il est veu desus [1]. Les lacertes sont si com des autres membres ; les mameles es hommez et es fames sont criees [2] de mout [3] de ners, vaines, arteres, char mole, blance, glandeuse, espongieuse.

295. Es hommes furent .2. utilités de la creation des mameles : la .1. pour ce qu'il confortent la chaleur naturel et [1] la digestion des esperis par leur espoissece ; la .2. pour ce qu'il cuevrent ‖ et deffendent les aparte- F° 24 a nances du pis des nuisemens de hors ; la .3. utilité, qui est seule es fames donnee, est [2] que generacion de lait soit faite en leur mamelles pour le norrissement des enfans [3].

P. 44 **296.** Et pour ce sont criees [1] es mameles moult [2] de vacuités qui sont remplies de char mole et blanche ou le lait est engendré. L'utilité pour quoy les mameles des fames sont ou pis, com pluiseurs autres bestes les aient ailleurs, est treble : La .1., car, le pis est un [3] lieu

294. 1 §§ *107-109* — 2 crees — 3 ml't
295. — 1 naturel de la. *Latin :* calorem naturalem et digestionem spiritualium — 2 des nuisemens de hors et aussi est es fames aus queles est donne la. 3. utilite est q. generacion, *etc.* *Latin :* 2° ut pectoralia ab extrinsecis nocumentis protegant et defendant. 3ᵃ utilitas quae solum pertinet mammillis mulierum est ut... — 3 *Le traducteur a sauté ce qui suit :* Erat enim necessarium infantem noviter natum nutriri nutrimento parum diverso a nutrimento, quo in utero nutriebatur, et erat necessarium ipsum esse facile digestibile propter infantis vertutis debilitatem ; ideo creatae sunt, *etc.*
296. 1 crees — 2 mol't — 3 en. *Latin :* pectus est locus nobilis, notabilis

noble, notable, honeste; et pour ce il puent [4] estre
traites plus courtoisement; la .2., car, quant il sont
eschaufees du cuer, il li refont reverberation de chalour,
la quele le reconforte; la .3. qui est seulement aus
grans mamelles, car il cuevrent le pis, le stomach, et
l'eschofent et le confortent.

297. Aus mameles des fames vienent pluiseurs
veinnes de l'aumatrique, et leur portent le sanc mes-
truel, et [1] par la vertu digestive qui est en eles il est
transmué de coulour rouge en la blanche, semblable en
la char des mameles [2]. Et com le lait soit le remaignant
du norrissement des mameles qui sont blanches, il doit
estre blanc par necessité.

298. Les os de la thorace sont .7. des quiex la
longitude est selonc la latitude de la thorace. Et sont
ensemble apoiiés coste a coste, et leur extremités sont
cartillagineuses ; et sont .14. extremités aus queles sont
continuees les .14. extremités devant des .14. grans
costes du pis.

299. L'os desus la thorache a en son milieu, en la
partie desus, une concavité con une boiste, ou le piè de
F° 24 b la fourche de la geule est assis || et fondés, comme il
est dit desus [1].

300. Et ausi l'os desous a ou milieu. 1. cartillage
pendant sus la boche du stomach, le quel ploie legierement. L'utilité de lui est, car il deffent l'estomach des
nuisemens de hors; l'utilité pour quoy il ploie de legier
est que, quant l'en est saoul, la bouche du stomach
s'estent, et lors se cel cartillage estoit dur, il greveroit
l'estomach, et, quant l'en est geun, il s'incline, (car
autrement il seroit vacuité entre deus) [1].

4 puet.
297. 1 qui — 2 *Non traduit :* sicut chylus a stomaeho ad epar
veniens ad colorem rubeum epatis transmutatur.
299. 1 § 266.
300. 1 *Le latin dit simplement :* ut cedat stomachi orificio,

301. Les lieus des costes sont .2. costés du pis qui sont compos de cuir et de char lacerteuse, com les autres membres.

302. En chascun costé sont .7. grans costes qui sont dites les vraies costes du pis, et leur extremités derriere sont continuees aus .7. plus hautes spondilles des .12. spondilles du dos de chascun costé.

303. Les autres .5. spondilles du dos qui sont sous cestes .7., sont continuees [1] o les extremités derriere des .10. costes qui ne sont pas parfaites, et pour ce sont dites fauses costes, des queles .10. il a .5. a chascun costé, et sont sous les grans costes. Les bous de cez .10. costes, es parties devant, ne sont continués [2] en nul os, mes tant seulement o les costés du ventre.

304. Les utilités pour quoy ces petites costes ne sont pas parfaites par devant et pour quoi il ne sont jointes o les os iluec, sont .2. : La [1] .1. qu'il obeissent plus legierement a la dilatacion [et] [2] a la constriction des membres nutritis; la .2. qu'il fussent plus tart froissies pour leur ploiement et pour leur petite resistence.

305. Les .12. spondilles du dos sont respondans aus. 12. extremités derriere les .12. costes, c'est a F° 24 c chascune spondille a destre et a senestre le bout de .2. costes.

306. La .2. partie principal entrant en la composition du pis est la partie dedens qui est concavité apelee d'aucuns le ventre dessus, et la concavité des nutritis p. 45 est apelee le ventre desous. Le dyaffragme desevre et depart ces .2. ventres. En la concavité du pis sont contenus le cuer et le pomon.

---

tempore saturitatis, et ut supra ipsum, inanitionis tempore, inclinetur.

303. 1 continues — 2 continuees.
304. 1 le — 2 *Latin :* dilatationi et constrictioni.

[LE .2. CHAPITRE DE LA .20. REBRICHE

DU CUER]

307. Le cuer est membre tres principal, creé de matiere spermatique; et pour ce sa quantité est complete de char dure, ausi com lacerteuse, fort, official, donnant a tous les autres membres de tout le cors sanc de vie, chaleur et esperit.

308. La char du cuer est ausi com lacerteuse, car s'ele estoit vraie lacerteuse, son mouvement seroit volenterin et non naturel, que[1] ne puet estre, car il ne puet estre pourforcié par nulle volenté naturelment.

309. Le cuer a fourme pinee, et est ou milieu de la concavité du pis et de tout le cors selonc vertu, si comme le roy u milieu de son roiamme.

310. L'acuité de lui (c'est la pointe desous) se decline aucun poi vers la partie du pis senestre, si com dit le Philosophe ou .1. des hystoires des bestes, en la fin du .6. chapitre.

311. Les utilités pour quoy il se decline vers senestre sont .2. : la premiere qu'il ne comprime le foie, ou qu'il ne soit comprimé de lui ; la .2. pour ce qu'il rende la partie senestre, qui est froide, plus chaude[1].

312. Touz les membres ont sanc en leur veines, mes le cuer l'a en sa substance, ce n'ont nul autre.

313. Le gros du cuer et sa rachine est en haut, et le grelle ‖ en bas[1], et est lié[2] aus parties derriere du pis ou uns liemens qui n'ont point de pareil en tout le

F° 24 d

---

308. 1 q. *Latin :* quod.

311. 1 *Le traducteur saute ici :* unde si forte ab isto situ in hominibus mortuis varietur, in viventibus tamen semper est ita, in ceteris tamen omnibus habentibus cor situatur recte in medio saltem vertualiter.

313. 1 bat — 2 lee

cors quant a force, ne ne touchent [3] la substance du cuer fors en la partie dessus dont il nessent.

314. L'utilité pour quoi les dis liemens [1] du cuer furent si fors, fu que le cuer fust tres fort en son lieu. L'utilité pour quoi il ne le touchent aus costés fu qu'il n'enpeechaissent le movement de lui des parties desus.

315. Le cuer a .2. [1] ventrauz, c'est .2. concavités; la concavité senestre est plus haute que la destre pour l'asise du cuer qui est ainsi.

316. Ou milieu de ces .2. concavités est une parai moienne, en la quele parai ou milieu de la partie desous est une concavité qui est apelee le .3. ventrail d'aucuns [1].

317. Sus chascun de ces .2. ventraus principaus est un additement cartillagineus, fort, flexible, qui a concavité en maniere d'orelle de chat, et est apelee des bouchiers l'oreille ou la cornille du cuer; les queles s'estraignent aucune fois et aucune fois s'eslargissent. L'utilité des concavités d'icelles est, car illuec est gardé par ceus le norrissement et l'air a norrir et a atremper le dit cuer.

318. A la destre oreille du cœur vient une vaine de la vaine qui est dite ou chapitre de l'anatomie du bras [1], qui porte le sanc gros et espés et chaut a nourrir le cuer, et entre en la substance du cuer par le dit destre ventrail. Et par cele veine est devisé cel sanc duc' a tant que toutes les parties du cuer soient norries de lui.

319. Le remanant de cel sanc qui est souffisant et habondant outre le norrissement du cuer, est asubtilé par la vertu du cuer, et envoié a la fosse ‖ de la parai F° 25 a d'entre le milieu du cuer en la quelle il est eschaufé et

---

3 touche.
 314. 1 limens
 315. 1 .1.
 316. 1 daucun. *Ce troisième ventricule n'existe pas.*
 318. 1 *Chap. VI § 283.*

subtilié et digeré et purefié ; [et ainsi purefié] [1], il passe
au senestre ventrail du cuer ou quel lieu l'esperit est
engendré de lui, le quel esperit est plus cler, plus subtil, plus pur, plus resplendissant de toutes choses cor-
porelz engendrees des .4. elemens. Pour ce il est plus
prochain a nature supracelestial, et est convenable et
amiable liement entre le cors et l'ame, et est sans moien p. 46
estrument de l'ame, et pour ce les esperis sont porteurs
de vertus.

320. Du senestre ventrail du cuer jouste la concavité
de l'oreille [1] nessent .2. arteres des queles une a une
seule cote, si com les vaines. Et pour ce elle est apelee
vaine arterial [2], et cele porte au pomon du cuer la portion [3] nutritive a norrir le pomon, et est espandue par
la substance de lui ; et ce dit Galien au .6. des [4] aides des
membres, ou .2. chapitre : Nous trouvons que le cuer
a le pomon agreable pour le benefice qu'il reçoit de lui
de l'air en tant qu'il li [5] donne a son norrissement de
cel meesmes sanc dont il est norri.

321. L'autre artere a.2. cotes, et est dite grant artere [1],
et de lui nessent toutes les autres arteres singulierement
qui sont espandues par tout le cors desous et desus, a ce
qu'il vivifient tout le cors et chascun membre de l'esperit de vie, et i portent le sanc qu'il [2] contiennent.

322. Cest esperit est estrument des vertus de l'ame et
prent nativité du cuer par la maniere dessus dite, le
quel esperit est dit cordial. Et com il passe aus ventraus
F° 25 b du cerveil, il est dige‖ré de la darreniere digestion et
est fait esperit de l'ame. Par tel semblable est fait ou
foie l'esperit nutritif, et es coillons le generatif. Et ainsi
est fait l'esperit de chascune espoice a ce qu'il puissent

319. 1 *Latin :* et sic purificatus transit.

320. 1 des oreille — 2 *C'est l'artère pulmonaire qui naît du ven-*
tricule droit du cœur, et non du gauche, comme dit Mondeville. —
3 proportion. *Latin :* portionem — 4 de — 5 q le.

321. 1 *C'est l'aorte, qui elle naît du ventricule gauche.* — 2 q.

en toutes manieres hanter leur operation et leur vertus.

323. Des arteres qui ont .2. cotes cele dedens est la plus dure, et est pour ce qu'elle encontre [1] miex et retiengne le mouvement des esperis et le sanc, les quiex el contient.

324. .2. utilités sont pour quoy l'artere a .2. tuniques : la .1. ne soufiroit pas a retenir l'esperit et le sanc, quant il sont esmeus par violence ; la .2., car ce qui est contenu en aus est tres precieus, si a mestier de greignour garde.

325. .2. utilités sont pour quoi la vaine arterial n'a c'une cote : la .1. pour ce qu'el soit plus tost obeissant au pomon a dilatation et a constriction, en portant le froit air au cuer ; la .2., car la voie est brieve du cuer au pomon, et pour ce n'i aviennent pas tant de perilz.

326. Les utilités de la creacion des arteres en tout le cors sont dites ou chapitre de l'anathomie des membres consemblables [1].

LE .3. CHAPITRE [DE LA .20. REBRICHE]

DE L'ANATHOMIE DU POMON

327. Pomon est membre de la premiere creacion, spermatique, complet o quantité de poi de char [1], official, compost, esventail [2] de cuer, chaut et sec en complexion naturel, froit et moiste par accident, envolopé d'un pannicle nerveus.

328. Et sont .2. utilités pour quoi il en est envolopé. La .1., pour ce qu'il garde et cuille et retiengne la substance du pomon qui est petite [1] ; la .2. est pour ce

323. 1 encoutre. *Latin :* obviet.
326. 1 *Chap. I* §§ *82-85.*
327. 1 *Latin :* a carne rara — 2 es uentrail. *Lat.* : ventilabrum.
328. 1 *Latin :* raram.

qu'il sente par soi, a ce qu'il ne soit blecié des nuisemens de hors sans ce qu'il le sache, car il est de soi
insensible.‖

329. La .1. creacion du pomon fu des .2. germes, et
pour ce qu'il estoient pou souffisans a l'acomplissement
de lui, fu adjoustee o eulz legiere char spongieuse ; et
ainsi le pomon est compost de la dite char et des reinz
de l'artere venal et de la vaine arterial, et de la canne
du pomon.

330. Qu'il soit chaut et sec naturelment, ce apert par
la legiereté de son mouvement [1] ; froit et moiste par
accident, pour ce que la substance de lui est petite [2] et
droitement sousmise au cervel, du quel el reçoit ma-
tires froides et moistes, plaines de crachas.

331. Le pomon est devisé par le milieu, ausi con tout
le pis, du pannicle qui a naissement du dyafragme, si
com il aparra après [1]. L'utilité de ceste division du
pomon fu, car s'il avenoit a l'une partie bleceure, que
l'autre partie peust faire l'office de tout [le pomon] [2].

332. .3. utilités furent de la creation du pomon : la
.1. est qu'il traie l'air froit de hors a donner au cuer
aide et froidure ; la .2. pour ce qu'il purefie l'air qu'il p. 47
atrait et li doinse alteracion avant qu'il passe au cuer,
pour ce que le cuer ne soit blecié des mauveses qualités de cel air ; la .3. pour ce qu'il traie du cuer les
superfluités fumeuses, et les mete hors o l'alainement.

333. L'asise du pomon est environ la chasse du cuer,
la quele il avironne et atouche o ses additemens quant
il est raempli d'air ; et quant il en est vuide, il ne
l'atouche pas ; quant il trait l'air, il est si raempli et si
magnifié duc' a tant qu'il raemplist pres de toute la ‖
concavité du pis. Et quant il met hors l'air en alenant,

---

330. 1 *Latin* : per velocitatem sui motus — 2 *Latin* : rara.
331. 1 § *339* — 2 *Latin* : totius pulmonis juvamenta et officium exercere.

lors est il afoibli et demeure vuit, si com les souflés du fevre, et si com une vecie emplie d'air, quant ele est brisee, demeure vuide.

LA .21. REBRICHE

DE L'ANATHOMI[E] DU DYAFFRAGME

334. Le dyaffragme est membre official, compost de .2. pannicles, entre les quiex char lacerteuse est entremellée. Du quel dyaffragme l'asise est environ le milieu du cors, au travers, sous la region des membres esperiteulz, les quiex le dyaffragme devise des membres nutritis. Qu'est membre official et compost, et pannicle et char lacerteuse, il est dit desus [1]. Le dyaffragme est apelé [2] du Philosophe *dyasona*.

335. .3. utilités sont pour quoy le dyaffragme est illuec assis : la .1. qu'il dessoivre les nutritis des esperituelz par son asise ; la .2. que la chaleur de vie ne soit espandue aus nutritis par desous ; la .3. que les fumees malicieuses qui se lieuvent des nutritis, ne grevent les esperitueulz.

336. L'utilité de la char lacerteuse qui est entremellée ou dyaffragme, est double : la .1. est que de son mouvement lacerteus [el] otroit aide au mouvement de l'alaine et du [1] pomon ; la .2. qu'il aït la charnosité du dyaffragme [2], s'il avient qu'il soit navré.

337. L'asise du dyaffragme est [ceste], car il s'ahert par devant, sus la boche du stomach qui est dite fourcele, o l'os de desous la thorasce, tant comme le dit os

---

334. 1 §§ *51, 56, 105, 112* — 2 apelee.
336. 1 de la lame du. *Latin :* juvet motum anhelitus et pulmonis — 2 q. la charnosite du dyaffragme li ait, sil... *Latin :* ut incarnationem dyafragmatis adjuvet si....

dure, et puis se dessevre de ses extremités, en descendant et en soy aerdant et continuant soi sus toutes les
extremités qui sont devant les ‖ .10. fausses costez,
tant[1] qu'il[2] viegne au desous d'elles, et lors il[3] se continue o les dites costes desous de chascun costé, tendant a l'espine duc' a tant qu'il[4] est conjoint[5] o le derrain des .12. spondilles du dos le quel est desous, et
ainsi des .2. costes desous et de la thorasce a l'espine
est continué[6] tant qu'il[7] soit un meisme pannicle con-
tinu[8], indivisible en soi meismes qui devise toute la
concavité dedens, entre le pis et le ventre au travers, et
se reflecit en haut vers les costes et s'ahert duc' a la
darreniere coste, et le flechissement est de la largesce
de travers d'un doi.

338. Les utilités de son assise sont .2. : la .1. qu'il
aide a l'expulsive pour l'ordure des boiaus mectre hors;
la .2. car il aide ainsi miex alener.

339. Du pannicle desus du dyaffragme nest le pannicle qui avironne le cuer qui est dit la chasse du cuer,
ausi en nest le pannicle qui devise le pis par le milieu
et le pomon, et le pannicle qui avironne par dedens
tout le pis.

340. Les utilités du pannicle qui avironne tout le pis
sont .2. : la[1] .1. qu'il garde et retiegne et porte la chaleur au cran[2]; la .2. qu'il garde les membres qui sont
ou pis des nuisemens de hors.

341. L'utilité du pannicle qui devise le pis par le
milieu est, car s'il avient nuisement a l'une partie du
pis, que tout l'esperit de vie puisse estre gardé en l'autre.

342. Les utilités de la creation de la chasse du cuer
sont .2. : la .1. est qu'ele garde environ le cuer la cha-

---

337. 1 bant — 2 el — 3 elle — 4 ele — 5 coniointe — 6 continuee
— 7 ele — 8 continue.

340. 1 le — 2 *Le latin dit :* ut calorem intraneum retineat,
congreget et conservet. *Le traducteur a lu :* in craneum, *d'où son
explication fantaisiste.*

leur qui li est amiable, si qu'el ne s'espande pas par
tout le pis; la .2. qu'el deffende le cuer des nuisemens
de hors.

343. Du pannicle du dyaffragme par de desous nest
chifac [1], si com il aparra en son anathomie [2]. Et de cel
p. 48 cifac || nessent les didimes (c'est la partie du cifac qui F° 26 b
est com .2. boiaus es quiex sont les .2. coillons) [3],
et dedens cifac nest cifac de la coille [4], c'est le pannicle
qui avironne toute la coille par dedens.

LA .22. REBRICHE
[ET LE VIIIe CHAPITRE]

DE L'ANATHOMIE

DU VENTRE ET DES MEMBRES QUI SONT CONTENUS DEDENS

344. Le ventre est apelé communement toute la
region des nutritis [1] qui dure du dyaffragme par desous,
dedens et dehors duc' aus rains et a la panilliere.

345. Ceste partie est composte de deus parties principaus, c'est de la partie dehors et de la partie dedens.

346. La partie dehors est composte de .2. choses,
c'est du pannicle qui avironne les membres nutritis
par dedens, le quel est apelé cifac, et de char lacerteuse
o le cuir dehors, la quele composicion est apelee
mirach.

347. Cifac est membre spermatique, official, nerveus, compost de tres soutilz vilz, de complexion froide

---

343. 1 *Latin* : syphac, *mot arabe, désignant 'le péritoine* — 2 §§
347-349 — 3 *La phrase entre parenthèses est une explication du
traducteur* — 4 oiseus. *Latin* : syphac ossei. Osseum *est un mot
corrompu du grec* ὀσχέον, *scrotum*.
344. 1 nutritif.

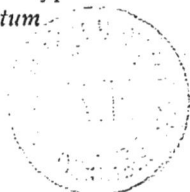

7

et seiche, sensible, avironnant de chascune part touz les membres nutritis, le quel a nativité de la pel desous du dyaffragme, et [dont nessent] les didimes [1], com il aparra.

348. .3. utilités sont de la creation du cifac : la .1. qu'il contiegne les nutritis ; la .2. car il deffende les nutritis ; la .3. car il cuille les nutritis o le dos [1].

349. Cifac est alié o les spondilles du dos, ausi est l'estomach, les boiaus, la matrique et les rains, et c'est par aucuns fors liemens.

350. Mirach, si comme il est dit, est toute la composition demourant de la partie dehors (et c'est la pance). Mirach est compost de la partie devant et des F° 26 c .2. costés [1]. Chascun ‖ costé a .2. parties, c'est cele desus qui est dite le costé du ventre, et cele desous qui touche les parties des reins et de la penilliere [et] des aignes [2] [qui] sont dis *ylia*, ce sont les flans.

351. La composicion de tout le mirach et de toutes ses parties est d'une fourme partout. Il est compost du cuir dehors du[1] ventre et des lacertes descendans de la thorace et des lacertes montans de la panilliere et d'aucuns autres lacertes venans de chascun costé. Des quiex lacertes aucuns vienent au lonc, aucuns au lé, aucuns au travers.

352. Par ceux qui vont au lonc a vigour la vertu actrative ; par ceux qui vont au travers la vertu retentive, par ceux qui vont au lé la vertu expulsive.

353. L'utilité de la creation du mirac fu qu'il aït a

---

347. 1 et le didime. *Latin* : ex quo oriuntur didymi.

348. 1 *Latin* : ut colliget ea cum dorso.

350. 1 *Le traducteur saute ici* : Myrach, ut dictum est, totum compositum remanens de pariete extra syphac a parte anteriori, *nec habet a parte dorsi partem de nutritivis aliquam sibi correspondentem nec spondiles, praeter aliquas spondiles dorsi et renum*, myrach autem compositum est ex parte anteriori et duobus lateribus — 2 algues. *Latin* : inguinum.

351. 1 le. *Latin* : ex cute ventris exteriori.

metre hors du cors l'enfant, la ventosité, les estrons et
l'orine. .2. utilités sont pour quoy mirach est charnu :
la premiere pour qu'il fortefie par son espoissese et par
sa charnosité la vertu digestive ; la .2. qu'il garde les
membres nutritis des nuisemens de hors.

354. Et tout ausi comme cifac avironne tous les nutritis sans moien, ausi mirach avironne cifac sans
moien. Et toute la composicion qui est en la parai [1] du
ventre, dehors cifac, est mirach ; si comme il apert par
l'auctorité Galien ou .6. d'engin, ou .4. chapitre qui
commande que, en cousant les ploies de la parai du
ventre, tout [2] le mirach soit cousu o le cifac, et cetera [3].

355. La .2. partie principal de quoy la region des
nutritis est composee, sont iceusx membres nutritis
qui sont dedens, et sont .6. : l'es || tomach, les boiaus, F° 26 d
le foie, la huiche [1] du fiel, l'esplain, zirbus [2], des quiex
voion par ordre.

356. .2. utilités sont pour quoi le ventre est sous le
pis : la .1. est que les superfluités du ventre ne soient
mises hors par le pis ; la .2. que le pis soit pres de la
bouche dont il atrait l'air, le quel air, s'il passoit par les
nutritis, seroit corrompu par aus.

357. Il est dit dessus, ou chapitre de l'anathomie du
p. 49 col [1], que la voie de la viande commence par la bouce,
et passe par le col et par le pis tant qu'el [2] perche le
dyaffragme ; puis elle entre en la bouche du stomach
dont la fourme [3] est ausi comme roonde, un poi boçue
d'un costé. Dont le Philosophe dit eu .1. des hystoires
des bestes : l'estomach de l'omme est semblable a cil
de chien.

---

354. 1 paral — 2 q. tout — 3 &c'. *Cet &c représente la fin de la
phrase :* sed nihil aliud cum syphac potest sui nisi istud, ergo
istud totum est myrach.

355. 1 hinche. *Latin :* cistis fellis — 2 zibus. *Latin :* zirbus.

357. 1 *Chap. IV,* §§ 259, 260 — 2 q. il — 3 bouche. *Latin :*
forma.

i. DU STOMACH [1]

358. Stomach est membre official, compost, de la seignorie [1], spermatique, nerveus, sensible ; en lui est celebree la .i. digestion. Il est official de l'office necessaire a tout le cors, car s'il [2] fait abstinence qu'il ne reçoive rien, il est necessité que tout le cors perisse, et est tres principal, tres noble ; car quant il deffaut de son operation, tous les membres principaus sont corrompus. Ansi est il du foie et de aucuns autres.

359. Les utilités de l'estomach, selonc Galien ou .6. des aides, ou .i. chapistre et selonc le Philosophe [1], sont qu'il soit huche de la viande de tout le cors, et que il soit a tous les membres, ainsi com est là terre aus choses qui de li nessent, et qu'il ait apetit pour soi et pour tot le cors, et qu'il face digestion de la viande et la mondefie, et qu'il desseivre les ordures et retiegne le net ‖ dit *chilus*, et qu'il soit a tout le cors queus.

F° 27 a

360. L'estomach est compost de .2. pannicles, des quiex cil dedens est nerveus et villeus [1], et celui dehors plain et charnu. Le pannicle dedens a vilz mis en longitude par les quiex il trait, les quiex sont estendus duc' a la bouche du stomach, et en a de traversaus qui li sont en lieu de main par les quiex il retient. La partie dehors les a latitudineus par les quiex il met hors.

361. La bouche du stomach qui est par desous est plus estroite que cele qui est par desus.

362. L'utilité pour quoi la tunique du stomach est nerveuse par dedens est qu'el sente quant il est vuit ou

---

i. Du stomach — i rebriche du stomach.
358. i *Latin* : a divino ? — 2 si.
359. i *Latin* : xiii° de historiis.
360. i villins.

plain. L'utilité pour quoi il est plus charnu par dehors est qu'il aide la vertu digestive par sa chalour et par son espoisseté.

363. Le pannicle dedens est norri de la succosité du *chilus* [1], et le pannicle dehors est norri du sanc qui li est porté du foie, et est vivifié par l'artere venant du cuer. L'un et l'autre pannicle est norri de cole.

364. Les utilités pour quoi la bouche desus est plus large que cele desous sont .2. : la .1. car les viandes i passent o plus grosse substance ; la .2. car les viandes i passent o plus grant quantité, qu'il ne font, car la purté de celes viandes en succosité est traite vers le foie, et les feces descendent aus boiaus o plus deliee quantité.

2. DES BOIAUS [1]

365. Il est .6. boiaus. La cause de leur creacion fu que les feces fussent mises hors par eulz, et ce dit Galien ou .4. [1] des aides, ou .2. chapitre.

366. Entendre devés || comment que l'en parole de F° 27 b l'anathomie des boiaus et de leur nombre. Il n'en est que .1., le quel a commancement de la bouche, qui est desous ou stomach et fin au treu du cul. Mes selonc l'entencion des auteurs anchiens et de ceux d'ore et des practiciens, il a .6. portions [1] en cel bouel, les queles ont diverses parties et diverses fourmes, selonc ce qu'il ont a ouvrer ou cors, et pour ce les portions [1] sont nommees par divers noms.

367. Des boiaux dit le Philosophe, ou .1. des

---

363. 1 de la succosite de la nete biaute retenue ou stomach appareillie pour les humours. *Latin :* interior panniculus vel tunica ex chili succositate nutritur sive refociliatur.

2. Des boiaus — 1 rebriche des boiaus.

365. 1 *Latin :* vi°.

366. 1 proportions.

histoires des bestes, que le ventre desous d'omme, ce sont les boiaux, est semblable au ventre du porcel. Et ausi com la voie de la viande et l'estomach ont .2. tuniques, ainsi ont tous les boiaus.

368. Le .1. bouel a non dozenaire pour ce qu'il a la longour de .12. pouces traversaus de cil de qui il est[1]; ou il est dit portier, quar il clot[2] la porte desous du stomach, et est droit pour ce que les feces descendent plus tost de la bouche desous du stomach.

369. O cel premier boiau est continué le bouel dit jeun, qui est tous jours vuit et [es] vis et es mors. Il est vuit pour .2. causes : la .1. car la cole li est envoie de la huiche du fiel, si le mort et deboute les feces de lui ; la .2. car il y a enracinees pluseurs mesaraïques veines qui sont actractives. p. 50

370. O le jeun est continué le boel grelle envolopé[1] qui est apelé yleon, et est derrenier des grelles.

371. Le .4. bouel qui est continué o yleon est apelé sac, ou orobus, ou cil qui n'a qu'un oil, et a .1. pertuis, et est parfaite en lui la .2. digestion et est complete[1], et est le premier des .3.[2] gros ‖ boiaus. Fo 27 c

372. L'utilité pour quoy il n'a qu'un pertuis est pour ce que les feces demeurgent plus en lui duc'[1] a tant que toute la succosité des feces soit trete par les veines mesaraïques qui sont darrenieres en lui enracinees.

373. Le .5. bouel est continué o cestui, et est apelé colon qui reçoit les feces desnuees de toute chose profitable, et pour ce nules veines mesaraïques ne sont

---

368. 1 *Latin :* ejus cujus est — 2 cloc. *Le duodénum* (dozenaire) *n'est pas le portier de l'estomac; ce rôle est rempli par l'orifice inférieur de l'estomac* (la bouche desous du stomach), *appelé* pylore *c'est-à-dire portier.*

370. 1 *Latin :* Intestinum gracile involutum.

371. 1 complet. *Latin :* et in ipso conficitur prima digestio et completur — 2 de .2.

372. 1 du.

estendues a lui. Et cestui est assis devant jouste cifac [de travers le ventre] entre lui et les [1] autres boiaus [2]

374. Le .6. bouel est continué a lui, et est dit longaon, et est le derrenier, et est determiné au trau du cul. Et a vers la fin de sa partie desous .4. lacertes qui deseivrent les feces qui issent de ceus qui remaignent, et de volenté il retiennent aucune fois, et mettent hors et le cloent et ouvrent [1], ausi com l'en fait une borse par ses pendens. Il est droit a ce que les feces soient mises hors plus legierement.

375. Les utilités de la prolongation et de l'involucion des boiaus sont .3. : la .1. qu'il ne fust pas necessaire a homme de metre hors la viande si tost com il [l']eust prise; la .2. que la digestion qui n'est pas complete ou stomach, fust complete ou aus; la .3. que la succosité de la viande qui eschappe a estre traite des premieres veines mesaraïques, soit traite par les desrenieres.

3. DU FOIE [1]

376. Le foie est membre principal, official, compost, de sa premiere creation spermatique, complet par quantité de sanc, insensible par soi, sensible par accident. En lui est parfaite la .2. digestion. ‖ Il est envo-lepé d'un pannicle nerveus. F° 27 d

377. Qu'il soit principal, c'est chose manifeste par le Philosophe, ou .14. [1] des hystoires, et par Avicene en ses [2] quantiques, et par Galien ou .4. des aides, ou .3. chapitre, et en l'anathomie.

---

373. 1 ces — 2 iouste cifac entre lui et ces autres boiaus qui uont derrauers le uentre. *Latin :* Et istud situater anterius juxta syphac ex transverso ventris inter ipsum et cetera intestina.

374. 1 aurent.

3. DU FOIE — 1 REBRICHE DU FOIE.

377. 1 .4. *Latin :* XIVe — 2 ces.

378. Il est official, ausi com l'estomac; il est compost de matiere [spermatique] [1], nerveuse par la quele les vaines de lui sont engendrees. Et pour ce qu'il estoit petit en quantité, nature li ajousta sanc coagulé pour quantité souffisant a son acomplissement.

379. Les utilités pour quoi il est envolopé du dit pannicle sont .3. : la .1. qu'il fust lié par lui o le dos et o le dyaffragme ; la .2. car la substance du foie qui n'est pas visqueuse ne tenant, soit retenue et gardee par lui ; la [1] .3. qu'il sente par le pannicle, ce qu'il ne fait pas par lui, a ce qu'il ne soit blecié, par non savoir, des nuisemens de hors.

380. L'utilité pour quoy il est de sanc coagulé, est que le jus qui vient a lui du stomach, soit converti en colour de sanc [1].

381. L'utilité de la creation du foie fu que le sanc nutritif soit en lui engendré.

382. La fourme du foie est consemblable a la fourme de la main, de la quele dit le Philosophe, ou .1. des hystoires, que le foie de l'omme est consemblable au foie du buef.

383. Les additemens du foie qui sont apelés pennes [1] sont si com les dois de la main, et sont en aucuns .4., en aucuns .5., en aucuns .3.

384. La boce du foie est auci com la pigne de la main ; le creus du foie ou le seing dit *syma* est ausi com le crues de la paume.

F° 28 a   **385.** L'utilité pourquoi il est de tel fourme || est pour ce qu'il se joigne miex au stomach, ausi com la main fet a la pomme qu'el contient.

386. L'utilité pour quoi il est ainsi joint au stomach

---

378. 1 *Latin :* ex materia spermatica nervosa.

379. 1 le.

380. 1 *Le traducteur saute ici :* cetera membra dictae descriptionis nota sunt sicut in descriptione pulmonis ? ?

383. 1 *Latin :* quae vocantur panni.

p. 51 est pour ce qu'il conforte la digestion de lui. Car la chalour de lui est aussi au stomach, com est le feu a la chaudiere ou au pot qui bout jouste lui.

387. L'asise du foie est a la destre part du stomach, et toute voies dit le Philosophe, ou premier des hystoires, qu'il est trouvé, en aucunes bestes, en la senestre part du stomach. Il touche l'estomach sans moien, et descline un poi vers le desous du stomach.

388. De la substance du foie spermatique qui est dedens sont engendrees .3. vaines selonc aucuns, et selonc les autres seulement .2. [1].

389. De la concavité du foie nest une veine grant qui est dite la porte, de la quele toutes les veines mesaraïques nessent [1]; des queles mesaraïques les unes sont continues o le fons du stomach, les autres o le boel doizenaire, les autres o le bouel jeun, les autres o le buel grelle, les autres o le bouel qui est dit sac ou orobus. Et portent de ces boiaus la succosité de la viande au foie.

390. L'utilité pour quoi pluiseurs ordres sont des mesaraïques fu que s'il eschapoit rien a l'un, que l'autre ordre le presist.

391. En cestes mesaraïques se commence la .2. digestion ausi com en la bouche se commence la .1. digestion. Et portent la succosité a la devant dite vaine qui est dite porte, la quele succosité [est] un poi alteree. Et par cele vaine, dite porte, entre cele succosité ou foie, la quele est espandue par les vaines du foie et digeree en ‖ elles, si com il aparra ou chapitre de la F° 28 b

---

388. 1 *Le traducteur saute ici :* et omnes ab ejus substantia, sicut rami a trunco, radicantur, ita quod ab ejus syma in concavitate oritur, *etc.*

389. 1 *Le traducteur saute ici:* quarum secundum diversos numerus est diversus et sunt ipsae istae venae sicut sunt rami suae arbori sive trunco.

generacion des humours, et si comme il est aucun pou moustré par desus.

392. L'office de la vaine dite porte et de toutes les mesaraïques est aporter au foie des dis membres, mes du [1] foie il ne reportent rien a nul membre.

393. En cele vaine dite porte sont rachines qui sont dites veines capillaires qui sont dedens la substance du foie, et s'espandent par toute cele substance. Et toutes tendent vers la gibbosité du foie, et iluec s'asemblent a un, et font une grant veine qui ist de la gibbosité du foie, et est appelee [1] la vaine rameuse ou kilis ou parfonde, la quele est devisee en .2. veines, des queles l'une monte, l'autre descent. Et ce est devisé en l'anathomie des bras [2].

394. Et chascune de ces .2. vaines est devisee en moult [1] de parties duc' aus vaines capillaires, par les queles et par les branches qui d'eles issent, est porté le sanc nutritif du foie a chascun membre du cors.

395. La .3. vaine la quele nest, selonc l'opinion d'aucuns mires, de la substance du foie, selonc les autres de la vaine rameuse [1], est dite vaine arterial, et porte du foie au pomon le sanc nutritif colerique et soutil ; la quel vaine tant seulement a .2. cotes, mes ele neist, selonc le Philosophe et selonc la verité, du destre ventrail du cuer.

396. L'utilité pour quoi ele a .2. cotes, est, car el porte de celui cuer le sanc colerique et sutil a norrir le pomon.

397. L'office de la vaine parfonde ou kilis et de tous les reins de li est porter du foie par tous les membres F° 28 c du cors le sanc ‖ nutritif, des quiex membres il ne raportent rien au foie.

---

392. 1 au.
393. 1 appele — 2 *Chap. VI.* §§ *282-288.*
394. 1 mol't.
395. 1 et cele uaine est dite.

398. Toutes les autres veines, exceptee la veine arterial, et tous les reins qui d'eles issent, et les mesaraïques n'ont que une cote, et nessent du foie par la veine kilis qui est racine [1] d'eles, selonc les mires. Mes selonc le Philosophe et selonc la verité il nessent du destre ventrail du cuer qui est com la racine d'eles, la quel racine gete un tronc, le quel tronc s'estent ou foie, et la se remefie et se depart en pluseurs branches :

399. (Tout ausi com de la racine vient la souche de l'arbre, et de la souche les branches, et des branches les rains, des rains la foille et la flour, le fruit ; ausi poés ymaginer de l'estat du cors [1].)

4. DU SIEGE DU FIEL DIT AMER [1]

400. Le lieu du fiel est membre official, compost de toutes manieres de vilz, spermatique [1], nerveus ; le quel est un sac ou un pannicle dit *cistis fellis*, le quel depent du cruez du foie, le quel *cistis fellis* est receptacle [2] de cole.

p. 52 **401.** Le fiel a .3. porres : l'un par le quel il trait la cole du foie, ausi com par le col o vils longitudineus, (Porres sont petis pertuis, ausi com les lieus par ou la savour ist [1].) L'utilité de cel porre est que le sanc soit depuré de cole.

---

398. 1 racines.

399. 1 *Tout ce paragraphe est de la composition du traducteur ; le latin dit seulement :* oriuntur a dextro cordis ventriculo, ut truncus a radice, et ab epate ramificantur solum sicut rami a trunco suo.

4. Du SIEGE D. F. D. AMER — 1 LA. 4. REBRICHE DU SIEGE D. F. D. AMER.

400. 1 spermatiques — 2 receptable. *Latin :* receptaculum.

401. 1 *Cette explication des pores est du traducteur ; elle ne convient pas ici où l'auteur entend par* porres *les trois canaux de la vésicule biliaire : canal hépatique du foie à la vésicule, canal cystique et canal cholédoque qui déversent la bile dans le duodé-*

402. Le .2. porre est par ou il envoie la cole au fons du stomach. L'utilité de cest porre est que par la chalour de la cole soit la digestion du stomach confortee.

403. Le ⁱ .3. porre est par le quel il envoie la cole au boiau dit jeun et a aucuns autres².

404. L'utilité de ce est qu'il netoie les boiaus et aide
F° 28 d a la vertu expulsive. L'utilité de l'asi ‖ se du fiel jouste l'estomac est qu'il conforte la digestion du stomach par sa chalour.

405. L'utilité de la creation *cistis fellis* est que l'umour colerique soit assemblee dedens lui, et soit le sanc mondefié de li, a ce que les membres ne soient corrompus par le sanc corrompu de la cole, et que les membres n'aient desdaing de recevoir cel sanc a leur norrissement.

5. DE L'ESPLAIN, C'EST DE LA RATE ¹

406. L'esplein ¹ est membre spermatique, official, aussi com le foie, et est receptacle² de melancolie, le quel a .2. porres : l'un par le quel il trait la melancolie du foie, l'autre par le quel il envoie la melancolie a la bouche du stomach³; ne n'ist nule chose de l'esplain fors par l'estomach. L'esplain est envolopé d'un pannicle qui est de la substance du pannicle du stomac.

---

num,, et non dans l'estomàc, comme le dit plus bas l'auteur. Il est vrai que d'autres manuscrits ont : ad intestina *au lieu de :* ad fundum stomachi (*Ms. 1487*).

403. 1 la — 2 C'est non dans le jejunum, mais dans le duodenum, que se déverse la bile.

5. De l'esplain — 1 .5. REBRICHE DE L'ESPLAIN CEST D. L. R.

406. 1 *Latin :* splen vocatur in gallico *rate* — 2 receptable — 3 *Inutile de dire que ces canaux ou porres n'existent que dans l'imagination des anciens qui avaient pris la veine et l'artère spléniques pour des canaux contenant la mélancolie, c'est-à-dire la bile noire.*

407. Les utilités du .1. porre de l'esplain sont .2. : la .1. que la substance de l'esplain soit norrie de la melancolie qui est ainsi atraite a lui ; la .2. que le sanc nutritif soit depuré de la porreture melancolieuse [1].

408. L'utilité du .2. porre est que l'apetit du stomac soit esmeu par la ponticité de la melencolie, si com font les choses stiptiques aceteuses [1].

409. Les utilités pour quoi l'esplein est envolopé ou dit pannicle sont .4. La .1. qu'il soustiegne la substance de l'esplain ; la .2. qu'il la deffende ; la .3. que l'esplain sente par le pannicle ; la .4. que le pannicle lie l'esplain a l'estomach et o les costes.

410. L'esplain est assis en la senestre partie du stomach, entre lui et les costes vers le dos.

411. L'esplein a forme longuete et est ainsi comme une cein ‖ ture [au stomach] [1], ou ausi comme une lan- F° 29 a gue semblable a esplain de porc, si com dit le Philosophe ou .12. [2] des hystoires.

6. DU ZIRBUS [1]

412. Zirbus est membre official, compost de veines et d'arteres, les quelles norrissent et vivifient la tunique qui est par dehors du stomach, de la quel tunique zirbus despent. Les veines et les arteres iluec [1] se tissent ensemble aus queles le sanc mestrueus clerc est ajousté. Le quel sanc est coagulé par froidure, et de ce est concrié zirbus. Zirbus, omentum (la charnosité du stomach et du ventre) est tout un [2].

---

407. 1 *Latin :* a feculentia melancholica depuretur.
408. 1 acceptoices. *Latin :* acetosa.
411. 1 *Latin :* sicut zona stomacho — 2 *Latin :* xiii°.
6. Du zirbus — 1 .6. rebriche du zirbus.
412. 1 q iluec — 2 *Le latin dit seulement :* zirbus et omentum idem est. *Car* la charnosité du stomach et du ventre *est le mirach.* V. §§ *350, 351.*

413. .2. utilités sont de la creation du zirbus : la .1. qu'il deffende en aucune maniere les membres nutritis des nuisemens de hors ; la .2. qu'il enforce et conforte la digestion de tous les membres nutritis par son espoisseté.

414. Le zirbe depent du stomach duc' au pannil, et avironne tous les membres nutritis qui sont dedens.

415. Le zirbe itel est tant seulement en homme, c'est a savoir dedens le cifac et environ, a ce que la digestion de lui soit confortee, la [1] quiel est en lui plus fieble qu'es autres bestes, et pour .2. choses : la .1. car il a le cuir du ventre tenve ; la .2. car il n'a pas le ventre pelu com les autres bestes.

LA .23. REBRICHE
[ET LE IXe CHAPITRE]

DE L'ANATHOMIE

DE LA MATRIQUE, DES REINS ET DE LA VESSIE
ET DES PARTIES D'ICEUS

416. La .12. figure qui est seule par em bas la moitié d'un homme [1], des la jointure de l'espine, qui est au milieu des costes, duc' aus [2] jointures des piès, coupee par le milieu des la fource du ventre duc' au cul, en la quele apert longaon [3] gesant ‖ sus l'espine et sus les reins, jouste les costés de l'espine, et les porres uritiques venans a euls de la veine kili, et passans d'euls a la vessie, et la vessie entiere, et le vit trenchié par le

F° 29 b

---

415. 1 le. *Latin :* ut ejus digestio confortetur, quae est ei debilior.

416. 1 *Latin :* figura .12. est sola inferior medietas hominis — 2 au — 3 longation. *Latin :* longaon

p. 53 milieu, et la coille, et les coillons entiers, dont l'un aparra en l'une partie de la coille, et l'autre en l'autre[4].

417. La .13. figure est la seule moitié desous de fame, des la jointure de l'espine, qui est ou milieu des costes, duc' aus dois des piès, trenchie par le milieu du ventre de la fource du stomach duc' au cul, en la quele apert l'aumatrique gesant sus le longaon[1], et les .2. coillons dedens liè entre le col de liè et la grant concavité[2], et apert la vessie estant sus le col de liè dedens entre les spondilles de la queue et les os des hanches[3].

I. DE LA MATRIQUE

418. La matrique[1] est membre official, compost, F° 29 c spermatique, nerveus, froit et sec, estrument de generation[2] [des fames, semblable aus estrumens de generation] des hommes, fors en tant qu'il est envers.

419. Car le col de la matrique est ausi com la verge de l'omme, et la matrique est ausi com la coille, et la matrique s'a ainsi au regart du vit com s'a l'orinal[1].

420. La matrique est composte de .2. tuniques en tel composicion et semblables et pour ces meismes utilités com est l'estomach.

421. Le lieu de la matrique est sus le longaon dedens, entre lui et la vessie et les autres boiaus. L'uti-

4 *Le ms. a ici une miniature représentant les organes de la génération chez l'homme.*

417. 1 longation, *peut-être* longanon. *Latin :* longanonem, rectum. *Le texte a :* longaonem — 2 *Probablement les ovaires.* — 3 *Ici dans le ms. la miniature des organes de la génération chez la femme.*

418. 1 *Le traducteur saute la première phrase annonçant le sujet traité dans ce chapitre* — 2 *Latin :* instrumentum generationis in mulieribus, simile instrumentis generativis in viris.

419. 1 *Latin :* et sic se habet matrix respectu virgae, sicut se habet urinale.

lité de son assise ou milieu d'icés est pour ce qu'il deffendent[1] le fruit engendré des nuisemens de hors.

422. La matrique a es fames tant seulement .2. concavités ou .2. celles[1]; les autres bestes ont tant celles[2] en leur matrique com il ont chiés de mameles.

423. La matrique a le col lonc, si comme l'orinal[1] et es .2. extremités du dit col sont .2. pertuis, c'est a savoir l'un dedens, l'autre dehors. Des quiex .2., après le temps de la conception, cil dedens se clot et cil dehors revient si comme il estoit, le quel puet estre clos et ouvert en tous temps, et c'est le con, le quel est un pertuis dehors entre les cuisses en la region du pannil, le quel a ou milieu de soi un pannicle lacerteus par dehors un poi dependant qui est apelé de Rasi[2] ou[3] .2. [et] de Albucasim ou .7. chapitre *tentigo*.

424. Les utilités de la creation de cel pannicle sont .2. : la .1. que l'orine isse par lui a ce qu'el ne s'espande par tout le con; la .2. est [l] qu'il puisse alterer l'air qui entre en la matrique par le con, quant fame se siet, les cuisses ouvertes[1].

F° 29 d

---

421. 1 deffende. *Latin :* ut deffendant.

422. 1 *Erreur manifeste, à moins que Mondeville ne compte la cavité du col comme une deuxième cavité de l'utérus. Ce qui le fait supposer, c'est qu'il prend le vagin pour le col de l'utérus. Voy*. § 423 — 2 selles. *Latin :* cellulas.

423. un orinal. *Ce qui voudrait dire : comme un pot-de-chambre, sens qui peut aller, si on compare le vagin à un de ces vases à long col, mais le texte dit :* sicut urinale, *et je pense que l'auteur continue ici, comme plus haut* § 419, *sa comparaison entre les organes sexuels de l'homme et de la femme* — 2 arasi. *Le traducteur lisant dans le texte :* arasi, *a cru que c'était le nom de cet organe. Latin :* qui vocatur a Rasy II° Almansoris (*ms.* 1487 : Albucasis) cap. 7 « tentigo » — 3 et on.

424. 1 *Le latin ajoute :* sicut facit uvula os subintrantem. *Il est inutile de faire remarquer l'absurdité de ces explications, de ces utilités, comme dit l'auteur. D'abord le* « tentigo » *n'est pas l'orifice de l'urèthre, mais le clitoris, organe érectile analogue chez la femme à la verge de l'homme. Il est imperforé ; il ne peut donc ni*

425. Le dit col de la matrique entre sez ¹ .2. pertuis devant dis en sa concavité a moult de involutions et de pleiz conjoins et entremellés entre eulz, si com foilles de rose avant qu'el s'espanuisse ², ou si com la bouche d'une bourse close et estrainte, si qu'il en puisse issir tant seulement l'orine, tant que la fame a enfanté.

426. Environ le milieu de cel col sont veines es virges ¹, les quéles veines sont corrompues ou tens qu'il perdent leur virginité par defloration, c'est quant elles sont despucelees.

427. Es costés du pertuis qui est par dehors ¹ et en la partie dehors ¹ sont les .2. coillons ² et les .2. vesseaus spermatiques, les quiex sont un poi plus briés de ceus de l'omme, des quiex vesseaus ou tens de rafaitier ³, le germe de la fame est empaint au fons de la matrique, et est mellé o le germe de l'omme qu'il ⁴ emporte a la matrique.

428. (Ainsi est faite generacion ¹ :

429. [1°] A ce que generacion du cors humain soit faite, confrication delectable d'omme et de fame est faite ¹ charnelment, et par ce le germe des .2. parties

émettre l'urine, ni altérer ce fameux air qui entrerait dans la matrice.

425. 1 cez — 2 sespanuissent.

426. 1 *hymen, repli de la membrane muqueuse de la vulve.*

427. 1 dedens. *Latin :* in lateribus orificii ejus exterioris — 2 *glandes vulvo-vaginales* — 3 des quiex vesseaus ou ceux de rafaitier quant le germe de la fame uiennent si est empaint au fons de la matrique. *Latin :* a quibus vasis, tempore coitus, ad fundum matricis impellitur muliebre sperma, et cum viri spermate commiscetur — 4 qui.

428. 1 *Toute cette dissertation, plus astrologique que médicale, sur la génération (§§ 428-444), n'est pas dans le texte de Mondeville. Elle est probablement antérieure à notre traduction, car les règles du cas sujet y sont mieux observées. Cf.* § 433 lequel fruit est liés; li quel portent; il est nés; § 434 est devisés; § 435 tant qu'il est nés; § 438 li enfes; § 440 li enfes est fourmés; lors se muet l'enfes; lors naist li enfes; § 442 puis que li enfes est nés.

429. 1 fait.

se melle ensemble en la matrique du ventre de la fame, de la quel matrique la bouche se clot, si tost come ele a en soi conceu, si fort que la pointe d'une aguille n'i porroit entrer. Et tant plus se croist ce fruit, et plus cele bouche s'estraint.

430. 2º Naturel chaleur, contenue en la matrique, esmuet [1] les esperis qui descendirent avec les .2. germes en liè, les quiex esperis, meslés ensem ‖ ble, font la vertu informative, en la quele est la miniere de l'ame, vie et nature.

Fº 3o a

431. Et ce est fait es premiers .6. jours de conception, es quiex le fruit ne quiert norrissement naturel.

432. 3º De ces .6. jours jusques a .3., nature fait les poins et les lignes du cors, le quel commence avoir apetit; et es .6. jours ensuivans ces .3. le sanc menstruel se melle o le fruit, en confortant son apetit.

433. Le quel fruit est liés par liens qui de lui viennent a la matrique, dis cotillidones, li quel portent de la matrique par le nombril le norrissement du sanc menstruel au fruit, lequel ne reçoit norrissement par la bouche ne par l'estomac, jusqu'au temps qu'il est nés.

434. 4º Retenue de sanc menstruel, a cele fin qu'il n'isse hors, est faite par nature, puis que la fame a conceu, le quel sanc, en tout le temps de la conception, est devisés en .5. parties.

435. La .1. aide a l'acroissement des membres, et est muee en similitudes de germes; la .2. par chalour est muee en char; la .3. en cresse par froidure; la .4. en lait; la .5. est en la matrique norrissant le fruit, tant qu'il est nés.

436. .12. jors ensivans après ces .15. sont terme de la char du cors, le quel est de sanc coagulé [1], chaut et moiste, et [de] la moelle venant du haterel par derreres

---

430. 1 q. esmuet.
436. 1 coagules.

le milieu des spondilles tout contreval ; et aperent en
.3. bocetes le cervel, le cuer, le foie tenans au nombril.

437. Es .9. jours après, le chief s'esloigne des
espaulles, le ventre des costes.

438. Es .4. jours après, le cors est tout parfait, et es
.5. jours après, la mere le sent movoir; et sont .45.
jours, les quiex ‖ doublés font .90. jours : lors se F⁰ 3o b
muet li enfes plus fort.

439. Les [1] quieus .90. jours triplés, l'enfant naist,
et sont .9. mois, chascun de .3o. jours.

440. 5° Et avient bien que li enfes est fourmés, et le
sent sa mere en .35. jours les quiex doublés[1] font
.70. ; lors se muet l'enfes plus fort; les quiex triplés
font .210, jours. Ce sont .7. mois, chascun de .3o. jours ;
lors naist li enfes, et se desevrent· les liens de la
matrique tenans le nombril [2] de l'enfant, les quiex
sont coupés de cele qui le reçoit au con [3].

441. 6° Quant la fame a conceu, Saturne oevre le .1.
mois par froit [1] sec; Jupiter le .2. par chaut moiste;
Mars le .3. par chaut sec; Souleil le .4. par chaut sec;
Venus le .5. par chaut moiste; Mercure le .6. par
commune complexion; la Lune le .7. par froit moiste;
Saturne le .8. par froit sec; Jupiter le .9. par chaut
moiste.

442. 7° La Lune a les premiers .4. ans, puis que li
enfes est nés; Mercuire .10. ; Venus .8.; le Soleil .19. ;
Mars .15. ; Jupiter .12. Ce sont .68. ans. Puis Saturne
jusques a la fin de la vie.

443. 8° Brieve rieule des signes : Ariés a le chief,
Taurus le col; Gemini les bras; Cancer le pis; Leo
l'estomac; Virgo le ventre; Libra les reins ; Scorpius
la nature d'omme et de fame ; Sagittarius les cuisses ;

439. 1 le.
440. 1 doublent — 2 lit — 3 recoit .o. ☉.
441. 1 fruit.

Capricornus les genous ; Aquarius les jambes ; Pisces les piès.

444. Ne fai ¹ pas cyrurgie ou membre du signe ou quel la Lune est, que froidure et humidité ou autre desatemprance ne te greve.

Parfaites sont les .8. rieulles en brief de l'anathomie. Graces à Dieu. Amen ! Amen !) ||

445. Pluseurs ¹ veines du foie portent, ou tens que fame à conceu, norrissement au fruit qui est engendré. Et ces meismes veines, ou temps de vacuité, portent des autres membres a la matrique les superfluités des queles le flus du sanc (dit flours ou menstrues) est engendré, le quel en tens deu est mis hors par nature.

[2. DES REINS]

446. En la region des nutritis [desous] ¹, pres de la partie derriere, est la region des reins qui est composte de .2. parties principaus : c'est de la part dehors et de cele dedens.

447. La part dehors est composte du cuir dehors et de .5. spondilles des reins.

448. La part dedens est composte de .4. parties : des longes, des reins, de l'axunge, de la vessie.

449. Les longes sont chars lacerteuses, longitudinaus, dedens les spondilles, entre eulz et cifac ¹, et gisent jouste les .2. costés des spondilles, tout aussi com les longes qui sont estendues dessus les spondilles.

444. 1 sui.

445. 1 *Le traducteur reprent avec ce § 445 le texte de Mondeville.*

446. 1 *Latin :* inferius.

449. 1 dedens l. s. e. eulz et cifac. *Ces mots sont exponctués dans le manuscrit, mais traduisent exactement le texte :* intra spondiles, inter ipsas et syphac.

L'utilité de la creation des longes est que les reins s'i reposent.

450. Les reins sont membres officiaus, compos de .2. germes et de char dure lacerteuse.

451. Les reins sont .2., le destre et le senestre. Le destre est un poi plus haut que le senestre.

452. L'asise d'euls est jouste leur spondilles o qui il sont liés, l'un d'un costé et l'autre d'autre.

453. De la veine kili viennent .2. veines concaves dites *porri uritides* ou chenaux[1] des reins. Et chascun rein a une de ces veines. Ces *porri uritides*[2] entrent en la substance spermatique et ou milieu des reins, et leur portent[3] de la dite veine l'acosité de l'orine, la quele n'est pas du tout desnuee du sanc ; || de la quele acosité F° 30 d les reins traient a eulz le sanc pour leur norrissement ; la quele accosité ainsi desnuee est dite pisat. Le quel est envoié par les .2. porres uritides a la vessie[4].

454. Les reins d'omme sont samblables aus reins de vache, et sont par neuz ausi com s'il fussent pluiseurs compos ensemble, et ont pluseurs concavités. Et pour ce les maladies des reins sont de plus forte cure ; et sont plus fermes que les autres membres.

455. Si en sont .2. utilités : la .1. qu'il soient meins blechiés de l'acuité de l'orine passant par aus ; la .2. qu'il se puissent miex escouler et soient plus seurement contreins de l'orine passant par leur solidité[1].

456. .3. utilités sont pour quoi les reins sont .2. : la .1. car s'il n'en estoit que .1., il convendroit qu'il fust grant, et ainsi il encomberroit les lieus des autres membres ; la .2. car s'il n'en estoit qu'un, ou il seroit sùs l'espine, où en un des costés de lui, et ainsi il

---

453. 1 cheuaux. *Latin* : canales — 2 porcoritides. *Latin* : pori uritides — 3 portes — 4 *Mondeville confond les 2 veines rénales ou les 2 artères rénales avec les 2 urétères.*

455. 1 *Contresens. Latin* : ut melius excoletur et coartetur urina transiens per eorum soliditatem.

encomberroit les lieus, s'il estoit sus l'espine. S'il estoit
en l'un des costés tant seulement, il feroit tout le cors
decliner a cel costé ; la .3. il convient qu'il soient .2.
a ce que l'un puisse soustenir l'office des .2. ou temps
de necessité.

457. Aus reins est mandee une artere du cuer passant par le milieu du foie. L'utilité est qu'el porte le
sanc, l'esperit de vie, la chaleur aus reins. Aussi aucunes veines leur sont mandees du foie pour les conforter du sanc nutritif[1]. ‖

3. DE L'AUXUNGE [1]

458. Auxunge [1] est une gresse qui ‖ envolope les
reins, si com dessus est dit ou chapistre de l'anathomie
des membres consemblables [2].

459. L'utilité est que ceste gresse atrempe et refraigne la chaleur des reins aquise de la mordification de
l'urine.

4. DE LA VESSIE

460. Sous les reins un pou, entre [1] l'os de la pannilliere et longaon, est le lieu de la vessie.

461. La vessie est membre official, compost de .2.
pannicles nerveus, de complexion froide et seche, de la
quele le col est un poi charnu ; en l'homme lonc, con-

---

457. 1 *Il n'y a d'artères se rendant aux reins que les deux
artères rénales ou émulgentes qui viennent directement de l'aorte
abdominale, et de veines que les deux veines rénales qui s'ouvrent
dans la veine cave abdominale ou ascendante. Mondeville, par
son artère qui du cœur va aux reins, en passant par le foie, a probablement en vue les deux vaines caves, la thoracique ou descen-
dante et l'abdominale ou ascendante.*

3. DE L'AUXUNGE — 1 AUXINIGE.

458. 1 auxinige. *Latin :* axungia — 2 *Chap. I,* § 97.

460. 1 oultre. *Latin :* inter.

tinué o le vit, passant par le trou du cul, et es fames cort, continué au con.

462. Le lieu de la vessie est es hommes entre l'os de la pannilliere [et longaon, et es fames entre le dit os] et la matrique [1]. Et toute beste qui a sanc ou grant pomon, a vessie.

463. O la vessie pres de son col sont continuez les *porres uritides*, portans l'orine des reins, entrans es pertuis de la cote de la vessie par dehors pres du col.

464. Et quant le pissat est entré entre les .2. tuniques
_{p. 55} de la vessie, il est un poi deporté en montant vers le fons de la vessie; car le fons de la vessie est dessus son col en son assise. Et lors le pissat trueve [1] la tunique dedens perciee, si entre lors en la concavité de la vessie, et ainsi est l'orine deportee [2] entré les .2. tuniques de la vessie.

465. Et avient que quant la vessie est la plus emplie de pissat, tant se conjoingnent plus fermement les tuniques ensemble. Et pour ce que les pertuis des .2. tuniques ne sont pas endroit opposite, pour ce ne puet le pissat redonder [1] par eulz, se le col de la vessie n'est si estoupé qu'il n'en puisse rien issir.

466. Il est un lacerte || ou col de la vessie le quel F°31 b retient le pissat, quand il est estraint; et quand il est laschié, il met tantost l'orine hors.

---

462. 1 *Latin* : in viris inter os pectinis et longaonem, in mulieribus inter dictum os et matricem.

464. 1 trueue tenue la tunique. *Latin* : invenit tunicam intrinsecam perforatam — 2 eqoortee. *Latin* : portatur urina.

465. 1 redouter. *Latin* : redundare.

LA .24. REBRICHE
[ET LE Xᵉ CHAPITRE]

DE L'ANATHOMIE DES HANCHES, DE LA PANILLIERE ET DES AIGNES [1]

467. Les hanches sont compostes de .2. parties, c'est dedens et dehors.

468. Dedens sont compostes de .2. parties : des spondes qui sont dites les spondilles des [1] hanches et des .2. os des hanches.

469. O les spondilles des rains sont continuees sans moien .3. spondilles desevrees qui sont dites spondilles des hanches, aus quelles sont continuees .3. spondilles conjointes qui font l'os de la queue, et cestes sont ausi dites spondilles des hanches [1].

470. Soient racontees les spondilles : le col en a .7., le dos .12., les reins .5., les hanches .6. ; somme .3o.

471. Toutes ces spondilles sont parcies [1] du tout par le milieu, et par ces pertuis passe la nuche.

472. Chascun spondille a .4. additemens ; aucuns en ont plus.

473. Chascun a pertuis aus costés par les quiex veines et arteres viennent et portent a la nuche vie et norrissement.

474. Chascun spondille, exceptés .2., est joint o l'autre continuelment o fors liemens, si que l'un se

---

La .24. REBRICHE — I AIGUES.
468. 1 de.
469. 1 *Le traducteur saute ici la phrase suivante :* sive sint sive non, hoc non ponit difficultatem vel diversitatem in opere cyrurgico.
471. 1 parties. *Latin :* perforata.

puet a paine mouvoir sans l'autre. Et ceste conjonction
des spondilles est apelee l'espine ou le dos, et est fondement de la force de tout le cors.

475. O le derrenier os de la queue, ou le spondile dit
compost [1], sont continués les os des hanches, aus
quiex tous les os desous sont liés, et ceux soustien-
nent toutes les choses desus, quant l'en est drecié en
estant [2].

476. Et ceus [1] sont ‖ cartillagineus vers l'os de la   F° 31 c
queue et plus grelles que vers la panilliere. Et chascun
de ceus a environ le milieu une boiste en la quelle est
tornee [2] l'extremité desus de l'os de la cuisse, qui est dite
vertebrum ; et la boiste est apelee *scia*, et toute la jointure composte de ces choses est apelee [3] la jointure de
la hanche, et tot le compost de ces choses et de char
dehors est apelé la hanche [4].

477. O les dis os des hanches, o les extremités devant
est continué l'os de la panilliere, le quel est, selonc
aucuns, partie des hanches. Selonc les autres c'est .1.
os qui est devisé d'elles. Selonc les autres ce sont .2. os.
Chascun des os des hanches, selonc aucuns, a [1] .4. parties ; toutevoies, selonc les cyrurgiens, chascun a un
os, et l'os de la panilliere ausi un, le quel est devisé
des hanches [2].

478. La .2. part principal qui entre en la composicion des hanches o les dites .3. spondilles et o les dis

475. 1 ou est le dit spondile compost. *Latin* : cum ultimo osse
caudae vel spondili dicta composita — 2 estans.

476. 1 ceus spondilles. *Il ne s'agit pas des vertèbres* (spondilles), *mais des os iliaques* — 2 *Latin* : volvitur — 3 apele —
4 et tot le compost dehors et de dedens de char et de tout est
apele blanche. *Latin* : et totum compositum ex istis et carne
exteriori vocatur hanca.

477. 1 on — 2 *Passage obscur. Voici le latin* : tamen secundum
cyrurgicos quodlibet eorum (*ossium*) numeratur unicum os, et os
pectinis similiter unicum, et tamen videtur sensibiliter in medio
compositum ex duobus.

.2. os est la partie dehors qui est dedens charnue, et ces parties sont apelees naichez [1].

479. Sous la region des nutritis par devant est continuee [1] o mirac et o les yles [2] la region de la panilliere, la quele est sus les membres generatis [3].

480. La partie par dedens de li est ossue [1], de la quele l'anathomie et la composicion est veue [2]. _{p. 56}

481. La partie dehors est charnue, la quele est estendue des le mirach du ventre duc' au vit, et de l'une cuisse duc' a l'autre. Ceste partie dehors est composte du pannil et des aignes.

482. Le pannil est le lieu pelu qui avironne le vit Fº 31 d dessus et encoste. Les aignes sont ‖ les plieures qui sont entre le painnil, les flans [1] et les cuisses.

483. Les queles aignes sont, selonc aucuns, purgatives dites emomptoires [1] du foie et des coillons.

484. Et ont dedens grant espasse ou il a char spongieuse, petite [1] et glandeuse. La quele boit aucune fois moult de superfluités qui li sont envoiees des coillons et du foie. Et i sont souvente fois faites apostumes par voie de derivation [2], qui sont dites bubons, berbes, encloupeures, pour ce qu'il font clochier [3].

---

478. 1 *Latin* : et istae partes vocantur nates, in gallico « fesses » vel « nages » (*ms. 1487*, naches). *Le manuscrit met ici la rubrique* : DE LA PANILLIÈRE.

479. 1 continue — 2 boiaus. *Latin* : cum mirach et yliis ; *et le traducteur a pris ce mot pour* ileis *d'*ileum, *iléon, intestin grêle; au lieu d'*iliis *d'*ilia, *flancs* — 3 generatif.

480. 1 oisue — 2 § 477.

482. 1 boiaus. *Latin* : ylea *pour* ilia ; *les iles, les flancs. Le traducteur a confondu, comme plus haut* § 479, ilia, *flancs, avec* ilea, *iléon, intestin grêle.*

483. 1 emŏptoires. *Le manuscrit porte toujours* emomptoires *ou* emonptoires *pour* emonctoires. *Latin* : emunctoria.

484. 1 *Latin* : rara — 2 dirimation — 3 *Latin* : quae vocantur bubones, vulgari gallico « berbles » (*dans l'éd.* Pagel : « verbles ») vel « clapoires »

LA .25. REBRICHE
[ET LE XIe CHAPITRE]

DE L'ANATHOMIE

DES MEMBRES DES HOMMES GENERATIS, ET DU CUL ET DE LA
PERITONEON (C'EST L'ENTREPETE)

[DU VIT]

485. Sous la region de la pannilliere est la region des membres generatis des hommes; la quele dure duc' a paritoneon. Dont dit le Philosophe, ou .1. des hystoires, ou .4. chapitre : ou terme de la pannilliere est[1] le vit.

486. Ceste region du vit est composte de .2. parties principaus : c'est dehors et dedens.

487. La partie de hors a .2. parties : c'est le vit et la coille.

488. Le vit est membre official et compost de mout[1] de ners et d'arteres[2].

489. L'utilité de la creation du dit selonc le Philosophe, ou .14. des hystoires, ou .5. chapistre, est double : la .1. que le pissat soit mis hors par lui. La .2. que la matiere spermatique (dont generation est faite,) isse par lui.

---

485. 1 &.

488. 1 ml't — 2 *Le traducteur saute ici :* Et fuit huic membro hoc nomen veretrum impositum ab hominibus sicut patet per modum loquendi Haly supra tegni tract. de causis cap. 37 dicentis : vidi virum qui habebat veretrum, testiculos et vulvam. Sed virga et membrum sunt nomina imposita huic membro a mulieribus per excellentiam sicut patet per modum loquendi earum et causa.

490. Du vit dit le Philosophe, ou .14. [1] des histoires, ou .5. chapistre, qu'il seulement croist et amenuise sans lesion de substance. Le quel acroissement aide a F° 32 a rafaitier (et a faire generation) ; et l'amenuisement ‖ de lui fait ses autres offices, (si com pissier.)

491. De la mesure du vit dit Galien en l'anathomie qu'il doit estre de moiane longitude entre .6. dois de travers et .9.

492. L'utilité de ceste longitude est qu'il ataigne le lieu de la generation en la matrique (quant il y met semence et germe de creature [1];) car s'il estoit plus brief, il n'i atendroit pas.

493. L'utilité pour quoi il ne doit estre plus lonc, met Avicene, ou .3. livre, ou .2. [1] fen, et dit : s'il est plus lonc, que le germe se [2] refroidera avant qu'il soit ou droit lieu de la matrique.

494. (Et ce puet estre pour ce qu'il passe le lieu du germe a la fame qui se doit conjoindre o lui, et treuve le milieu plus large et plus voit, si refroideist [1]).

495. La verge principaument nest d'un cartillage qui est de la substance de l'os de la queue. La quel verge, (c'est le vit) [1], est plus nerveus que n'est autre membre de sa quantité ; il est cruez.

496. Et a .2. pertuis : l'un est desus par le quel il pisse, l'autre est desous par le quel il met la semence eu con : Avicene met un [1] .3. par le quel il met hors pollucions, sans ce qu'il le sache [2].

---

490. 1 .4.

492. 1 creisture. *La phrase entre parenthèses est du traducteur, comme celles du § 490.*

493. 1 .20. *Latin :* f. 2. — 2 ne.

494. 1 *Cette explication fantaisiste donnée dans ce § 494 n'est pas de Mondeville.*

495. 1 *L'explication entre parenthèses est du traducteur.*

496. 1 les .3. — 2 *Inutile de dire qu'il n'y a qu'un pertuis, l'orifice uréthral.*

497. (Pollucion est projection de semence sans savoir le tans que c'est fait [1].)

498. L'utilité pour quoy le vit est crues est pour ce qu'il soit aucune fois raempli d'esperit et de vapours.

499. Le milieu du vit, c'est a savoir ce qui apert dehors des le bout duc a la rachine par dehors est d'une fourme et d'une maniere. Mes le bout du vit est com‑

p. 57   post de 2. parties, c'est a savoir dehors et dedens.

500. La part dehors est un cuir mol [1] qui puet estre rebouté dehors [2], et est dit prepucium, ‖ (c'est la coiffe   Fᵒ 32 b du bout du vit) [3]. Si en dit Avicene, ou .3. livre, ou chapitre des maladies des membres generatis que les ulceracions qui sont sur le bout du vit ont mestier de plus fors [4] desicatis que les ulceracions qui sont faites sus prepucion (c'est sus la pel qui cuevre le bout du vit). Dont il avient qne se le prepucion soit par corrosion percé, le pertuis est incurable. Toutevoies dit le Philosophe que l'extremité du vit est dite prepucion et le cuir qui la cuevre est dit coiffe.

501. L'utilité du mouvement du bout du vit en sa confricacion aie au mouvement de la matiere spermatique, a cele fin qu'el soit plus tost venue et mise hors des coillons et des vessiaus spermatiques, et a ce qu'ele aquiert gregnour delectacion du bout du vit et de la pel, et qu'il gargent le vit des nuisemens de hors.

502. La partie dedens du chief devant de la verge est une char sutile muscleuse de la quele, se aucune partie en est perdue, el ne puet estre restablie [1], mes ele se puet recuirier, et i pert la fosse. Le chief du vit n'est pas blecié de fort constriction ; et toutevoies sent il tres bien.

---

497. 1 *Cette explication entre parenthèses est du traducteur.*
500. 1 *Le latin a* mobilis — 2 *Le latin a* ad posterius — 3 *L'explication entre parenthèses est du traducteur.* — 4 fort.
502. 1 restable.

DE LA COILLE

503. La coille est dite osseum ou bourse, et est membre official, compost, et jaçoit ce qu'elle soit contee entre les membres generatis, toutevoies n'est ele pas des principaus [1].

504. Les utilités de la creation de la coille sont .2. La .1. qu'elle conforte et eschaufe par son espoisseté et par ses poils [1] les coillons et les vesseaus spermatiques; la .2. qu'el les deffende de nuisemens de hors.

F° 32 c **505.** La coille est ‖ composte de .2. parties, dedens et dehors.

506. La partie dehors est composte du cuir dehors et des lacertes longitudinaus, [latitudinaus] [1], traversaus, et est composte si com le mirach du ventre et pour semblables causes et utilités, et pour ce est dite *mirach ossei* [2] (c'est la charnosité de la coille [3]).

507. La coille est devisee en .2. parties manifestes ausi dedens comme dehors, c'est assavoir a [1] la cousture qui passe des le trou du cul duc' au vit par le milieu. L'utilité de ce est que, s'il avient a l'une partie nuisement, que l'autre partie demeure saine.

508. La partie de dedens la coille qui avironne les coillons, ausi com fait cifac la region des nutritis, est de la substance du dit cifac, et est en lui, tout en la guise que sont les .2. coignes qui sont en un sac, les quiex coignes [1] sont liés d'un lien qui n'est pas moult

---

503. *Le traducteur omet ici :* et est ei impositum istud nomen bursa a mulieribus, sicut prius. *Voy.* § *488.*

504. 1 pans. *Latin :* pilis.

506. 1 *Latin :* latitudinalibus — 2 ostel. *Latin :* mirach ossei — 3 *L'explication entre parenthèses est du traducteur.*

507. 1 a *exprime ici le moyen et répond à* par, au moyen de. *Latin :* Est autem osseum divisum.... scilicet a sutura.

508. 1 cornes

estroit. Et cele partie de cel cifac qui est ainsi liee
moïanement, qui est entre la concavité du cifac et la
concavité de la coille, et passe [2] entre la char qui est
sus le cifac et l'os de la panniliere, des .2. costés du vit,
est dite *didimus*, c'est dubitatif, car nous devons tous
jours douter de la relation et de la routure de lui [3].

DES COILLONS

509. La .2. partie principal des membres generatis
qui est dite la partie dedens, est composte des coillons
et des vessiaus spermatiques.

510. Les coillons sont membres officiaus des quiex
la substance est composte de la char blanche glandeuse. En pluseurs le destre coillon est plus fort et plus
gros que le senestre.

511. L'utilité de la creation des coillons et des vessiaus spermatiques ‖ est que generation de sperme, F⁰ 32 d
(c'est du germe et de la nature dont lignie est faite) [1],
soit faite en aus du remaignant du norrissement de tous
les membres.

512. Par les didimes devant dis viennent aux coillons
les ners du cervel, les arteres du cuer, les veines du
foie, et aportent iluec sens, mouvement, vie, esperit,
sanc, norrissement. Aussi leur est aporté par les arteres
et par les veines desus dites le remaignant du bon sanc
nutritif de tous les membres, le quel est dit d'Avicene
p. 58 la superfluité [1] de la viande de la quele est fete [2] la
matiere spermatique, quant la darreniere digestion est
receue es coillons et es vesseaus spermatiques.

---

2 espasse. *Latin* : et transit — 3 *Inutile de faire remarquer
cette étrange explication de* didimus *qui signifie double, parce
que les organes sont doubles.*

511. 1 *Cette explication entre parenthèses est du traducteur.*

512. 1 la .4. superfluite. *Latin* : superfluitas cibi — 2 fere.

513. La quèle digéstion spermatique est un poi blanche par la vertu des coillons ; et com cele matiere passe aus vesseaus spermatiques, ele est illuec digeree par la darreniere digestion, et la reçoit complete fourme de sperme, (le quel est germe de generation)[1].

LES VESSEAUS SPERMATIQUES

514. Les vesseaus spermatiques sont vesseaus officiaus, des quiex la figure est roonde, longuete. L'asise d'iceus est entre les coillons et le vit. Il sont plus gros pres des coillons et plus estroit pres du vit ; et les extremités d'iceus sont estendues duc'[1] a la voie spermatique qui est dedens le vit, ou il portent la matiere spermatique, et illuec se determinent.

DU CUL

515. Sous la region des membres generatis est contenue la region du cul qui est composte de peritoneon[1] et du dit anus.

F. 33 a   **516.** Peri ‖ toneon est continué de la part dedens o la coille duc' au trou du cul, ([et est] dit l'entrepede).[1]

517. Anus est le trou du cul, ou quel est determinee la partie dehors et desous[1] du longaon, (c'est du bouel culier)[2] par le quel les feces et les estrons sont mis hors du cors humain.

513. 1 *L'explication entre parenthèses est du traducteur.*
514. 1 *du.*
515. 1 periteon.. *Latin : perytoneon.*
516. 1 *Nous ignorons ce que signifie réellement ce mot « entrepede » qui, dans le titre de ce xiᵉ chapitre, est écrit « l'entrepete », et dont le traducteur se sert pour désigner le périmée, étrangement appelé par Mondéville perytoneon.*
517. 1 est determine dehors et dedens la partie du longaon. *Latin : ad quem (anum) terminatur exterior et inferior pars longaonis* — 2 *L'explication entre parenthèses est du traducteur.*

LA .26. REBRICHE
[ET LE XIIᵉ CHAPITRE]

DE L'ANATHOMIE DES CUISSES ET DE TOUS LES MEMBRES QUI SONT DESOUS

518. Sous la region des hanches sont les cuisses o les autres membres qui sont desous, et des hanches sont continués ¹ tous les autres membres desous, mes la cuisse est moien entre ces membres.

519. La cuisse dure de la jointure de la hanche duc' au genou. La jambe dite *crus* ou *tybia* dure du genoil duc' a la cheville du piè, et est appelee d'Avicene en arabic « asseid ». Le piè est la partie qui dure des la cheville duc' aus ongles des orteils. Le piè entre la cheville et les ortelz est compost du talon, du piegne, de la plante.

520. L'anathomie de la cuisse et des membres qui sont desous, tant com il apartiennent a l'estrument de cyrurgie, est ausi com l'anathomie de l'ajutoire et des membres qui sont desous ; mes il y a difference en aucuns. Mes il ne different pas ou nombre des os.

521. Il different en l'asise et en leur posicion en .2. lieus, c'est a savoir ou genoil et ou talon.

522. Ou genoil, car sus la jointure de lui est la roelle qui est apelee d'aucuns l'uil du genoil. L'utilité de liè est, car el garde la jointure du genoil des nuisemens. Mes sus la jointure du coute n'est pas mis os distinct ¹ ne devisé des autres, mes tant seulement l'aditement rostral, comme il est dit sus ‖ ².

---

518. ı contenues. *Latin :* continuantur.
522. ı distincte — 2 § *271.*

523. En l'autre lieu, c'est a savoir en la cheville du piè et [ou] [1] talon, ne sont se non [2] .7. os ; mes en la semblable jointure de la main sont .8. os.

524. Es muscles, lacertes, cordes, ners, cuir, nombre, position n'a point de difference, fours que la fourme de la cuisse est plus grosse que cele de l'adjutoire.

525. Ou nombre des arteres et des veines il ne different pas ; mes il different en l'asise et en la posicion [1] d'elles, si com la composition [et la fourme] [2] des cuisses et des bras different.

LA .27. REBRICHE

DE FLEBOTHOMIE, C'EST DE SAIGNIE

526. Les veines qui sont communement saignies en la cuisse et ou piè sont .4. : la saphene, la sciatique, la renal [1] et cele qui est sous le garret [2].

527. La saignie de la veine qui est sous le garret [1] vault aus maladies de la matrique pour la retencion des mestrues et fait grant voidenge de tout le cors, et afoiblist mout.

528. La seignie de la saphene qui est fete entre la cheville et le talon en la partie dedens vaut aus maladies des aignes, du vit, des coillons, de la matrique.

529. La seigniee de la sciatique qui est faite entre la

---

523. 1 *Latin* : scilicet in cavilla pedis et talo — 2 ne sont pas .7. os. *Latin* : ibi non sunt nisi 7 ossa.

525. 1 composicion. *Latin* : in situ earum vel positione — 2 *Latin* : sicut compositio et forma coxarum.

526. 1 uenal. *Latin* : renalis — 2 sus le garret. *Le latin dit* : et ea quae est sub pollice.

527. 1 *Le latin dit* : sub pollice. ·

cheville dehors et le talon vaut aus maladies des reins
et des hanches.

530. La seignie de la veine renal [1] qui est faite entre
le petit orteil et l'autre après, dit auriculier, vaut a
chancre, mort mal, varices, sausse fleugme [2] et a toutes
maladies melancolieuses des jambes.

LA .28. REBRICHE

DE LA RECAPITULATION ET DU NOMBRE DE
TOUS LES OS [1] DE TOUT LE CORS

531. Le nombre de tous les os de tout le cors, tant
com il apartient a l'estrument de cyrurgie et selonc
qu'il aparut ‖ premerement par chascun membre sont F° 33 c
.203., fors les os sisamins.

532. Ou cran sont .6. ; ou nés .2. ; es maxilles .4. ;
en l'epiglote .1., c'est l'os de la lande; ou col est l'os
basilaire, et a .7. spondilles ; es espaulles .5. ; en
chascun bras et en chascune cuisse .30., ce sont .120. ;
ou dos .12. spondilles ; es costes .24. ; en la thorace
.7. ; es reins sous les spondilles du dos sont .5. spondilles ; es hanches et en la queue sont .6. spondilles ;
es hanches et en la pannilliere .3.

533. Se aucun veult dire de .2. os ou de pluseurs
que ce soit .1., ou d'un que ce soient .2., ou s'il
veult [1] conter du nombre des os les dens aussi, le nombre pourra estre creu ou apeticié.

534. Entre ces dis os sont aucuns os qui entrent en
la composicion du cors, qui sont apelés sisamins, car il

---

530. 1 uenal. *Latin* : renalis — 2 flengme. *Latin* : flegma
salsum.

LA .28. REBRICHE — 1 ET DE.

533. 1 ueul.

sont en manière de sisamin. c'est .1. grain menu. Les quiex os emplent [1] les concavités.

535. Et ceulz sont trouvés en chascune jointure de chascun doi, et en mout [1] d'autres lieus, et sont tres petis, ausi com roons, et sont trouvés es piès de pourceaus quant il sont mengiés, aussi comme noiaus de cerises. Les quiex, s'il [2] sont ajoustés o ceuz desuz dis, le nombre sera greignour.

536. Avicene ou .1. livre, ou .1. fen, en la .5. distinccion, ou .20. chapistre et derrenier [1] de l'anathomie du piè en la fin : les os de tout le cors humain sont .259. [2], fors les os sisamins et l'os [3] qui est enraciné en l'epiglote (c'est ou neu de la gorge) [4], le quel est semblable a la laitre dite lande en grec, et est com une figure de sept en algorime ainsi fete .Λ. [5] ‖

F⁰ 33 d   EXPLICIT

Ceste translation de latin en françois fu acomplie en l'an de .1314. le juedi, darrain jour d'octovre, vegille de touz sains, environ nonne de jour.

Vinum scriptori debetur de meliori.

---

534. 1 *Latin :* replentia concavitates.
535. 1 ml't — 2 si.
536. 1 *Latin :* l. 1. f. 1. doctr. 5. summa 1. cap. 30 et ultimo — 2 *Latin :* 249 — 3 les os. *Latin :* os lande *c'est-à-dire l'os hyoïde* — 4 *L'explication entre parenthèses est du traducteur* — 5 *Le chiffre arabe* Λ *équivaut à notre 8.* Voy. § *164, note 2.*

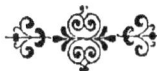

DEUXIÈME TRAITÉ

PLAIES ET ULCÈRES

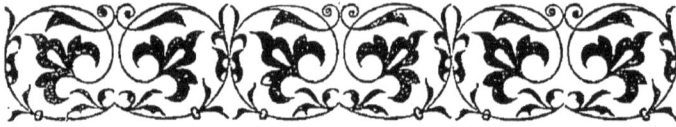

DEUXIÈME TRAITÉ

PROHEME

CI COMMENCE LE PROHEME [1] AU .2. TRAITIÉ DE CESTE CYRURGIE

LA PREMIERE REBRICHE

CI COMMENCE LE PROHEME PARTICULIER AU .2. TRAITIÉ DE LA CYRURGIE MESTRE HENRI D'ESMONDEVILLE [2], DE TRES NOBLE SEIGNEUR DU ROY DE FRANCE CYRURGIEN.

537. Puis que le premier traitié de ceste cyrurgie est complet, le quel fu de l'anathomie abregiee, tant com il apartient a l'estrument de cyrurgie, je entre, o l'aide de Dieu, ou .2. traitié, le quel sera des cures des plaies, des contusions et des ulcerations, ou quel traitié je [1] propose de tout mon pouoir a faire satisfacion [2] et a
p. 60 profiter a tous ceulz qui entendront a l'art et a l'oevre de cyrurgie, et qui [3] couvoitent nostre nouvele maniere de curer les plaies.

CI CONMENCE — I PROHEINE — 2 DES MONDEVILLE.
537. 1 le — 2 satifacion — 3 et qui *répété.*

538. Ele doit estre couvoitie de ceux, c'est a savoir des sages esprouvés, et de ceux qui s'entendent moiennement et des ydiotes qui ce¹ mesconnoissent; et plus des ² esprouvés qui virent les oevres de cyrurgie et qui entendirent ³ les auctorités, les raisons, les causes et les communs principes et les mos de medecine.

539. A ceux il souffist avoir en escript l'oevre manuel de cyrurgie toute nue¹ desnuee de ses causes et de ses raisons, de ses declarations, a ce qu'il aient la
_{F° 34 a} cyrurgie aussi com a tre ‖ sor de memoire, la ² quel memoire est escoulourgant; si aront par ce refui et recours.

540. Aus rudes mesconnoissans ¹ souffist aussi l'oevre nue, car il n'entendroient pas les declarations resonnables commentees ne les causes.

541. A ceus qui s'entendent moiennement ne soufist pas l'oevre nue, mes outre ce il leur couvient demoustrer de cete oevre les causes, les resons et les declarations profitables.

542. Pour ce ou treitié et ou tieuste de ceste premiere doctrine j'ai ordené au porpos ¹ l'oevre manuel de cyrurgie tant seulement et nue, en ordenant jouste le traitié, ausi com au joignant de lui, ou ausi com [comment] ² entrelinaire, les dites choses de lui, les raisons et les declarations en plus grelle laitre que n'est le tieuste ; a ce que, se il souffist a aucuns la nue maniere de ouvrer, que il la puissent recevoir desnuee des autres choses, et se il ne souffist a aucuns ainsi une tele ³ ma-

---

538. ɪ se — 2 et se plus aus — 3 entendent. *Latin :* intellexerunt.

539. ɪ nuee. *Latin :* opus cyrurgicum totum nudum — 2 le.

540. ɪ mesconnossans.

542. ɪ porpens. *Latin :* ad propositum ordinavi — 2 *Latin :* ordinans juxta tractatum tanquam ejus commentum vel tanquam interlineare, dictas ejus causas, rationes et declarationes in graciliori littera quam sit textus — 3 cele

niere, que il puissent trouver jouste lui les causes de lui
et les autres [4] choses desus [dites] [5] faisans declaration
de ce a son acomplissement [6].

543. De ces .10. choses que je [ai] [1] gardé du proheme
du premier livre a desclairier, en prametant a les desclairier en cest present proheme [2], il est a savoir du
premier que le cyrurgien qui veult ouvrer regulierement, doit premierement hanter les lieus es quiex les
cyrurgiens esprouvés oevrent souvent, et entendre diliganment les oevres d'iceus, et les metre en memoire.

544. Puis après hanter o iceus ‖ en ouvrant, si com F° 34 b
dit Haly en la .9. parole de la .2. partie du livre complet de l'art de medecine qui est dit « *regalis disposi-
tio* », ou .1. chapitre entitulé « *de la division de cyrurgie* ».

545. Et dit ausi Haly sus Tegne ou traitié des causes,
ou .33. capistre qui se commence : « *Ejus vero preter-
quam naturam* », et cetera. La dit il que le meilleur
mire et cyrurgien est cil du quel la consideration est
plus prochaine a [verité] [1] : la quel chose est seue ou
moult estuide de cest art, et en ouvrant, et o la bonté
de la science devant dite [2], et o sein engin ; et couvient
que le mire [soit] [3] rememoratif de bonne information,
p. 61 de legier hantement [4], de sein entendement, de bonne
vision.

4 autre — 5 *Latin :* juxta ipsum dictas ejus causas et cetera su-
pradicta ipsum declarantia invenient ad ipsius complementum
— 6 *Ces déclarations* « en plus greile laitre » *ne sont pas traduites ; et nous n'avons ici que l'* « oevre manuel de cyrurgie tant
seulement et nue ». *Cette traduction ne contenant que la partie
pratique, sans les explications en petit texte, était donc destinée
aux* « ydiotes », *c'est-à-dire aux chirurgiens illettrés, aux barbiers, à tous ceux qui n'étaient pas clercs.*

543. 1 *Latin :* reservavi — 2 §§ 26, 27

545. 1 *Latin :* cujus consideratio est propinquior veritati —
2 *Latin :* scientiae precedentis, *c'est-à-dire du savoir acquis
antérieurement* — 3 *Latin :* sit rememorans — 4 *Latin :* velocis
solertiae.

546. Des choses dites puet estre desclairié [1] que le cirurgien doit estre engineus naturelment, la quel chose est prouvee par l'auctorité [2] d'Avicene [3] ou .1. aufforime de la premiere partie ou il dit : « *Ouvrer, selonc les livres, sans parfaite raison et sans engin, haute chose* [4] *est moleste.* » Et ou .2. aufforime de cele partie : « *L'angin* [5] *naturel aide a l'art et a nature gouvernant.* » (Les contraires font le contraire [6].)

547. Item, ce meismes est prouvé, car moult de nouveaus cas s'offrent a nous chascun jour ; et pour ce que nos [1] predecesseurs firent escris en cest art de leur francé et pure volenté, sans estre contrains a ce faire de nul et par leur grace, toutevois il lesserent a escrire mout [2] de choses necessaires en cest art. Et par aventure fu ce pour ce que toutes choses qui estoient neccessaires a cest art ne furent pas trouvees [3] quant a plain [4] en leur temps, ou, espoir, il ne les savoient pas, ja soit ce que il fuis||sent trouvees [5] ; ou pour ce qu'il ne les voloient pas reveler, comment que il les seussent ; ou pour ce que toutes les choses necessaires ne pouoient pas estre mises es livres ne bien comprises ; ou s'il peussent estre es livres, la prolixité d'eus engenderroit ennui et despit. Et pour ce que le cyrurgien ne puet pas de legier trouver es livres toutes les choses qui li seroient necessaires a souploier les cas nouviaus et les choses oubliees devant dites et delessies, est il necessaires que le cyrurgien soit garni et resplendissant d'engin naturel.

548. Et par ces choses ores dites, et enseurquetout par les auctorités de tous les autours, et par les prautiques des fisiciens et des cyrurgiens apert que cil n'est

---

546. 1 puet estre dite desclairie — 2 le auctorite — 3 *Latin :* auctoritate Damasceni — 4 haute chose *ne répond à rien* — 5 agin. *Latin :* ingenium — 6 contrare. *Cette phrase n'est pas dans le latin.*
547. 1 nous. *Lat. :* nostri predecessores — 2 ml't — 3 trouues — 4 *Lat. :* ad plenum — 5 trouues.

F° 34 c

pas cyrurgiens soufisant qui ne seit l'art et la science
de cyrurgie et de medecine, meismement l'anathomie,
si comme il est prové souvente fois ou commancement
du premier traitié de ceste somme [1].

549. Car sans art ne saroit nul ordener medecine
competent a la maladie; mes il avendroit aussi com
a ceus des quiex le Philosophe parle en la fin du .2.
d'Elenches, les quiex achetoient [1] .1. sillogisme so-
phistique par le quel conneu [2] il disoient [3] communement, ne ne pouoient outre aler, car il savoient autre
sillogisme ordener.

550. Certes ces [.2.] [1] choses sont necessaires a cest art,
si com il est trait de Galien ou .7. d'Engin, ou .3. chapistre: la .1. est savoir o quiex choses l'en doit ovrer;
la .2. est savoir ouvrer d'ices choses. Le premier ne
puet estre seu sans science de medecine; || le .2. puet F° 34 d
savoir le cyrurgien qui n'est pas leitré, escieuté l'art et
la science, pour quoi il soit sutil et avable et souffisanment garni de toutes bonnes conditions de souffisant cyrurgien [2].

1. QUEL DOIT ESTRE CYRURGIEN

551. .1. Le cyrurgien doit estre moiannement hardi,
ne ne doit pas desputer devant les lais, et doit ouvrer o
porvoiance et o sapience; et ne doit commencier nules

---

548. 1 §§ 38-46.

549. 1 *Pagel (page* 61) *suppose* eruebant? *au lieu de* emebant,
ce qui est vraisemblable — 2 conuen. *Latin* : quo cognito — 3 li
soient. *Latin* : quo communiter cognito ulterius valebant (*mss.*
1487 *et* 16642.)

550. 1 *Latin* : Duo enim sunt necessaria ad hanc artem —
2 *Le Latin diffère* : secundum potest scire cyrurgicus litteratus,
subtilis, habilis, et potest, exceptis arte et scientia, omnibus bonis
condicionibus sufficientis cyrurgici premuniri.

1. QUEL DOIT — R. QUEL DOIT, *c'est-à-dire* RERRICHE.

operations perilleuses duc' a tant qu'il se soit pourveu a
soi meismes des choses qui sont necessaires a eschiver
le peril; et doit avoir bonne fourme de menbres,
mesmement des mains, aussi com dois lons et grelles,
mouvables, qui ne soient pas tremblans; et tous les
autres menbres doivent estre fors, si que il puisse
toutes bonnes operations de la vie hanter vertueusement;
soit bien moriginé et de bonne nature. Contiengne soi
en tel maniere entre les sages [1] que il n'oublie rien des
choses qui [2] li apartiennent a faire et a dire, si qu'il ne
puissent trouver deffaute en lui par sa coupe.

552. Pramette santé a ses patiens. S'il avient aucun
cas perilleus au patient, ne soit pas celé aus parens ne
aus amis du patient.

553. Le mire doit refuser, tant com il puet, cures
perilleusez qui sont de fort curation, ne ne se meille de
nulle cure qui soit desesperee.

554. Doinst [1] conseil aus povres pour Dieu; et s'il
puet, si se faice bien paier des riches. Il ne se doit pas
louer, ne autres blasmer, ne heer nul cyrurgien. Il doit
labourer a avoir bonne renommee, tant com il puet,
et doit conforter son pacient o douces paroles et soueves,
F° 35 a || et li obeir a toutes ses petitions raisonnables, s'il
n'empeeschent la cure de la maladie.

555. Or s'en siut il bien par necessité des choses
devant dites que le parfait cyrurgien est plus que le p. 62
parfet mire ou [1] fisicien, et que plus de choses sont
requisez de lui, c'est a savoir l'oevre manuel.

2. DE QUEL MANIERE DOIVENT ESTRE LES PACIENS

556. Du .2. Les paciens doivent obeir aus cyrurgiens

551. 1 *Le Latin dit :* pascientibus — 2 quil
554. 1 Don ist.
555. 1 mire de fisicien.
2. DE QUEL — R. DE QUEL *c'est-à-dire* REBRICHE.

en toutes les choses qui apartienent a la cure de leur maladies, ne ne doivent aler encontre leur oevres et leur conseil; car ces choses si desplaisent souvrainement aus cyrurgiens, et en ont desdaing; pour la quel chose l'oevre d'iceulz est enpiree et plus souspechonneuse.

3. DE QUEL MANIERE DOIVENT ESTRE CIL QUI SONT ENVIRON LE PACIENT

557. Du .3. Cil qui sont environ le patient doivent estre benignes et agreables au cyrurgien et au patient, en leur otroiant en toutes choses les choses qui sont necessaires a la cure de la maladie; ne doivent pas raconter au patient les choses que le mire dit de lui, s'il ne sont agreables et profitables a lui; ne ne doivent pas faire laide chiere ne mauvais voult devant lui, ne tencier entre eulz ne o le malade, ne conceillier, ne fere murmuration; car de la nest paour et doutance sus le malade. Ne ne doivent souffrir que il viegne au patient nule mauvese novele, ne parole dont il doie estre triste, ne en ire, ne en courous.

[4. PAR QUEL MANIERE LES ACCIDENS QUI AVIENNENT PAR DEHORS, SOIENT ORDENÉS]

558. Du .4. Des accidens dehors demonstrans ce apartient a l'arbitrage et a la doctrine du cyrurgi || en a F· 35 b en ¹ ordener.

---

3. De quel — R. de quel *c'est-à-dire* Rebriche.

4. Par quel — *Ce titre manque dans le manuscrit; il est emprunté au § 27.*

558. 1 en a.

5. LA DIFFINITION DE CYRURGIE

559. [Du .5.] Cyrurgie est exposee et deffenie de
diverses gens selonc ce qui leur monte es testes, ou
selonc divers regars; ne ce n'est pas de merveille, car
« *tant chiés, tant de sentences* », si com il est escrit en la
premiere partie de l'auffourime de Damascen sur le
.35. ᴵ aufforime.

560. Les uns la deffenissent ansi ᴵ : Cyrurgie est
oevre manuel du cors d'omme tendant a santé. Les
autres ainsi : Cyrurgie est le .3. estrument de medecine.
Les autres ainsi : Cyrurgie est science medicinal par la
quele les cyrurgiens sont enseigniés a ouvrer de main
en cors humain, en dessevrant les choses continues ²,
et en reunissant ³ les choses separees selonc le premier
estat ou selonc ce que il est possible, et en ostant les
superfluités selonc la doctrine de la theorique de medecine.

561. Ces dites diffinicions ou descriptions et pluiseurs
autres que les practiciens metent de cyrurgie, chascun selonc sa propre volenté, toutevois s'acordent ᴵ
en une meisme sentence, ja çoit ce que les mos soient
divers. Et pour ce que chascun desclaire souffisanment sa diffinicion et les membres de liè que il met, si
com il apert a celui qui enserche et quert par chascune
cyrurgie, et pour ce je ² me tès de leur declaration
quant a present.

---

5. Lᴀ ᴅɪꜰꜰɪɴɪᴛɪᴏɴ — Dᴜ .5. Lᴀ ᴅɪꜰꜰɪɴɪᴛɪᴏɴ.
559. ɪ *Le latin dit* 25.
560. ɪ ausi *Latin :* sic — 2 contenues. *Latin :* continua —
3 roignant. *Latin :* reuniendo.
561. ɪ il sacordent — 2 le.

6. DONT CYRURGIE EST DITE

562. Du .6. Cyrurgie est dite de « *cyros* », qui est main, et « *gyos* » [1] qui est operation, ausi com operation manuel. Et ja soit ce que chascune operation droite manuel soit faite ‖ en chascun sougeit et puisse estre F° 35 c apelee cyrurgie par commun non, toutevoies cest non, cyrurgie, est aproprié des anciens par excellence droitement a l'operation manuel qui est hantee tant seulement ou cors humain, pour ce que l'operation de ce est plus neccessaire et plus profitable et plus artificiel que n'est aucune autre oevre faite en quel cors que ce soit, si com il apert ; et ainsi est que, quant parole est faite de cyrurgie, simplement sans nulle autre addition, par ce est entendu tant seulement l'operation [2] manuel qui est hantee ou cors humain.

7. QUANZ ESTRUMENS SONT DE CYRURGIE

563. Du .7. Ausi com .3. estrumens sont de cyrurgie [1], par les quiex tout cyrurgien ouvrant oevre, les quiex sont [2] : separer les choses conjointes, rejoindre les choses separees, oster et destruire les choses superflues [3] et sourmontans.

564. Les dis estrumens de medecine nombre Thederic ou proheme de sa grant cyrurgie, en sivant a plain quel est chascun d'iceus singulierement et devisable-

---

6. DONT — DOM CYRURGIE EST DITE. DU .6.

562. 1 *Inutile de corriger ce grec de fantaisie* — 2 le operation.

7. QUANZ ESTRUMENS. — R. QUANZ ESTRUMENS SONT DE CYRURGIE DU .7.

563. 1 *Le traducteur saute ce premier membre de phrase :* Sicut sunt tria instrumenta medicinae, prout probatum fuit primo notabili praeambulo hujus tractatus secundi, ita sunt tria, *etc.* — 2 font — 3 superfluees.

ment. Les estrumens de cyrurgie ensiut Lanfranc en
sa gregnour cyrurgie ou [.1.] [1] traitié de la premiere
division, ou .3. chapistre.

8. QUANTES ESPECES SONT DE CYRURGIE

565. Du .8. [1] Deuz especes sont de cyrurgie, si com
dit Johannice [2] en la fin : l'une est en la quele le cyrurgien oevre es membres durs, si com es os ; l'autre est p. 63
o la quele il oevre es membres molz, si com en la char.
Et puet estre susajoustee la .3. espoice, c'est cele o la
quele il oevre es membres moiens entre duresce et
F° 35 d molesce, si com sont les [3] cartillages, ‖ les veines, les
ners, les arteres et leur semblables. Icestes espoices sont
sousdevisees, et les membres de leur subdivision
desclairiés en la fin du proheme de la greignour cyrurgie
Thederic.

9. QU'EST SUBGIET EN CYRURGIE

566. Du .9. Le subget en toute medecine et en
chascune partie de lui est le cors humain, et le garder
de la maladie, et l'en curer si li avient, si com il apert
en tous les auctours [1] de medecine. Com le cors humain
soit subgiet a toute medecine et a la partie de medecine
qui est dite cyrurgie, a la quele il est subgiet en tant
com el est preservative ou curable, en ouvrant manuel-
ment en lui, si com il apert aus parties et aus doulours
du cors, si com toute cyrurgie traite [2].

---

564. 1 *Latin :* tractatu primo.
8. QUANTES. — R. QUANTES ESPECES SONT DE CYRURGIE DE LA .8.
565. 1 de la .8. — 2 Johannite. *Latin :* Johannitius — 3 le.
9. QU'EST. — QUEST SUBGIET EN CYRURGIE DU .9.
566. 1 auctoirs — 2 *Obscur.*

10. DE LA FIN, DE L'ENTENTION DU CYRURGIEN

567. Du .10. Le cyrurgien et chascun autre artificiel [1], ouvrant par rieule et regulierement, doit tendre [2] a certaine entencion et a certaine [3] fin, la quel chose suposee [4], il doit user d'aucuns moiens ou mediatis [5], par les quiex il puisse ateindre cele fin.

568. La fin general de tous cyrurgiens ou [1] l'entencion principal et general, en quelque maniere que leur entencions particulieres soient diversifies particulierement, est [2] devisee en .3. [3].

569. Le .1. est garder santé o l'oevre de la main si com par flebothomie, par saigniee, par cautere, par ventouser et par leur semblables, et est a ce que le patient soit gardé de la maladie qui li est a venir selonc sa disposicion.

570. Le [1] .2. est curer la maladie ja faite, la quel chose est faite en cousant, en liant et en feisant choses semblables.

571. Le .3. est ‖ cil qui est ordené des [1] .2. premiers, F° 36 a c'est pourcurer la maladie a ce que le patient soit gardé de la maladie a la quele il est ja ordené, ou que il soit curé de la maladie qui li est ja faite ; aussi com le sanc melancolieus est atrait o tractis vers [2] le cul, a ce que

---

10. DE LA FIN. — R. DE LA FIN DE LENTENTION DU CYRURGIEN DU .10.

567. 1 *Latin :* artifex — 2 uendre. *Latin :* tendere — 3 cetaine — 4 fu posee. *Latin :* quo supposito — 5 *Mot forgé inutilement. Le latin dit :* debet uti mediis, quibus mediantibus potest attingere illum finem.

568. 1 o — 2 et est — 3 *Latin :* Finis aut generalis omnium cyrurgicorum aut intentio principalis : generalis, quantuncunque intentiones particulares particulariter diversentur, est triplex. *Obscur.*

570. 1 La.

571. 1 de — 2 uerl

emorroïdes i soient causees; et quant eles i sont, qu'il soient ouvertes a ce que le patient soit gardé d'une maladie dite « *mania* » (est maladie dont l'en afole [3]) et de tieux maladies semblables qui viennent de melancolie; ou que le patient soit curé des maladies desus dites qui sont ja faites et de leur semblables.

[IIᵉ TRAITÉ

PLAIES ET ULCÈRES]

DU .2. TRAITIÉ

572. Cest .2. traitié a .2. doctrines : la .1. doctrine est de la commune cure des plaies, et des cures singulieres [1] d'aucunes d'iceles, a la quele curation la commune cure devant touchie ne souffist pas, et de la cure des contusions (ce sont celes [2] ou le cuir n'est pas entamé par dehors [3]).

573. La .2. doctrine est de la commune cure des ulcerations (ce sont plaies anciennes [1]) et des cures singulieres d'aucunes d'iceles [2] aus queles curer la devant dite cure commune ne soufiroit pas.

---

3 afoie. *Cette explication entre parenthèses est du traducteur.*
Du .2. TRAITIÉ. — R. Du .2. TRAITIE.
572. 1 singulierement. *Latin :* de curis singularibus — 2 ceuz — 3 *Cette explication entre parenthèses est du traducteur.*
573. 1 *Cette explication entre parenthèses est du traducteur* — 2 et ces cures d'aucunes d'iceles singulierement. *Latin :* et de curis singulis.

[1re DOCTRINE

PLAIES]

LA .1. DOCTRINE

574. La .1. doctrine a .12. chapistres.

575. Le .1. chapistre est de la cure commune des plaies, en tant comme el sont plaies; et a .8. parties.

576. Le .2. chapistre est des choses qui sont requises a la cure des plaies des ners et des liex nerveus, outre la cure commune des plaies desus dite [1].

577. Le .3. est de la maniere de curer les plaies du chief o la froisseure du cran, selonc Thederic et selonc la ma‖niere nouvele et selonc l'experience de ceux F° 36 b d'ore.

578. Le .4. est de la cure de contusion de chief o froisseure du cran, sans plaie de char ne de cuir par dehors.

579. Le .5. est de la maniere de ouvrer de la main o estrumens de fer ou cran froissié; et c'est quant la cure desus dite de Thederic ou la nostre ne souffist au pourpos pour aucune cause.

580. Le [1] .6. est de la cure de toutes plaies de tous les membres de toute la face.

581. Le .7. est de la cure des plaies de la vaine organique et d'aucunes autres venes ou arteres, des queles le sanc court aucune fois par termes.

582. Le .8. est de la cure de toutes plaies qui penep. 64 trent duc' a la concavité du pis de quelconque [1] partie

---

576. 1 dites. *Latin :* ultra curam communem vulnerum supradictam.

580. 1 La.

582. 1 quelconques. *Latin :* ex quacunque parte.

que ce soit, et de la cure des plaies des membres du ventre dehors et dedens.

583. Le .9. est ou quel il est demoustré les queles plaies sont perilleuses et mortiex, et les queles non.

584. Le .10. est d'aucunes medecines qui sont profitables a la cure d'aucunes plaies, et de la maniere comment l'en doit ouvrer de chascune de ces dites medecines es plaies, et comment il s'acordent ensemble, et quel difference il a entre elles, et quant et comment l'en les doit amenistrer.

585. Le .11. est de spasme (c'est contraction et retraite de ners [1]), et d'autres empeechemens qui retardent la cure des plaies.

586. Le [1] .12. est de la cure de contucion, en quelque lieu qu'el soit [2].

LE [1] .1. CHAPITRE   p. 156

DE LA .1. DOCTRINE [2] DU .2. TRAITIÉ

DE LA COMMUNE CURE DES PLAIES, LE QUEL CONTIENT .8. PARTIES PRINCIPAUS

F° 36 c   **587.** Il est a entendre que quant ‖ a avoir cure commune complete de toutes plaies, en tant que il sont plaies, .8. choses sont tant seulement a considerer, les

585. 1 *Cette explication entre parenthèses est du traducteur.*
586. 1 La — 2 *Le texte latin a ici deux longs chapitres que le traducteur a omis et qui vont de la page 64 à 156 dans l'édition Pagel. Le premier* notabilia introductoria *contient les généralités de toute la ʻchirurgie ; le second* declarationes praeambulae *contient les généralités du premier chapitre suivant. Ces notables et déclarations constituent le texte en petits caractères dont il est parlé au § 542.*
LE .1. — 1 R. LE .1. *c'est-à-dire* REBRICHE — 2 DIUISION.

queles soufisent; et a la cure d'aucunes plaies soufisent
aucunes de ces choses, et a la cure des autres sont
necessaires toutes les .8. choses desus dites; les queles
.8., s'il sont bien considerees artificielment et faites
p. 157 sans rien oblier ne delessier des choses qui leur apartiennent, toutes teles plaies seront curees briefment et
legierement sans peril.

588. Premierement est a considerer comment l'en
porra traire hors et oster de plaie les dars et leur semblables [1] et toutes [2] choses qui sont entre les leivres des
plaies outre nature, ou se l'en les lairra es plaies par
aucun temps ou a tous jours, si com il couvient en
aucun [cas] [3], si com il aparra après.

589. Le .2. est a considerer comment en restraindra
les flus du sanc.

590. Le .3. est environ la maniere d'eslire medecine
convenable aus plaies, et comment el leur doit estre
apliquie.

591. Le .4. est environ la maniere de lier et de deslier
artificielment et de coustre.

592. Le .5. est environ la maniere de fere flebothomie, de fere evacuation et potion es cas ou ce est
necessaire.

593. Le .6. est environ la diete, a savoir quele ele
doit estre et comment ele doit estre amenistree.

594. Le .7. est environ la preservation de discrasion
simple et d'apostume chaude [1] et des choses semblables,
et environ [2] la curation d'eles, s'il sont ja es plaies.

595. Le [1] .8. est environ la maniere de mener dedens
les plaies bele cicatrization (c'est regeneration de cuir
sembla||ble) [2], a la quel chose les choses desus dites ne F° 36 d

---

588. 1 semblable — 2 toute — 3 *Latin :* sicut oportet in
casu.

594. 1 claude — 2 enui.

595. 1 La — 2 *Cette explication entre parenthèses est du
traducteur.*

soufisent pas, ou aucunes d'iceles, et environ la maniere de consumer char superflue ou mauvese, s'ele est engendree en aucunes plaies.

LA PREMIERE PARTIE

DU CHAPISTRE DE LA CURE COMMUNE DES PLAIES

596. (Quatre choses sont a entendre environ l'extraction des choses qui sont entre les leivres des plaies outre [1] nature [2].) Environ le premier propos a enquerre sont .4. choses : .1. environ les choses qui sont fichees ou cors humain; .2. environ les estrumens o les quiex les choses fichies sont traites; le .3. environ les membres es quiex les choses sont fichees; le .4. environ la meniere [3] de traire les choses fichees.

LE PREMIER

DES CHOSES FICHIEES

597. Du .1. Il est a savoir que des dars et de toutes choses fichiees ou cors les unes sont petites, les autres sont grandes, et cestes sont conneues au sens [1].

598. Item les unes ont l'extremité du fer creuse vers le fust, et en cel cruez entre le fust [1]. Les autres ont l'extremité du fer ferme et agüe, ausi cele qui est ou

---

596. 1 ou — 2 *Cette première phrase est du traducteur, et ne fait que répéter la suivante* — 3 merc.

597. 1 sen. *Latin* : nota sunt sensui.

598. 1 *Le texte latin ajoute* : et haec concavitas vocatur gallice vulgariter « doiylla » (*douille*) et hujusmodi instrumenta vocantur concava.

fust com cele qui doit entrer ou cors, et ce est apelé dart sourt ou estrument ferme.

599. Item les unes sont barbelees, les autres non ; et cestes sont conneues, s'il sont veues en apert.

600. Item les unes sont fichies ou cors, si qu'il apert du fer par dehors le cors, les autres sont du tout en tout repostes de dedens le cors, si qu'il n'en apert riens par dehors le cors.

601. Item de celes qui aperent dehors les unes aperent assés a ce qu'il soient traites soufisanmant, les autres ‖ n'apperent pas assés.   F⁰ 37 a

602. Item de toutes les choses desus dites, les unes doivent estre laissiees, les autres traites.

603. Item de celes qui sont a lessier, les unes doivent estre lessiees du tout en tout perpetuelment (et ce est pour les paroles du pueple tant seulement ¹), ausi com celes qui sont fichiees es nobles membres quant la vertu i defaut du tout en tout.

604. Toutevoies selonc la verité et selonc l'art et selonc reison, toutes choses ¹ doivent estre ostees par necessité qui sont entre les leivres de la plaie outre nature. Les autres doivent estre lessies par aucun tens, c'est a savoir tant seulement que le patient soit confès et que il ait ordené de soi, et tieux choses sont fichiees es membres nobles et en lieus perilleus, mes la vertu dure.

DU .2.

DES ESTRUMENS O LES QUIEX LES CHOSES FICHIEES
SONT TRAITES

605. Du .2. C'est a savoir des estrumens o les quiex

---

603. ¹ *Cette réflexion entre parenthèses est du traducteur.*
604. ¹ choses *répété.*

les choses fichiees ou cors sont traites, les uns [1] sont
terqueises, et sont toutes d'une forme, toutevois il sont
de diverses quantités, et sont conneues.

606. Et autres sont tenailles, et cestes sont de diverses p. 158
formes et de diverses quantités, car el sont petites,
moianes, grans, agües et plus agües, que il puissent
miex entrer en plaie de chascune quantité, et doivent
estre tres fortes et de bon acier et dentees par dedens.

607. Item les autres s'ouvrent et se cloent [1] o presses
et o vis; les autres sanz viz; les unes et les autres sont
conneues. Item les autres sont sordes, les autres crueses;
et cestez ‖ sont meillours [2].

F° 37 b

608. Les sourdes sont celes qui n'ont pas cavité proportionnablement prenant [1] dedens eles, entre leur
leivres ou entre leur reins, les extremités de l'estrument
qui est a traire. Les concaves sont celes qui ont
concavité.

609. Autre estrument est l'art qui ne deffaut; cil est
tel qu'il ne puet estre escrit par leitres, et tret tres bien
les dars ou les autres choses qui aperent a sofisance;
car aus autres il ne vaut pas.

610. Veilles et tentes [1] sont estrumens o les quiex
les vendeurs de vin percent leur toniaux, et sont touz
d'une fourme, mes de diverses quantités; et cestes sont
tres bones a traire les choses qui sont a traire es cas ou
il sont necessaires si com il aparra après.

611. Arbalaiste est conneue tres bien; ele est bone
pour traire en aucun cas.

612. Aucune fois est il necessaire au cyrurgien de

---

605. 1 unes.

607. 1 oeurent et cloent. *Latin :* aperiuntur et clauduntur —
2 *Le traducteur saute ici :* Causae hujus sunt duae : 1ᵃ quia
melius applicantur apprehenso, et ideo firmius tenent ipsum ;
2ᵃ quia non confrangunt douillam infixi.

608. 1 prenans.

610. 1 toutes.

trouver par son engin autres estrumens que cés ci pour venir a son pourpos en aucuns cas, es quiex cas les estrumens dessus dis ne souffisent pas, ou il defaillent.

LE .3. [1]

DES MEMBRES ES QUIEX LES CHOSES SONT FICHIEES

613. Les uns sont principaus en noblece, si com le cuer; les autres en operation, si com l'estomach, le foie; les autres non principaus, si com les cuisses, les mains, qui ne sont pas principaus en noblece ne en operation; car il ne font pas office qui soit necessaires a necessité qui soit au cors humain.

LE [1] .4.

DE LA MANIERE DE TRAIRE LES CHOSES FICHIEES
OU CORS

614. Ou quel .2. choses sont a entendre : .1. environ ‖ aucunes choses universeilz; .2. environ aucunes choses particulieres. F° 37 c

615. Environ le premier sont .3. canons : le premier canon est, car le negoce de ce est si fort et si vaut que la maniere de traire les choses fichees ou cors ne peut pas estre enseignie a plain. Car chascun jour sont faites diverses manieres de dars et de saietes; et pour ce il est necessaire de trouver nouveles manierez de les traire. Car lez choses qui aviennent de nouvel ont mestier de nouvel conseil. Et pour ce il est necessaire que le cyrurgien soit resplendissant en engin naturel.

616. Le .2. canon general, rieule ou enseignement

Le .3. — 1 Le .2.
Le .4. — 1 La.

est que l'en doit garder en l'extraction des choses fichees ou cors, que l'en les traie hors le plus legierement et le plus tost que l'en porra, gardees les rieulles ensivanz qui sont a garder.

617. Le .3. canon general est que en quelque lieu que ce soit du cors ou extraction doit estre faite de dart[1] ou de saiete, soit la plaie grant ou petite, et soit en membre noble ou pres, ou en lieu perilleus, ou en lieu ou grant flus de sanc avient, et generalment en tout lieu ou peril puet avenir en la plaie après l'extraction de la chose qui fu fichee ou membre [et] qui la plaie fist ; en touz ces perilz le cyrurgien ne doit apareillier la plaie, ne traire ce qui y est fichié, duc' a tant que le navré soit confès et que il ait ordené de ses[2] choses.

618. Mes endementiers le cyrurgien puet appareillier les choses qui sont necessaires a la plaie et a traire ce qui est enz, si com rere les peulz environ la plaie, F° 37 d desarmer le patient s'il est armé, faire ses plu ‖ maceaus et tout ce qui est necessaire. Les choses dessus ordrenees, soit traite la chose de la plaie le plus tost et le plus legierement que l'en porra, gardees les rieulles qui sont a garder.

LA MANIERE PARTICULIERE DE TRAIRE LES CHOSES FICHIES OU CORS

619. Environ les especiautés de traire sont .2. choses a entendre : .1. environ les extractions des estrumens fichiés[1] ou cors ; la .2. environ les extractions des autres choses, si com pieces de voirre et choses semblables.

620. Environ le premier sont .2. choses : la premiere environ les choses qui ne sont pas venimeuses ; la .2. environ celes qui sont venimeuses.

617. 1 art — 2 ces.
619. 1 fichiees.

621. Item environ le premier sont .2. : le .1. environ dars ou saietes barbelees, le [1] .2. environ celes qui ne sont pas barbelees.

622. Environ le .1., .2. : le .1. environ estrumens fichiés qui sont cruez ; le .2. environ ceus qui sont fermes et non cruez.

p. 159 **623.** Item environ [le .1., .2.] : le .1. environ les choses fichiees en ceus qui ne sont pas armés ; le .2. environ ceux qui sont armés.

624. Environ le .1., .2. : le .1. environ les choses fichees qui aperent dehors ; le .2. environ celes qui n'aperent pas.

625. Environ le .1., .2. : le .1. environ les choses qui aperent assés ; le .2. environ cheles qui aperent pou.

LA MANIERE DE TRAIRE LES DARS QUI APERENT PAR DEHORS LA PLAIE PAR SOUFISANT EXTRACTION

626. Du premier, c'est a savoir de la maniere de traire les dars aparissans par dehors a soufisance de extraction ; a savoir est || que le fust qui est fichié au fer F° 38 a qui est ou cors, ou il s'ahert dedens le pertuis du fer, ou il ne s'i ahert pas.

627. S'il s'i ahert, encore soit [pris] ce qui est fichié ou cors, le plus pres que l'en porra [1], et trait hors.

628. Se le fust est issu du fer et dessevré, lors soit empli le pertuis du fer fermement de bois a ce proportionné [1] ; puis soit pris et trait o les turquoises.

629. Se les turquoises ne soufisent pas, essoie le a

---

621. 1 la.

627. 1 rorra.

628. 1 *Le traducteur saute ici :* quia si ferrum esset vacuum, ex forti constrictione turquesiarum posset confrangi, scilicet si non possit morderi ; inter douillam et corpus laesum non oportet douillam repleri.

traire ou l'art qui ne deffaut [1] ; se or ne souffist, soit trait o granz [2] turquoises de feuvres.

630. Et se il ne soufisent, soit lié le membre ou est le fer a un ferme tref fermement, puis soit tendue une arbalaiste fort, et soit lie bien fort a la corde de l'arbalaiste l'extremité [1] et le dehors de l'estrument qui doit estre trait de la plaie, puis soit empainte et traite la corde de l'arbalaiste, ausi com se l'en vousist traire. En tel maniere de extraction je ne vi oncques faillir, fors une fois.

LA MANIERE DE TRAIRE LES DARS QUI N'APERENT PAS SOUFFIZANMENT

631. La rieulle ou le canon de la maniere de traire les dars qui n'aperent pas par dehors souffisanment pour estre trais hors : soient ainsi trais, gardees [1] les rieulles qui sont a garder. Soit eslargie la plaie par dehors jouste le dart, tant que le dart qui doit estre trait, puisse estre souffisanment pris et trait hors; et soit fait, se aucune cause resonable ne le contredit.

632. Mes se la chose qui est fichiee ou cors, avoit fichiee sa pointe en autre os que ou cran, el porroit estre traite, sans la plaie eslargir, o veilles en tournant, si com ‖ il aparra après [environ] l'extraction [1] des dars cruez qui sont fichiés ou cors.

F° 38 b

629. 1 ceffaut — 2 grant.
630. 1 l'extremite.
631. 1 gardes.
632. 1 le extraction.

LA MANIERE DE TRAIRE TOUTES CHOSES QUI SONT DU TOUT
EN TOUT FICHIEES DEDENS LE CORS OU LE MEMBRE SANS
CE QU'IL EN APERGE RIEN

633. Certes or est a savoir environ l'extraction des
dars qui sont du tout en tout fichiés ou cors ; que de
ceus les unz poent et doivent estre trais par la partie
par la quelle il entrerent ; les autres i puent bien estre
trais, ja soit ce qu'il ne le doient pas estre ; les autres
n'i puent pas estre trais, ja soit ce qu'il le doivent estre[1] ;
les autres n'i poent, ne ne doivent estre trais.

LA MANIERE DE TRAIRE LES CHOSES FICHIEES OU CORS,
LES QUELLES POENT ET DOIVENT ESTRE TRAITES PAR LA
PARTIE PAR LA QUELLE IL ENTRERENT.

634. Les choses qui ont leur pointe fichiee en aucun
os, ausi com en aucun os des spondilles[1], les queles
entrerent par la region des nutritis, et celes qui sont
fichees en l'os de la cuisse, et semblables : la maniere
de les estraire[2] est tele, soit que le bois s'aherde au fer
ou non : soient serrees bien et compraintes les parties
qui sont environ la chose fichiee, tant que il aperge
de la chose fichee, tant com il en puet aparoir. Et s'ele
apert souffisanment, soit lors morse et traite o estrumens convenables a ce.
635. Et se le bois est issu du fer, et le fer soit crues,
soit empli le fer du fust et puis trait hors, si com il est
dit desus, gardees les reilles qui sont a garder.
636. Et se il avient que il ne puisse riens aparoir du
dart a tel sufisance que il ne puisse estre trait par la

---

633. 1 quil ne le doiuent pas estre. *Latin :* alia non possunt, sed
debent.
634. 1 despondilles — 2 de lestraire.

F° 38 c devant dite com ‖ pression ne autremeht, soient fichiees en la plaie tenailles ¹ a ce porpotionees, a ce que il puissent mordre la chose qui est fichee enz, et soit traite, se c'est possible.

637. Et s'ele ne ¹ puet estre ainsi traite, soit mise une veille dedenz la plaie qui soit a ce proportionnee, et soit menee legierement et petit a petit droit au fer qui est fichié. Et se le cyrurgien sent que la veille entre dedens le fer, si tourne legierement, aussi com s'il ² vouloit percier, et puis plus fort, tant que la veille s'aherde tres fort au fer, lors le traie ou faice traire. Car se la veille s'ahert fort au fer, elle ne le laira ja, [qu']el ne le traie hors; ainçois est ceste maniere de traire tres bone; et a ³ lieu en traire les choses fichiees es os, ja soit ce que la pointe soit bien enracinee en l'os.

LA MANIERE DE TRAIRE LES CHOSES FICHIEES OU CORS LES QUELLES POENT ET [NE] DOIVENT ESTRE TRAITES PAR LA PARTIE PAR LA QUELE IL ENTRERENT.

638. Les choses qui poent, mes il ne doivent pas estre traites ¹ par la partie par la quele il entrerent, sont ² celes qui sont si en parfont, que il ont penetré a la partie opposite ou pres, en tant que s'il estoient traites par le lieu ou il entrerent, il feroient greigneur dolour et greigneur peril au patient que s'il estoient traites par la part opposite; si com sont les choses qui sont si aprofondies, fichies [ou chief] ³ par l'oil, si qu'il aperent assez apertement par dehors en la partie contraire, et celes qui penetrent duc' hors ou pres au contraire de la plaie, si que la pointe est sentue au contraire en la ⁴ touchant, p. 160

636. ₁ tenail.
637. ₁ Et se ne le — 2 si — 3 et o a lieu.
638. ₁ trates — 2 sons — 3 *Latin :* quae tantum sunt profunda infra caput per occulum — 4 le

si com sont ‖ les dars qui ne s'aherdent a aucun os, et F⁰ 38 d
sont a aucuns tant fichiés ⁵ ou cors que grant partie
d'iceulz apert par dehors en la partie opposite; et si
s'ahert le bois si fort au fer que bien pourroit estre
retrait par la partie par la quele il entra.

639. La .1. maniere de traire les dars devans dis qui
aperent en la partie opposite soffisanment est que il
soient pris et trais o estrumens, gardees les rieules qui
sont a garder.

640. La maniere de traire les choses devant dites qui
n'aperent pas, est que la plaie de la char soit eslargie;
s'il i a os, soit parcié ou un ¹ touret, et la plaie de lui soit
eslargie tant que la chose qui est enz fichiee puisse estre
traite; puis soit traite par la partie opposite, en traiant o
estrumens, et en deboutant o le bois du fer ou o sam-
blable par la partie par la quele le fer entra; et se le
propre fust du ² fer s'ahert encor forment au fer, soit
soié legierement ce qui apert dehors, et lors soit dehors
retrait.

641. La maniere de traire les choses fichiees dedens,
qui ne sont pas enrachinees aus os, les queles n'aperent
pas souffisanment par la partie par la quelle il entrerent, aus quelles se fust s'ahert forment, si est que il
soient traites par l'opposiste, et que il soient deboutees
par la partie par la quelle il entrerent, et soit le fust
soié, si com dessus est dit. Et ja soit ce que il puissent
estre traites par la partie par la quelle il entrerent, toutevoies ne doivent il pas estre, car le fer bleceroit plus le
patient au retraire que ne fait le fust, en boutant vers la
partie contraire a la plaie. ‖

5 fichiees.
640. 1 ou u touret — 2 de.

F° 39 a LA MANIERE DE TRAIRE LES CHOSES FICHIEES OU CORS
QUI DOIVENT ET NE POENT ESTRE RETRAITES PAR LA
PARTIE PAR LA QUELE IL ENTRERENT.

642. Les dars qui doivent et ne puent estre retrais
par la partie par la quele il entrerent, si sont aucuns
qui sont tant fichiés [1] ou membre que il ne poent estre
pris, ne mors, ne ramenés o estrumens; et toutevois il
aroit mains de peril a les ramener par le lieu ou il entrerent et a les en traire hors, se ce estoit possible, que
il n'aroit a les traire [par l'opposite] [2]; et ja soit ce que il
doient estre ramenés, il ne poent. Soient donc ainsi
trais : soit faite incision a la part opposite de la plaie ou
lieu que l'en croit ou que l'en sent que la chose fichie
soit, si qu'elle puisse estre traite, gardees les riulles qui
sont a garder.

LA MANIERE DE TRAIRE LES CHOSES FICHIEES OU CORS
QUI NE POENT NE NE DOIVENT ESTRE TRAITES PAR LA
PARTIE PAR LA QUELE IL ENTRERENT,

643. Les dars qui ne puent ne ne doivent estre trais
par la partie par la quelle il entrerent, sont aucuns qui
sont si en parfont plongiés [1] que il penetrent a la partie
opposite ou pres, si que il ne poent estre pris par la
partie ou il sont entrés, et est le fust dessevré d'aus, ou il
s'i ahert si fieblement que il puet [2] estre osté par petite
extraction et dessevré d'iceux; ou il sont entrés par
aucun membre principal ou noble, et sont en tel maniere fichiés que, se il estoient retrais par le lieu ou il
entrerent, greigneur nuisement seroit fait ou membre

---

642. 1 fichiees — 2 *Latin :* ad oppositum.
643. 1 pñgies *Latin :* immersa — 2 il ne puet

que s'il estoi[en]t bouté hors par la partie contraire.
La manie‖re de traire tiex choses par la partie oppo- F° 39 b
site, s'il aperent souffisanment, est³ dessus dite, et aussi
se il n'aperent souffisanment, en trenchant et en traiant
et en deboutant au contraire, souposees les choses qui
sont a suposer.

LA MANIERE DE TRAIRE LES CHOSES FICHIEES
DES CORS ARMÉS.

644. Il est a savoir que des choses fichies es cors
armés, ou il s'aherdent forment aus armes ou il ne s'i
aherdent pas forment. Item l'une et l'autre de ces
choses : ou il aperent hors les armes, ou il n'i aperent
pas. Item, s'il aperent hors les armes, ou il aperent souffisanment, ou il n'aperent pas souffisanment. Item, s'il
aperent souffisanment, ou il sont petis ou grans. Donc
s'il sont petis, et il ne s'aherdent pas forment aus armes,
et s'il sont fichies en membres qui ne soient pas nobles
ne perilleus, et que l'en ne criegne pas [que] grant flus
de sanc o hastivité aviegne a lieu, soient treis, et tantost
les armes ostees.

645. S'il aperent dehors les armes souffisanment, et
il soient grans, et soient fichies en membres nobles ou
en lieus perilleus, et l'en criengne flus de sanc, ja soit
ce que ces estrumens s'ahergent aus armes ou non, la
maniere de les traire doit estre tele :

646. Premierement soient appareillies les choses
p. 161 necessaires a la plaie, puis l'armeurier o ses estrumens ;
oste les armes legierement et sagement, ou les depiece ¹ ;

---

3 et est.

646. 1 puis larmeurier les oste legierement et sagement o ses
estrumens ou depiece les armes. *Latin :* et armarius cum instrumentis suis caute et leviter removeat aut laceret arma

mes soit avant trenchiee [la tige]² qui³ apert dehors la chose fichee, que elle [n'empeesche]⁴ l'oevre, puis soit traite la chose fichee, suposees les choses a supposer⁵.

647. Se la chose fichiee n'apert souffisan‖ment, et ele est petite, et hors de membre noble, etc., soit traite, se¹ c'est possible, puis soient ostees les armes²; et s'il n'est pas possible que les armes soient traites³, soient les armes depeciees, etc.

648. Se les choses fichiees sont grans et n'apergent pas souffisanment, soient depeciees les armes illuec endroit, etc.

649. Se les choses fichiees n'aperent hors les armes, ou il s'aherdent aus armes, ou il sont plungiees¹ sous les armes et dessevrees des armes de tous poins; s'il [s'aherdent]² aus armes, soient premierement depeciees les armes, etc. S'il sont sous³ les armes plungees⁴ et dessevrees d'eles, soient despoillies les armes, puis en après soient traites les choses fichees.

---

2 *Lat.* : prius secato stipite infixi — 3 quil — 4 *Latin* : ne operationem impediat — 5 *Le traducteur saute ici ce qui suit* : Cujus totius processus causae sunt duae : prima, ne prius, extracto telo aut simili, superveniat fluxus sanguinis impetuosus cui, armis impedientibus, subvenire nequeamus; secunda causa, ne infixum a carne extractum ab armis nequeat separari, et in reditu armorum versus corpus telum a tenaculis dimittatur, iterato vulnus primum subintret aut, ex vacillatione armorum juxta vulnus primum, faciat novum vulnus et sic sequatur fluxus sanguinis aut punctura in primo vulnere aut duo vulnera propter unum, et aliquando et fluxus et vulnera subsequantur.

647. 1 ce — 2 &c. — 3 et se cest possible que ces choses ne puissent estre traites.

649. 1 pungiees. *Latin* : aut sint sub eis immersa — 2 *Latin* : si adhaereant — 3 sus. *Latin* : sub armis — 4 pungees. *Latin* : si sint sub armis immersa.

LA MANIERE DE TRAIRE LES DARS QUI SONT APELÉS SOURS.

650. A savoir est de l'extraction des dars sours ou de leur semblables, que d'iceus les uns aperent dehors, les autres non. Item de ceus qui aperent, la groisseur du milieu apert, ou elle n'apert pas.

651. Ceux qui aperent, des quiex[1] la groisseur du milieu apert, sont traiz legierement o les turquoyses, gardees les rieulles qui sont a garder, etc.

652. Ceuz qui aperent, des quiex la groisseur n'apert pas du milieu, sont trais o grant ennui, en eslargissant la plaie duc' a tant que la groisseur du milieu du fer puisse estre prise o estrumens ; lor soient treis.

653. Item ceux qui n'aperent point, qui sont fichiés[1] parfondement, sont treis o grant ennui, especiaument s'il s'aherdent forment au membre ; car lors il convient la plaie eslargir duc' a tant que la groisseur du ‖ milieu F° 39 d du fer puisse estre comprise o estrumens a ce convenables.

654. Mes s'il s'aherdent pou, si com s'il sont fichiés tant seulement en la char, lors soufist a l'extraction de ces fers que l'agüece d'iceux soit tant seulement prise o estrumens a ce convenables, gardees en toutes choses les rieulles qui sont a garder.

LA MANIERE DE TRAIRE SAIETES BARBELEES.

655. Il est a savoir de l'extraction des saietes barbelees, c'est de saietes qui ont oreilles. Les unes d'iceles sont aucunes fois fichiees ou membre en tel maniere que l'extremité des barbes apert par dehors ; les autres sont si fichiees ou cors ou eu membre que les barbes i

651. 1 les quiex.
653. 1 fichiees.

sont du tout en tout repostes et plongiees, et la douille du fer apert hors sans [1] les barbes. Les autres sont des queles il n'apert riens dehors.

656. Les saietes des queles les extremités des barbes aperent dehors puent estre legierement traites, gardees les rieulles a garder; de celes des queles les barbes ou tout le fer sont repons et fichiees ens, les unes sont fichiees en l'os, les autres non.

657. Celes qui sont fermes et fichiees en l'os doivent estre ostees par le lieu par le quel il furent fichiees, en metant tuiaus [1] environ les barbes, et puis soient treis, gardees les rieules qui sont a garder.

658. S'il ne sont pas fichiees [1] en l'os, il poent estre traites en .2. manieres : en une maniere par la partie par la quele il entrerent, si com il est dit maintenant, et c'est a savoir se [2] l'en puet mettre tuiaus es barbes de la saiete; et se l'en n'i puet mettre tuiaus, lors convient F° 40 a il trai‖re la s[a]iete par la partie opposite, en faisant plaie souffisant, s'el n'est premierement faite, et gardees les rieulles qui sont a garder.

LA MANIERE DE TRAIRE SAIETES OU CHOSES
VENIMEUSES [1].

659. A savoir est que les choses venimeuses fichies ou cors sont traites en tel maniere com les autres; et leur plaies sont curees, si com il sera dit ou [.2.] chapistre de la .2. doctrine de cest traitié [1] : des mors venimeus et des pointures.

---

655. 1 sant.

657. 1 tiriaus. *Latin :* canulis.

658. 1 sil sont fichiees. *Latin :* si non sunt infixae — 2 ce.

LA MANIERE. — 1 SAIETES BARBELEES.

659. 1 du .2. de cest traitie. *Latin :* capitulo II doctrina II hujus tractatus.

660. A savoir est que, ou commencement de cest chapistre, ou parole est faite de la diversité des choses p. 162 fichiees ou cors, est assés moustré les queles choses fichiees ou cors doivent estre lessies sans traire, et en quiex cas, et pour quoi, et combien longuement, c'est a savoir a perpetuité ou a temps ; et si est a savoir que espines et parties de voirre, pointes d'aguilles, et choses semblables sutilles qui sont fichiees ou cors, ou il ne font pas grant dolour, ou il la font.

661. Se il ne font grant dolour, soient procurees [1] o choses attratives duc' a tant que par l'eide d'icelles et par l'aide de nature les choses fichiees puissent estre deboutees et traites hors par procès de tenz.

662. S'il font dolour, soit ostee et appaisie o choses mictigatives, se c'est possible ; et se la dolour ne puet estre ostee, soit eslargie la plaie, et puis soient traites, gardees les choses a garder.

663. A savoir est que [de] la maniere de traire pierres, [terre] [1], peulz et telz choses semblables qui sont entre les leivres de la plaie outre nature, n'est donnee nule doctrine artificial, car c'est chose legiere, et pour ce soit delaissié a l'experience et a l'ordenance de cil qui est ouvrant en ce [2]. ||

---

661. 1 pourees. *Latin* : procurantur.
663. 1 *Latin* : lapillos, terram, pilos et similia — 2 *Le traducteur saute le chapitre suivant* : Declarationes ad partem 2^am hujus capituli (*dans l'édition Pagel de la p. 162 à la p. 168*). *Ce sont les généralités en petit texte. Cf. §§ 542 et 586.*

LA .2. PARTIE PRINCIPAL

DE LA CURE COMMUNE DES PLAIES, ET PREMIEREMENT
RIEULLES GENERAULZ DE FLUS DE SANC RESTRAINDRE
QUI SONT .17.

664. Environ le .2. principal, c'est a savoir environ
la cure de flus de sanc, .2. choses sont a entendre :
premierement environ aucunes choses [generaulz ; .2.][1]
environ aucunes choses especiaux.

665. Du .1. sont donnees .17. ruilles : la premiere
rieulle est que nous devon plus tost entendre a restraindre les fleux de sanc, et avant que [entendre] a la cure de
la plaie [1].

666. La .2. ruille est que le membre, dont le flux ist,
soit haut levé selonc ce que c'est possible, quelque
membre que ce soit [1].

667. La .3. ruille est que en quelque lieu que flux de
sanc soit, s'il [1] court [2] roidement et de petit lieu, le doi
doit estre tenu dessus par un[e] heure, ou aucune chose
en lieu du doi [3]. Se il court de plusieurs lieus, soient
cousues les plaies, se c'est possibles et s'il doivent estre
cousues ; puis soit tenue la main dessus longuement et
en repos, ou soit mis un plumacel desus, aussi com en
estraingnant un pou les leivres de la plaie duc' a une
eure ou plus ou mains, si com le cyrurgien verra que il

---

664. 1 *Latin :* primum circa quaedam generalia ; secundum
circa quaedam specialia.

665. 1 *Le traducteur saute ici une citation d'Avicenne à
l'appui de cette première règle.*

666. 1 *Ici également sautée par le traducteur une citation de
Galien.*

667. 1 si — 2 corut — 3 *Ici omission par le traducteur d'une
citation de Galien*

sera a faire. Puis soit osté le doi legierement et aussi
com larechineusement [5] o la main ; et lors aucune fois
plumaciaus soient apliquiés au lieu legierement, et
soient liez et appareilliés artificielment et legierement,
ne ne se doit pas en cel cas le cyrurgien haster ne s'en-
fouir si tost com le navré est appareillié.

668. La .4. ruille si est que, puis que la plaie est
appareillie, ou flus de sanc est redouté, ja soit ce que le
flus de || sanc soit apaisié, toutevoies ne soit deslie duc' F° 40 c
a tant que le cyrurgien soit seur que flus de sanc ne
viegne de rechief [1].

669. La .5. rieulle si est que en quelque plaie que ce
soit, en la quele il ait [esté] mis medecine pour restraindre le flus de sanc, cele medecine ne doit estre de
puis ostee o violence, mes doit estre ostee legierement,
se c'est possible, ou vin chaut (et l'enoignant legierement) [1] ; et s'el [2] ne puet estre ainsi ostee, soit lessie, et
soient mis dessus plumaceauz d'estoupes baignies en
vin chaut ou en aucune medecine trempees [3] qui puisse
amolir cele, tant qu'elle puisse estre dessevree [4].

p. 169 **670.** — La .6. rieulle est que une meismes rieulle
de lier pour sanc restraindre est commune aus anciens
ovriers et a ceus qui ores sont, aussi sont toutes les
ruilles dessus dites [1].

671. La .7. rieulle : en tout flux de sanc si est que
nous devons eschiver la presence des choses rouges, si
com de paintures, de couvertures rouges et de teles
choses vermeilles [1].

---

5 et aussi com la rachine ensement. *Latin :* deinde leviter et
quasi furtive digitus removeatur aut manus.

668. 1 *Ici omission par le traducteur d'une citation d'Avicenne.*

669. 1 *Le membre de phrase entre parenthèses est du traducteur* — 2 sil — 3 trempece — 4 *Le traducteur saute la justifica-
tion de cette manière de procéder.*

670. 1 *Omission par le traducteur de l'explication de cette règle.*

671. 1 *Explication de la 7° règle omise. Elle est d'ailleurs ridi-
cule. Latin :* quia attractio fit a simili.

672. La ¹ .8. rieulle si est que nous devon si faire que le navré ne voie son sanc corre, et li dire que il ne court plus ; et se le sanc court et le navré le voit, l'en li doit dire que c'est a son bon pourfit ².

673. La .9. rieulle est donner au patient un morsel de pain rosti, tempré en bon vin de bonne odour, car ce aide moult de fois ¹.

674. La .10. rieulle est que nous devon oster et mettre hors de la chambre et du lieu ou le sanc court tous ceux qui sont en cel lieu, se ce ne sont les amis du patient ou ses ¹ cyrurgiens ².

F° 40 d   **675.** La .11. rieulle est que ‖ nous devon enjoindre silence et repos au patient, tant com li sans court ¹.

676. La .12. rieulle est que nous devon deffendre au patient le mouvement corporel et le mouvement de l'ame, si com sont ire et volenté de soi vengier ¹.

677. La .13., o les autres .4. qui ensuient, sont prises de Avicene ou .4. livre, ou .4. fen, ou titre du .2. chapistre : de restrinction de flux de sanc, et ce est que, en la maniere de appareillier plaie de la quele sanc court, l'en ¹ eschive que dolour n'i soit causee, tant com est possible, ne en lieure, ne en coucher, ne en nulle oevre manuel, ne en autres manieres queles que il soient ².

---

672. 1 Le — 2 *Omission de l'explication de la 8ᵉ règle, avec citation d'Aristote à l'appui.*

673. 1 *Omission de l'explication, aussi saugrenue que les précédentes.*

674. 1 ces — 2 *Comme de coutume, omission par le traducteur de l'explication de cette 10ᵉ règle, et c'est vraiment dommage, car elle se termine par cette boutade :* Aliquando tamen plus lucrantur (cyrurgici) cum assistentibus syncopizantibus, qui frangunt sibi caput contra lignum aut simile, quam cum principali patiente.

675. 1 *Omission de l'explication.*

676. 1 *Omission de l'explication.*

677. 1 que len — 2 *Omission de l'explication avec citation de Galien à l'appui.*

678. La .14. maniere est que le cyrurgien doit entendre, tant com il puet, a refraindre le sanc et les humours, en tel maniere que il ne viegnent au membre dont le flus du sanc court[1].

679. La .15. est que se le flus ne se cesse, soit faite p.170 frication et constrinction et ventousation et choses semblables es membres opposites de celui membre dont le sanc court, si com est le piè destre au regart de la main destre, et le [1] senestre bras au regart du destre[2]. Ne ne doit pas le cyrurgien trespasser en ce[3] .2. dyametres, si com il aparra après[4].

680. La .16. : soit faite [couchier][1] la partie dont le sanc court eslevee sus la partie saine et contraire[2].

681. La .17. est que toutefois que il convient avoir recours a cauterisation faite pour flus de sanc, soit fait le cautere parfont si que la croste en soit clutee sous[1] les leivres ‖ des parties prochainnes[2].   F° 41 a

LES MANIERES DE RESTRAINDRE SANC ESPECIAUX[1] SONT .2.

682. Du[1] .2., c'est a savoir la maniere especial de ouvrer ou pourpos selonc Thederic et selonc ceux d'ore, .2. choses sont a entendre, selonc ce que il est double maniere de ouyrer environ lui.

---

678. 1 *Omission de l'explication.*

679. 1 et se le — 2 *Omission par le traducteur de l'explication* — 3 ces — 4 *Latin* : Nec debet cyrurgicus in hoc duas dyametros pertransire. *Obscur. Omission ici d'une citation d'Avicenne.*

680. 1 *Latin* : fiat accubitus fluentis sanguinis ita — 2 *Omission de l'explication.*

681. 1 Sus. *Latin* : ut ejus escara occultetur sub labiis partium propinquarum — 2 *Omission de l'explication.*

Les manieres. — 1 espiciaux.

682. 1 En.

683. La .1. maniere est a comprendre [1] le sanc, avant que il courge ; la .2. est en restraignant le sanc qui court.

684. Du premier : la maniere d'ouvrer pour comprendre le sanc, avant que il courge, a lieu necessairement en un seul cas, et est utile, ou il est possible de l'user, en quelque lieu que ce soit [1]. Le cas est quant aucun grant dart, ou semblable, est encore fichié ou lieu, le quel en doute a traire pour paour que sanc n'ise trop du lieu, si com ou pis, ou pres du cuer ; car se le sanc i commence a courre, il est a paine estanchié, et pour ce il est necessaire au cyrurgien que [il] sache retenir le sanc et li contreitier, avant que il courge.

685. Et la maniere en est tele : soit laissié le dart, ou la chose semblable, fichié en la plaie, duc' a tant que le patient soit confès, et duc' a tant que pluiseur pulvilles soient fais d'estoupes amoustis en vin chaut et esprains, des quelz pulvilles .2. ou .3. ou .4. soient perchiés [1] ou milieu, a ce que il puissent estre menés [2] duc' a la plaie, par les quiex pertuiz la brance du dart qui apert dehors la plaie, puisse istre et passer proportionnablement.

686. Et lors menistre doit enpreindre [1] forment o les .2. mains les pulvilles environ la hante du dart, et le F° 41 b cyrurgien traie le dart hors [2], ou ce qui est fi ‖ chié en la plaie, tost et apertement. En faisant ainsi, et le dart trait, tantost en cel meismes moment soient comprain-

---

683. 1 *Le latin dit mieux* : intercipiendi sanguinem. *Peut-être faut-il lire* compreindre, *ainsi qu'au* § *suivant.*

684. 1 et a ce a len necessaire en un cas ou il est possible de user en quelque lieu que ce soit. *C'est incompréhensible. Latin :* De primo : modus operandi intercipiendo in unico casu necessario habet locum, et est, ubi possibilis est, utilis alibi ubicunque.

685. 1 perphies. *Latin :* perforati — 2 medes. *Latin :* duci.

686. 1 en prendre. *Latin :* comprimere — 2 lors.

tes et conjointes les leivres de la plaie o compression
de plumaceaus, et lors le sanc n'istra pas, et soit ainsi
la plaie tenue o les mains longuement et en repos.

687. Puis après soient mis sus la plaie autres plumaceaus, qui ne soient pas perciés, ausi com larreci-
neusement et sans apercevance, et soit ainsi la plaie
tres bien liee, et ne soit remuee fors au plus tart que
l'en porra en bonne maniere.

LA .2. MANIERE DE RESTRAINDRE SANC QUI COURT JA.

688. Il est a savoir du .2., c'est de la maniere d'ouvrer en restrinction de flus de sanc de plaie qui court
ja. Tout sanc qui court de plaie, ou il court de la plaie
sans deperdition de substance, ou il en court ou deperdition de substance.

689. Item tout sanc, ou il court legierement et a tart,
ou tost et forment[1], ou o grant deboutement par violence. Ou il court d'un lieu petit, si com d'une artere
ou d'une vaine, ou il court de pluseurs vaines ou arteres.

LA MANIERE DE RESTRAINDRE SANC DE PLAIE
SANS [DEPERDITION] DE SUBSTANCE.

690. Se[1] sanc court de plaie sans deperdition de
substance fort et legierement, il est tantost restraint, en
appareillant les leivres de la plaie et en les cousant de
cousture commune artificiel[2], s'il ont mestier d'estre
cousues, en metant sus pulvilles amoistiees en vin
p. 171 chaut, en les liant et aplicant sus artificielment[3]. Se

---

689. 1 ferment. *Latin :* fortiter.
690. 1 Le — 2 artificies. *Latin :* artificiali — 3 *Omission de l'ex-plication, et d'une longue discussion sur les inconvénients des tentes dans ce cas.*

sanc court de la dite plaie o deboutement et o force,
soit apareillie, com il est dit, fors que en cest propos
F° 41 c la cousture doit estre faite, si com les peletiers ‖ cousent leur peaus [4].

LA MANIERE DE RESTRAINDRE FLUS DE SANC DE PLAIE
O DEPERDITION DE SUBSTANCE.

691. Se sanc court de plaie o [de]perdition [de]
substance, o il court legierement ou forment ou o fort
deboutement : s'il court legierement, il est tantost restraint ou pulvilles d'estoupes amoisties en vin chaut ;
s'il court fort, soient les pulvilles amoistiees en la medecine Galien, la quelle est constrintive [1]; et la met
Galien ou .5. de Megathene, ou .4. chapistre qui se
commence : « *Cumque talia feceris* », etc.; la [2] quel
medecine s'ensuit.

LA MEDECINE GALIEN RESTRAINGNANT LE SANC.

692. R. Encenz blanc bien gomous .2. parties ; Aloës
eupatique [1] .1. partie. Soient ces .2. choses pulverisees ;
puis mellees otout peulz de lievre menuement tren-
chés, tant que tu verras que assés soufisanment en i ait.
Ces .2. choses soient bien corporees ou aubin d'oes
duc' a l'espoisseté de miel ; en celle confection soient
amoistis les pulvilles et mis sur la plaie.

693. Se le sanc court o fort deboutement et d'un
seul lieu estroit, si com d'une vaine, soit tenu le doi
dessus, ausi com par une heure, duc' a tant que il soit
coagulé, et s'il n'est ainsi restraint, soient cousues les

4 *Omission de l'explication de ce procédé.*
  691. 1 construitive — 2 le.
  692. 1 en pastique.

extremités de la vaine ou de l'artere, ou [1] soient liees, ou soient cauterisees.

694. Et se le sanc court d'un lieu ou de pluseurs, qui ne poist [1] estre estoupé [2], et soit grant, soit i mise [3] la medecine Galien. S'el ne souffist, soient cauterisees les bouces des vaines [4] et des arteres. Et ceste est brieve et profitable et souffisant doctrine de ceux d'ore pour restrain‖dre le flux de sanc [5].

F° 41 d

p. 174

LA .3. PART PRINCIPAL DU CHAPISTRE

DE LA CURE COMMUNE DES PLAIEZ.

695. Environ le .3. principal, c'est a savoir environ la [1] medecine qui est soufisant a la cure de toutes plaies, en tant et tant longuement com il sont plaies. En ce, .2. choses sont a entendre : la .1. est d'eslire la medecine [2] ; la .2. de la maniere d'apliquer la medecine a la plaie.

LA MEDECINE.

696. Du premier, il est a savoir que bon vin fort tant seulement soufist selonc nostre jugement, ou quel vin

---

693. 1 et. *Latin :* aut

694. 1 poit. *Latin :* non possit — 2 saignie. *Latin :* qui non possit oppilari — 3 soit il mise — 4 plaies. *Latin :* cauterizentur orificia venarum vel arteriarum — 5 *Comme d'habitude, le traducteur saute le chapitre préliminaire* (declarationes praeambulae, *dans l'éd. Pagel de la page 171 à la p. 174*) *à la troisième partie du premier chapitre :* De la cure commune des plaies.

695. 1 le — 2 la premiere medecine.

bien chaut estoupes soient amoisties, puis praintes ; et ce soit mis sus la plaie du patient si chaut com il porra souffrir [1].

DE LA MANIERE D'APLIQUER LA MEDECINE A LA PLAIE.

697. Du .2. il est a savoir que la plaie doit estre premierement netoïe des choses qui ont eté fichiees et d'autres choses venans de hors [1] ; puis doivent les leivres estre jointes et cousues, s'il ont mestier de cousture ; puis soient fais pulvilles et presses d'estoupes qui soient amoisties ou devant dit vin, o le quel vin et o les quelz estoupes [2] la plaie soit aucun pou lavee et les parties d'environ la plaie, puis soient praintes les estoupes et soient appliquies a la plaie, en preignant aucun poi la plaie ; puis de rechief soient les estoupes baigniees ou vin chaut, puis praintes et mises sus la plaie, et ainsi soit ce reiteré .3. fois ou .4. [3].

698. Puis soient eslargis et rectefiés les pulvilles et les presses [1]. Puis soient mises tant de presses, com mestier sera, environ la plaie et les costés de la plaie [2] ; puis soient || mis sus les presses et sus la plaie .2. plumaciaus ou .3. molliés ou [3] vin chaut et preins, si com desus est dit [4] ; puis soit mis sus tout ce .1. plumacel [5] d'estoupes sec [6], (le quel soit si grant et si large que il puisse couvrir et comprendre tous les autres [7]).

p. 175

F° 42 a

696. 1 *Omission de l'explication.*

697. 1 *Omission d'une citation de Galien à l'appui* — 2 o les estoupes quelz — 3 *Omission de l'explication.*

698. 1 *Omission de l'explication* — 2 *Omission d'une longue explication* — 3 & — 4 *Omission de l'explication* — 5 principal — 6 *Latin :* Deinde plumaceolus siccus major praedictis desuper applicetur — 7 *Omission d'une citation de Théodoric à l'appui. Comme d'habitude, le traducteur saute ici les généralités précédant la 4° partie du chap. I et qui dans l'éd. de Pagel vont de la p. 175 à la p. 179.*

p. 179

LA .4. PART PRINCIPAL
DU CHAPITRE

DE LA COMMUNE CURATION DES PLAIES.

699. Environ le .4. principal, c'est a savoir environ la maniere de lier et de coustre les plaies, a ce sont .2. choses a entendre : la .1. environ la maniere de lier artificielment ; la .2. environ la maniere de coustre artificialment.

700. Environ le .1., .2. : le .1. environ la maniere de lier ; le .2. environ la maniere de deslier.

701. Environ le .1., .2. : le .1. environ aucunes choses generaus ; le .2. environ aucunes choses especiaus. Du premier sont donnees .9. riulles generaulz.

.9. RIULLES GENERAULZ

DE COMMUNE MANIERE DE LIER.

702. La premiere riulle est prise d'Avicene ou .4. livre, ou .5. fen, ou .2. traitié du chapistre [1] : « des racines de restauration de os », et est que il convient que fassies soient netes, molles, legieres, soueves. (Fassies sont bendes [2].)

703. La .2. rieulle est que l'en doit garder, en tant com est possible, que il n'ait nulles coustures es fassies qui soient dures ne grosses, ne n'i ait plaies ne bors [1] es plicatures [2].

---

702. 1 ou .4. fen ou .5. chapistre. *Latin :* libr. 4 F. 5 tract. 2 cap. de radicibus — 2 *Cette explication entre parenthèses est du traducteur.*

703. 1 plaies ne bois. *Latin :* aut plicatura aut limbus — 2 *Omission de l'explication des deux règles précédentes.*

704. La .3. riulle est que s'il [1] est necessaires que la fassie soit si longue que il i conviegne avoir pluseurs coustures, soient lors toutes les groisseurs des coustures d'une part, et doivent estre tournees les fasies, quant il sont plaïes, vers la groisseur des coustures [2].

F° 42 b   **705.** La .4. riulle : les fassies doivent ‖ estre proportionnees en longeur et en [1] largesse selonc la quantité du membre qui est a lier ; aus grans longes et larges, aus petis petites, aus moiens moianes, etc. Adonc fassie qui doit lier l'espaulle doit avoir en latitude .6. doiz traversaus ; la fascie de la cuisse .5. ; la fassie de la jambe .4. ; la fassie du bras .3. ou environ, et ainsi en après [2].

706. La .5. rieulle : la lieure artificiel doit aucune chose comprendre des parties qui sont adjacens a la plaie ou a la froisseure [1].

707. La .6. rieulle : lieure de plaie, en tant com ele est plaie, doit estraindre moianement, ne trop ne pou [1].

708. La .7. rieulle est que la lieure doit plus fort p. 180 estraindre la plaie, en tant com el est plaie, que les parties d'environ [1].

709. La .8. rieulle est que, se la plaie qui fu ainsi liee estroitement plus que les parties adjacens qui sont environ liè, est faite sanieuse ou orde par aucune cause ou error, des cele heure les parties adjacens doivent estre plus estraintes, et la bouche de la plaie doit estre relaschie [1].

710. La .9. : plaies doulereuses ou apostumeuses ne

---

704. 1 cil — 2 *Omission de l'explication de la règle.*

705. 1 est — 2 *Omission de l'explication.*

706. 1 *Omission de l'explication.*

707. 1 *Omission de l'explication avec citation d'Avicenne à l'appui.*

708. 1 *Omission de l'explication.*

709. 1 *Omission de l'explication avec citation de Galien à l'appui.*

doivent pas tant estre estraintes [1] com les plaies dessus
dites [2].

DU .2.

C'EST DE LA MANIERE ESPECIAL DE LIER PLAIES

711. De la maniere especial de lier plaies selonc ceux
du tempz d'ore, a savoir est que toute ceste maniere puet
a bien pres estre traite des rieulles dessus dites, et c'est
que en toutes plaies la lieure doit commencier du lieu
navré [1] et de la partie de la leivre de la plaie qui plus pent
ou qui plus est eslevee, se il y a aucune tel chose en la
plaie, en trail|ant tous jours, et en eslevant, et en repor- F° 42 c
tant icele dependance o le trait de la fassie vers l'autre
levre [2]; et doit en premier estre mené le premier chief
de la fassie vers le cors ou vers la partie dont l'en se
doute plus que les humours courgent a la plaie [3], en
tournant le dit chief vers les parties adjacens duc' a bien
loing de la plaie [4]; et lors doit le cyrurgien le dit chief
de la fassie, que il a ainsi meue, baillier a tenir a aucun
qui illuec' soit; puis après retourt a l'autre chief de la
fassie que il laissa sus la plaie ou environ, ou ajouste
autre fassie, que [5] mieux vaut, se la .I. n'est assés
longue, et la mainge de la plaie a l'autre partie ou a la
partie opposite, en passant touz jours sus les parties
adjassens a la plaie, en tournant jusques aus parties
loingtaingnes, en estraignant plus fort la plaie et en relaschant les parties adjacentes petit et petit, en tele maniere que les parties plus loingtaingnes soient plus relas-
chiees [6]; et bauge a [7] aucun a tenir, ausi com il fist
devant.

710. 1 estroites. *Latin :* stringi — 2 *Omission de l'explication.*
711. 1 *Omission de l'explication* — 2 *Omission de l'explication*
— 3 *Omission de l'explication* — 4 *Omission de l'explication* —
5 qui — 6 *Omission de l'explication* — 7 et.

712. Puis après soit demenee en tele maniere une autre fassie semblable a la .1. ou a la .2., c'est a savoir en estraignant et en relaschant, si com il est dit, duc' a tant que les extremités d'icelles ataingnent les extremités des premieres, les quelles il avoit baillies a tenir a aucun; et lors soient illuec cousues, ou soient nouees les extremités des fassies, si com il apartient a faire.

713. Toute lieure doit estraindre moianement, c'est ne trop ne pou; [de] la quele estrainture le terme F° 42 d est faire aucun poi de doulour ‖ au patient, en estraingnant, et non pas mout [1] grant.

DE LA MANIERE DE DESLIER [1]

714. Du .2., a savoir est de la maniere de deslier les plaies artificielment, si est que la lieure et les choses p. 181 qui sont mises sus le lieu, soient ostees le plus legierement et le plus en repos que l'en porra, en touchant legierement le membre blecié; et se les choses s'aherdent aucun pou au membre, soient trempees et amoisties o vin chaut, en trempant et en compreignant et legierement tentant duc' a tant que les fassies puissent estre ostees sans violence [1].

715. Les queles doivent premierement estre separees du membre, en metant une espreuve ou semblable entre ce qui est sus la plaie et la plaie, et o cele espreuve soit faite separation environ la plaie legierement [1]; et se la plaie a l'une levre dependant plus que l'autre, la fassie doit premierement estre separee de celle partie, puis après de l'autre partie de l'autre levre, et derreinement soit dessevree la fassie de la plaie [2].

713. 1 ml't.
DE LA MANIERE. — 1 DESLIES.
714. 1 *Omission de l'explication.*
715. 1 *Omission de l'explication* — 2 de la fassie de la plaie. *Phrase obscure. Le latin n'est pas plus clair:* Et si vulnus habeat

716. Environ la maniere de coustre, .2. choses sont a entendre : la .1. environ la cousture; la .2. environ la solution des poins. Environ le .1., .2. : le .1. environ les choses generaus; le .2. environ les choses especiaus.

.12. RIEULLES GENERAUS

DE LA MANIERE COMMUNE DE COUSTRE LES PLAIES

717. Du premier sont donnees .12. rieulles generaulz : la premiere est que les aguilles de quoi les plaies sont cousues, doivent estre triangulees, agües, de bon acier et de net, et doivent avoir les costés cavez sanz pertuis (si comme sont couteaux qui sont creuz esmouluz [1]). ‖

718. La .2. rieulle est que le fil de quoi les plaies F. 43 a sont cousues, doit estre grelle, moien ou gros proportionable a la plaie, et doit estre partout egal et sanz neus et brief.

719. La .3. rieulle est que [en] la petite plaie les poins doivent estre fais o une aguille soutille et o sutil fil, et en la grande plaie les poins doivent estre fais o plus grosse aguille et o plus fort fil.

720. La .4. est que les poins doivent estre fais ou plus ou mains parfons et espés segont la quantité de la plaie qui est a coustre.

---

alterum labium dependens, debent primo a parte ipsius elevari, quia, si e contrario fiat, elevabuntur dicta labia cum localibus et separabitur conjunctio eorundem. Deinde a parte labii alterius et ultimo a vulnere separentur. *c.-à-d. commencer à enlever la bande par le bord supérieur de la plaie, puis par l'inférieur pour ne pas déchirer la cicatrice commençante.*

717. 1 *La phrase entre parenthèses est du traducteur, qui a omis l'explication de cette première règle, comme d'ailleurs de toutes les autres.*

721. La .5. rieulle est que tote cousture doit estre estrainte moiannement duc' a tant que le patient sente aucune dolour, mes non pas grande.

722. La .6. rieulle est que entre chascuns .2. poins l'espasse d'un doi traversant doit estre communement.

723. La .7. est que se . 2. poins tant seulement ne souffissent pour toute la plaie, les poins doivent estre tous jours non pers, se il n'a aucun angle en la plaie. p. 182

724. La .8. rieulle est de tant comme les plaies sont cousues plus fresches, en tant sont miex curees et plus tost.

725. La .9. est que se la plaie a coustre est estrangiee de sa qualité, avant que elle soit cousue, les leivres d'icele doivent estre frotees o une aguille ou o chose semblable ducques a effusion de sanc.

726. La . 10. est que la cousture doit estre faite o plus grosse aguille et o plus gros fil, plus espesse et plus parfonde, se l'en ne crient que l'en ne poigne le nerf es plaies qui sont selonc la latitude ' des lacertes, et de F° 43 b celes ‖ des queles les levres sont retraites plus que des autres [parties] ². Mes il n'est pas fet en tel maniere de celes qui sont faites selonc la longitude des lacertes, ne en celes des queles les levres ne sont pas retraites si forment.

727. La . 11. ' est que toutes [coustures] de liex et de personnes notables, si comme de la face et des princes ², doivent estre faites mout sutilement, et puis après doivent estre procurees le plus sutilement que l'en porra ³.

---

726. 1 latitudes — 2 des autres qui sont egaulz. *Latin :* et quorum labia magis distrahuntur ceteris partibus, *et le traducteur a* lu paribus.

727. 1 Le .2. — 2 et des membres principaus. *Latin :* et principum — 3 *Voici l'explication de cette règle qui vaut son pesant d'or :* Quia hujusmodi membra prius apparent obviantibus, et quia a nobilibus personis major honor, major fama et majus salarium reportatur.

728. La .12. est que se cousture est faite tant seulement pour restrinction de flux de sanc qui viegne habundanment, qu'ele soit cousue autresi comme les peletiers cousent leur peaulz; et ne faison pas grant force, se il a aucune chose par dehors entre les levres de la plaie outre nature, fors que le flux de cel sanc soit apaisié. Le quel sanc apaisié, tous les poins ou aucuns des poinz porront estre ostés, et la plaie estre amendee [1]; et se il a aucune chose extrinseque entre les levres de la plaie, adonques porra ele estre ostee.

729. Environ le .2. [1], c'est a savoir environ la maniere de coustre en especial qui puet estre toute esleue a bien pou des choses desus dites, .2. choses sont a entendre : la premiere, queles plaies doivent estre cousues et quiels ne doivent estre pas cousues [2]. La .2. est de la maniere de faire la cousture.

RIEULLE

EN QUELLES PLAIES COUSTURE EST PROFITABLE

730. Environ le .1., .2. : le premier est en quelles plaie[s] cousture est profitable; le .2. en quelles elle n'est pas com ‖ petente.   ⸱ Fº 45 c

731. Du premier, rieulle : cousture est profitable a toutes les plaies des quelles les leivres sont eslongniees l'une de l'autre, qui ne puent estre aprochiees l'une a l'autre, au quel aprochement et assemblement et retention lieure artificial ne souffist pas.

---

728. 1 *Le texte dit :* dilatari.
729. 1 le premier. *Latin :* Circa secundum — 2 cousues *répété.*

RIEULLE

EN QUELLES PLAIES COUSTURE N'EST PAS PROFITABLE.

732. Du .2., cousture n'est pas profitable as plaies des quelles l'union des levres et retention souffissant seule lieure artificial souffist [1], et des quelles les leivres ne p. 183 poent estre moult aprochiees [2] l'une de l'autre par nule maniere.

733. Environ la maniere de coustre les plaies, es queles cousture est profitable, .2. choses sont a entendre : la .1. de l'asiete des poinz; la .2. de la maniere [1] de poindre.

734. De la .1., a savoir est que cyrurgien doit regarder, encheis qu'il cose, a savoir mon, se la plaie a coustre a plus que l'espasse d'un doi traversail de longueur; se ele est ainsi et ele ne sourmonte la mesure de .2. dois, .1. seul point i [1] souffist; et se elle sourmonte a la mesure de .3. dois et non outre, .2. poins i [1] sont necessaires, et se la longitude de la plaie sourmonte la dite mesure, donques soient fais tant de poins que il soufisse, selonc la mesure dessus dite et le nombre des dois traversaus.

735. La maniere de coustre la plaie en la quelle .1. seul point soufist, est tele que ce seul point doit estre fait u milieu de la plaie, se ele n'est plus parfonde en une partie que en autre; quar adonques le point se doit plus decliner vers la partie plus parfonde.

F° 43 d **736.** La manie‖re de coustre la plaie en la quelle .2. poins souffissent : se .2. poins soffisent et doivent estre fais en la plaie, soit partie la plaie en .3. parties.

---

732. 1 *Latin :* ad quorum unionem labiorum et retentionem sufficientem sufficit sola ligatura artificialis — 2 eslongees. *Latin :* et quorum labia nullo modo possunt approximari sibi invicem
733. 1 mananiere
734. 1 il

737. (La maniere de ce est que vous fachiés le premier point vers le bout de la plaie qui est plus pendant, et l'autre point vers l'autre bout en tele maniere que entre les .2. poins ait tel proportion com il a de l'un des bous duc' au point, et ainsi seront .3. portions egalz en cele plaie [1].)

738. Et se .3. poins sont necessaires en la plaie, premierement soit fait .1. point ou milieu, puis soient fais les .2. vers chascun bout de la plaie, le quel [1] soit ou milieu entre le bout de la plaie et le point du milieu.

739. Et se .3. ne souffissent, et il en conviengne a coutre la plaie ou .5. ou pluseurs, la maniere de les coustre est tele : soient fais .2. poins vers les .2. extremités de la plaie premierement, c'est a savoir un vers chascune extremité, puis soit fait le [1] .3. ou milieu de ces .2. poins; le .4. ou milieu du .3. et de l'un des .2. premiers d'une part; le .5. soit de l'autre part, et ainsi des autres. Et devés savoir que entre .2. poins doit tous jours estre l'espace de [.1.] travers [de] doi.

740. La maniere de poindre doit estre tele : premierement soit mondefie la plaie par dehors, et soient ramenees les leivres si comme il furent naturelment, o miex que l'en porra, ou lieu ou vous voudrés faire le point, et soit apoiiee [1] la levre oposite de la plaie o une canete [2] ou un tuel [3] cevez, ou quel tuel soit une fenestre tres-perchante [4] en sa concavité, pres du bout qui ‖ est par devers la plaie, par la quele fenestre l'aguille soit veue, quant elle passera oultres.

F° 44 a

---

737. 1 *Tout ce § 737 manque dans l'édition Pagel, page 183.*

738. 1 de la plaie .1. lequel. *Latin :* fiant duo ex utraque parte i. e. in medio. *Probablement le traducteur a pris l'abréviation de* id (i.) *pour le chiffre 1.*

739. 1 les.

740. 1 apoiue — 2 cianete — 3 *Le latin a* cuellum *faute pour* tuellum — 4 *Latin :* penetrans.

741. Adonques soit deboutee l'aguille vers le dit tuel, en perchant les .2. leivres de la plaie le plus tost que l'en porra, duc' a tant que ele soit veue entrer en la dite canete par la dite fenestre; et soit ostee la canete de l'aguille; soit traite [l'aguille] [1] o le fil duc' a tant que il soufice. Puis après le fil soit lachié l'un a l'autre par .2. revolutions, en estraingnant moianement; et après soit faite la .3. revolution par dessus les .2., et ainsi il est necessaire et souffist pour .1. point. Après soit trenchié le fil ne trop pres ne trop loins du point; et en telle maniere doivent estre faiz tous les autres poins, tant comme il est necessaire a la plaie.

742. Environ la solution des poins, .2. choses sont a entendre : la .1. chose, du temps de oster les poins; la [1] .2., de la maniere de oster.

743. Environ la premiere, a savoir est que les plaies diverses sont cousues pour diverses ententions. Car les unes sont cousues principaument [pour l'assemble-ment] [1] et pour l'incarnation d'iceles, et en cestes la costure ne doit estre descousue devant que elles sont encharnees, fors en .3. cas.

.3. CAS

POUR QUOI LES POINS SONT DESCOUSUS DE LA PLAIE SANS DEPERDITION [1] DE SUBSTANCE, ENCIÉS QU'ELLES SOIENT ENCHARNEES.

744. Le .1. est, se l'en doute que la char des poins soit rompue devant l'incarnation [1].

741. 1 *Latin :* trahatur acus.
742. 1 le.
743. 1 *Latin :* propter eorum unionem et incarnationem.
.3. CAS — 1 SANS DEPDE PERDITION.
744. 1 *Le traducteur saute, comme d'habitude, les explications de ces 3 règles.*

745. Le .2. est quant porreture est enchartree en la plaie par aucune erreur.

746. Le .3. est quant le patient se deult forment, etc.||

747. Les autres sont cousues seulement pour faire aucune aproximation, ja soit ce que eulz ne puissent du tout en tout estre assemblees, si com en aucunes es queles aucune chose de la substance est degastee et perdue, et [en] aucunes es quelles aucune chose est dessevree, que nature doit bouter hors devant l'incarnation, si comme froissement d'os, ou chose semblable, pour la quel chose toute la cousture doit estre descousue en icestes ou partie, enciés que elles soient encharnees, c'est a savoir duc' a tant que les levres qui sont aprochies par cousture, puissent estre retenues o seule lieure sans cousture ; et ne devon pas vouloir que ces derrainnes plaies soient encharnees, ja soit ce que ce fust possible, devant que la cousture en soit ostee.

748. Les autres sont cousues tant seulement pour restraindre les flux de sanc, et en cestes doit estre la cousture lessie duc'a tant que le flux du sanc soit alachié.

749. La maniere d'oster les poins doit estre tiele : les filz soient trenchiés o forces, jouste le neu du fil, après soit appoiiee [1] la char de la plaie o la taste, jouste le pertuis du point ; après soit pris le neu du fil o les piscarioles, et soit trait hors. Ou soit fait autrement et miex : soit fichiee l'aguille ou la taste, se l'en puet, desous le fil, entre le fil et la plaie, et soit trenchié le fil, qui sera dessus l'aguille ou dessus la taste, o un rasoir, et soit trait hors o les piscarioles, si comme il est dessus dit [2].

---

749. 1 aportee. *Latin* : appodietur — 2 *Les considérations générales qui précèdent la cinquième partie du premier chapitre, ont été omises par le traducteur (dans l'éd. Pagel, pp. 184-186). Voy. § 542, note 6.*

LA .5. PARTIE PRINCIPAL DU CHAPISTRE

DE LA COMMUNE CURATION [1] DES PLAIES.

750. Environ le .5. principal, c'est a savoir environ la maniere de faire evacuation et potion aus navrés, .2. choses sont a entendre : la .1. environ l'evacuation; la .2. environ la potion.

751. Environ la .1., .3. [1] : la .1. environ l'evacuation du sanc; la .2. environ l'evacuation o medecine laxative; la .3. environ l'evacuation o l'un et o l'autre.

LA MANIERE DE SEIGNIER ET DE VENTOUSER LES NAVRÉS.

752. Environ l'evacuation du sanc .3. choses sont a entendre : la .1. est environ l'evacuation par flobothomie; la .2. environ l'evacuation qui est faite o ventouses; la .3. environ l'evacuation o sansues.

753. Environ chascune de ces .3. dessus dites, .2. choses sont a entendre : la .1. est en quiex navrez ces choses sont competentes; la .2. de la maniere de faire les.

754. De la .1., c'est a savoir en quiex navrés flobothomie est competente, a savoir est que flobothomie doit estre faite es jones qui sont de chaude complexion et de seiche [1], es quiex sanc habonde tant seulement, ou sanc o cole, qui sont plectoriques, en temps chaut, et

---

La .5. PARTIE — 1 DU CHAPISTRE COMMUN DE LA CURATION.
751. 1 .2.
754. 1 et de seiche ou moiste, *ce qui est contradictoire, d'ailleurs le texte latin dit :* qui sunt calidae complexionis et siccae, quibus abundat, *etc.*

qui ont acoustumé a estre saigniés, et en sont longuement [privés] ², qui ont grant plaie o incision, ou petite
ou contusion grande, des queles plaies le sanc n'ait pas
couru soffisanment ³, et des quiex les humours ne ⁴
sont ostees ou en flus, ou en choses semblables ⁵; mes
p. 187 flobothomie ne doit pas estre faite en ceux qui ont les
conditions oposites a ceus dessus dis, les quelles conditions le cyrurgien parfait ‖ seit tres bien regarder et con- F° 44 d
noistre.

755. Les navrés es quiex ventosation est competente, sont ceux es quiex sanc noir engroissié remaint
environ la plaie après evacuations universeilz, le quel
sanc ne puet estre vuidié, resolz ne degasté par celes
evacuations universels, ne par choses qui soient dessus
mises ¹.

756. Et evacuation o sansues est competente a ceus
qui sont trop fiebles, as quiex flobothomie est dev[e]ee.

757. La maniere de saignier les desus dis, es quiex
saigniee est competente, est double : ou ele est faite
pour la diversion des humours qui courent encore, ou
sont encore a courre a la plaie ; ou ele est faite pour
l'evacuation des humours qui sont ja decourues.

758. Se ele est faite a la premiere entention, soit faite
d'aucune veine qui puisse diverser les dites humours au
lieu opposite et divers, si comme est la veine du foie au
resgart de la plaie qui est faite ou chief de cele meisme
partie ; et se ele est faite, que les humours qui sont ja
decourues, soient evacuees de la plaie tant seulement,
qui ne decourent plus, ne n'est dolour acreue en la plaie,
ne rogueur, ne enfleure, etc., ains sont ou commancent

---

2 *Latin :* et diu abstinuerunt — 3 neist parcouru soffisanment.
Latin : a quibus non fluxit sanguis sufficienter — 4 en — 5 *Latin :*
et quorum humores sunt commoti et in fluxu et similia. *Le traducteur omet ici :* et breviter qui, antequam vulnus fieret, flebotomia indigebant.

755. 1 *Omission de l'explication avec citation d'Haly à l'appui.*

estre amenuisies¹ ; soit faite la seigniee de la veine eva-
cuante la matiere qui est conjointe a la plaie, si comme
est la cephalique du bras au regart de la plaie du chief
de cele meisme partie, et ainsi des semblables.

LA MANIERE DE FAIRE EVACUATIONS O VENTOUSES ET O SANSUES.

F° 45 a **759.** La maniere de faire evacuati‖on ou ventouses
ou [o] sansues est competente es fiebles, si comme sont
les enfans et le[s] vioulz, et semblables. Et se les humours decourent encore, [ou non]¹, l'evacuation² doit
estre faite du tout en tout par diversion en cele meismes
maniere que seroit faite la saigniee³, se le patient navré
fust fort. Se ele est competente a ceux es quiex sanc
noir, etc., remaint en la plaie, [ele doit estre faite en la
plaie]⁴, et dessus et entour; et ceste maniere n'est pas
moult artificial, mes toute voies ele est baillie par l'aqui-
sition des auctours de medecine⁵.

LA MANIERE DE FAIRE EVACUATION O MEDECINE LAXATIVE¹

760. Environ l'evacuation o medecine laxative, au
pourpos de ce .2. choses sont a entendre : la premiere
est as quiex navrés ele est convenable; la .2. en quelle
maniere ele doit estre faite.

758. 1 *Passage obscur. Latin :* Si fiat, ut humores jam fluxi eva-
cuentur a vulnere solum, quia amplius non fluunt, nec augetur
dolor nec rubor nec tumor, etc., immo stant aut incipiunt minui.
759. 1 *Latin :* Et sive humores adhuc fluunt sive non — 2 la
saigniee — 3 que ele faite *etc. Latin :* debet fieri per diversionem
eodem modo penitus, quo fieret flebotomia .si pasciens, *etc.* —
4 *Latin :* si autem competit eis, quibus in vulnere et circa
remansit sanguis niger etc., debet fieri in vulnere et supra —
5 *Latin :* ac tamen exquisite traditur ab actoribus medicinae.
LA MANIERE — 1 LAXATIUE. O.

761. De la .I. : medecine laxative a cel propos est
convenable aus navrés ydropiques et a ceux qui sont
replés de mauveses humeurs, et semblables, et a ceux
es quiex seule humour, autre que sanc, habonde ¹, si
comme fleume, melancolie; et la maniere d'evacuer
icez ² artificielment, est traitie es aucteurs de medecine.

LA MANIERE DE FAIRE FLEBOTHOMIE ET EVACUATION O
   MEDECINE LAXATIVE ENSEMBLE ET AUS QUIEX ELE EST
   PROFITABLE.

762. Environ [l']evacuation [o] l'un [et] o l'autre ¹,
.2. choses sont a entendre : la .I. es quiex ele est
competente; la .2. de la maniere et de l'ordenance de
faire la ².

763. De la premiere, la maniere [o] l'un [et] ou l'autre ¹, c'est a savoir o flobothomie et o medecine laxa-
tive, est com[|petente a ceux as quiex toutes hou- Fº 45 b
mours habondent engaument, et poent estre evacués au
commencement par flobothomie ou par medecine; et se
medecine laxative ne souffist, après ices choses soient
purgiés o flobothomie.

L'ORDENANCE ENTRE FLOBOTHOMIE ET MEDECINE LAXATIVE,
   QUANT ELE[S] SONT TOUTES .2. COMPETENTES.

764. De la maniere et de l'ordenance, [c']est quielle
evacuation doit estre premierement faite o flobothomie

---

761. 1 habonde est habondant o superfluites. *Latin :* et quibus
solus humor, alter a sanguine, superabundat, ut *etc.* — 2 cez
houmeurs. *Latin :* Et modus evacuandi istos (vulneratos).

762. 1 *Latin :* Circa evacuationem cum utroque — 2 *Comparez*
§ 753.

763. 1 *Latin :* De primo : modus cum utroque.

ou medecine laxative, a savoir est, se les humeurs, qui doivent estre evacuees, sont mellees o sanc, flobothomie doit estre premierement faite, et puis après doit ensieuvre medecine laxative; et se les humeurs ne sont mellees o le sanc, ou eulz sont trop chaus, ou eulz sont trop frois : se il sont trop chaus, flobothomie soit premierement faite [1]; se ils sont trop frois, medecine laxative, forte ou fieble, y est competente [2]. Se forte medecine y est competente, flobothomie soit premierement faite, et puis medecine laxative après. Se fieble medecine y est competente, medecine laxative voist devant, et flebothomie après. Et ceste matiere est traitie plus vraiement et mi[e]x es aucteurs de medecine.

LA MANIERE DE FAIRE POTION AUS NAVRÉS.

765. Environ la maniere de faire potion aus navrés, .4. choses sont a entendre : la .1., aux quiex la potion doit estre donnee; la .2., de quelle maniere la potion doit estre; la .3., pour quele cause elle est donnee; la .4., en quele ma‖niere ele doit estre donnee.

Fᵒ 45 c

766. Environ la premiere, trois choses sont a entendre : la .1. est que les anciens donnerent indifferanment potion a tous leurz navrez; la .2. est que Thederic la donne aus uns, et aus autres ne la donne pas; la .3. est que ceux qui sont maintenant, ne la donnent a nul.

767. De la .2. chose, c'est a savoir de quele maniere les potions sont qui ont été acoustumees [a estre donnees] [1], iceste chose est bien aperte [2] es pratiques des anciens et en la practique Thederic.

p. 188

---

764. 1 soit premierement soit faite — 2 *On remarquera dans cette phrase que* humeurs *est d'abord féminin, suivant le français,* humeurs mellees, *et ensuite masculin, suivant le latin,* humeurs chaus, frois.

767. 1 *Latin :* cujusmodi potiones consueverint dari — 2 apertes.

768. De la .3., c'est a savoir de la cause pour quoi les anciens donnoient aussi potions a tous leur navrés, ce demoustre Thederic assés en ces declarations [1].

769. De la .4. : la maniere des anciens est dessus dite ; la maniere de Thederic sera demoustree ou chapistre des plaies du chief [1].

p. 190

LA .6. PARTIE PRINCIPAL DU CHAPISTRE

DE LA CURE COMMUNE [1] DES PLAIES.

770. Environ le .6. principal, c'est a savoir environ la diete [1], .2. choses sont a entendre : la .1. environ les choses a donner ; la .2. environ les choses a eschever.

771. Environ la .1., .3. : la .1. environ la qualité des choses qui doivent estre donnees ; la .2. environ la quantité d'icellez ; la .3. de la maniere de donner.

772. Item environ, la .1., .3. : la .1. est quel le pain doit estre ; la .2. quelles doivent estre les viandes ; la [1] .3. quel le vin doit estre.

773. De la premiere : le pain doit estre de bon fourment moianement cuit et levé, ne viel ne nouvel, mais aussi comme de .2. [1] jours.

---

768. 1 *C'est-à-dire dans les* declarationes praeambulae *qui précèdent cette rubrique et que le traducteur n'a pas traduites, comme toutes les autres.*

769. 1 *Chap. III, §§ 885 et suiv. Ici omission des* declarationes preambulae *précédant la 6e partie, et qui dans l'éd. Pagel vont de la p. 188 à la p. 190.*

LA .6. PARTIE — I DU COMMUN CHAPISTRE DE LA CURE DES PLAIES.

770. 1 diere. *Latin :* dieta.

772. 1 le.

773. 1 *Le latin dit :* sed quasi trium dierum.

774. De la .2., c'est a savoir queles viandes doivent estre : eles doivent estre subtiles, tendres, de bonne di-

F° 45 d gestion, ‖ engendrantes bon sanc sec et ne mie trop aduste, ja soit ce qu'il soient de petite quantité ; et ce sont gelines, chapons, poucins, chevreaus, chast[r]is joueunes, faisans, perdris, petis oisiaus, qui ont les becs soutilz, habitans es chans, oes de gelines cuis o leur escailles, et toutes les choses dessus dites sont meilleurs rosties que autrement, fors que la croste brullee qui est par dehors, [soit ostee] [1].

775. De la .3., c'est a savoir du vin. Le vin doit estre le meilleur que l'en puet trouver, [sousrouge] [1] ou blanc, soutil, aromatique, delictable a boire, moien entre fort et fieble.

776. Environ la quantité des choses a donner, .2. choses sont a entendre : la .1. en general; la .2. en especial.

777. En general : car l'en doit et puet plus donner la moitié des choses que l'en doit donner en la comestion du matin que en cele du vespre.

778. De la quantité des choses, qui doivent estre donnees en especial, .3. choses sont a entendre : la .1. de la quantité du pain ; la .2. de la quantité des viandes ; la .3. de la quantité du vin.

779. De la quantité du pain et des viandes, menjuce mout [1] mains que il n'a acoustumé a mengier ou temps de sa santé [et menjuce seulement ou plus, se il puet, de char que de pain [2] ;] et menjuce tant que sa vertu puisse estre soustenue tant seulement en lui, ne ne

---

774. 1 *Latin :* sit amota.

775. 1 *Latin :* subrubeum.

779. 1 ml't — 2 *Cette phrase entre crochets manque; elle correspond au latin :* et comedat tantum aut plus, si potest, de carnibus quam de pane, *et a été probablement sautée parce qu'elle commence comme la suivante par les mêmes mots :* comedat tantum.

saoule pas son apetit, devant que le flux des humours
et la doulour soit apaisie, et devant que il soit seur
d'apostume chaut; et adonques la quantité des viandes
soit creue petit et petit jusques a tant que elle soit autresi grande comme elle avoit esté ou temps de sa santé.

780. De la quanti‖té du vin : ele est plus a creindre, F° 46 a
pour ce que pluseurs pechent environ icele, et meismement les navrés. Pour la quelle chose en tant comme
sa quantité sera meindre, de tant sera miex ; et pourra
estre donnee [1] la chopine de Paris en la comestion du
matin, et ce est ainsi comme .3. voirres moienz plains ;
et ou vespre soit donnee la moitié de la chopine ou .2.
voirres moiens, ou environ. Et se le patient a grant soif
outre mesure entre .2. mengiers, l'en li puet donner un
petit de vin ovec un petit de pain tosté, ja soit ce que
abstinence li soit du tout en tout plus profitable.

781. Environ la maniere de donner, .2. choses sont
a entendre : la .1. du temps ; la .2. de l'ordenance du
temps.

782. [Du temps] [1] : les choses qui sont a donner, doivent estre donnees .2. fois le jour, c'est a savoir environ
prime et environ vespres.

783. De l'ordenance : premierement soient donnees
les viandes en bonne quantité, en après le vin, en après
les viandes, et ainsi en après.

784. Environ les choses norrisantes qui sont a eschiver, .2. choses sont a entendre : la .1. que les unes
doivent estre eschivees touz jours du tout en tout ;
la .2. que les autres doivent estre eschivees tant comme
l'en puet en bonne maniere, et toutevoies il convient
que elles soient otroïes en aucuns cas.

---

780. 1 de tant pourra estre miex donnee la chopine. *Latin :*
unde quanto minor erit quantitas, tanto melius; potest tamen
dari.

782. 1 Du temps *manque, probablement parce que ces deux
mots terminent la phrase précédente. Latin :* De tempore.

785. La .1. est que toutes choses contraires aus choses dessus dites, doivent estre eschivees du tout en tout ; c'est a savoir grosses viandes et indigestives, si p. 191 com sont : chars de buef, d'oies, d'anes, de lievre, et de leumages, et choses generatives de sanc porri, moiste, F° 46 b mauvès, si comme sont tous poissons, ‖ tous fruis, tous chouz ; [et en aucun cas poent estre donnees] ¹ puree de pois, lait d'amandes, gruel ², ptisane, eaue et toutes viandes moistes, si comme brouet de chars, et choses semblables.

786. Du vin : vin eaveus doit estre eschivé, si comme vin de France ; vin fort et cruel, si comme vin d'Auserre ; vin gros, si comme vin de Montpellier.

787. Le .2. est quelles choses doivent estre eschivees et donnees aucune fois ; ce sont broués qui sont fais de moieux de oefs cuis et de vin et de eauve qui sont donnés aucune fois au malade pour amoistir son pain et pour humer ; et le brouet des chars devant dites et de buef doit estre donné tant seulement pour amoistir le pain, et non pas pour humer ; c'est a savoir quant le patient ne puet mangier pain sec.

788. Entre icés choses, la qualité et la quantité et la maniere d'amenistrer au patient les choses qui li doivent estre amenistrees par coustume, c'est que l'en li doit donner petit et petit, et que sa portion ne li soit pas soudainnement creue ne amenuisie, mes soit faite en la maniere que le cyrurgien verra que bien sera ¹.

---

785. ¹ *La phrase entre crochets manque dans la traduction et représente le latin* : et in casu concedenda sunt pureta pisorum, *etc.* — ² guel. *Latin* : gruellum. *La traduction saute* : farina ordei vel avenae.

788. ¹ *Le traducteur saute une citation de Galien à l'appui ; il omet ici, comme toujours, les* Declarationes praeambulae *(pp. 191-194 de l'éd. Pagel) qui précèdent la septième partie principale du chapitre.*

p. 194

LA .7. PARTIE PRINCIPAL
DU CHAPISTRE [1]

DE LA [COMMUNE] CURATION DES PLAIEZ

789. Environ le .7. principal, c'est a savoir environ la preservation et la cure [de] desatrempance [1] et d'apostume et de choses semblables sourvenantes a la plaie, .2. choses sont a entendre : la premiere, de la maniere de garde[r] que aucune de ces choses ne soit entree [2] en la plaie ; la .2., de la maniere de curer les, puis qu'elles sont en la plaie.

790. Environ le .1., .2. choses : la .1. environ la connoissance et la maniere ‖ d'eschiver les causes dessus F° 46 c dites et les accidens d'icés choses es plaies ; la .2. environ la connoissance des signes qui sont a venir, senefians les accidens d'icés choses estre es plaies.

791. Environ le .1., .2. : la .1. environ les choses generaulz ; la .2. environ les choses plus especiaus.

LA MANIERE COMMUNE DE GARDER LES NAVRÉS D'APOSTUME CHAUT ET DES CHOSES SEMBLABLES.

792. De la .1. sont donnees .2. riulles generaus : La .1. est que se l'en doute que apostume chaut ne surviengne en la plaie, l'en se [1] doit avancier d'i metre remede avant qu'il i soit ; quar c'est plus seure chose que s'il i estoit [2]. La .2. riulle est que se les .8.

LA .7. PARTIE. — I DU COMMUN CHAPISTRE.

789. 1 *Texte* : la cure des atrempance. *Latin* : curam dyscrasiae — 2 entrees.

792. 1 le — 2 *Omission de l'explication avec citation d'Avicenne à l'appui.*

riulles generaulz desus dites [3], requises a la cure des plaies, sont bien mises a execution [4] par cil qui est mire du patient, sans riens delaissier de ce qui apartient a ces .8. riulles, nus des accidens dessus dis ne porra entrer ne estre en la plaie nouvelle, concriee en tant comme ele est plaie. Mes se la plaie n'est aparellie freschement, ou que [5] l'en oublie aucunes des .8. dessus dites, ou que aucun cas la aviengne [6], ou aucune cause par autre maniere, ou s'ele est apparellie par autre maniere que par la nostre, selonc la maniere des anciens, ou se elle demeure longement, avant que elle soit apparellie, lors puet entrer en celle [p]laie aucuns cas des accidens dessus dis.

LA MANIERE ESPECIAL DE CONTREGARDER LE NAVRÉ DE CHAUDE APOSTUME ET D'ESCHIVER LES CAUSES QUI TEL APOSTUME METENT EN LA PLAIE, DE LA QUELLE .7. RIULLES SONT DONNEES.

F° 46 d **793.** Du .2., c'est a savoir de la connoissance et ‖ de la maniere d'eschiver les [1] causes especiaus metans es plaies tiex accidens : de ce .7. riulles sont donnees especiaus.

794. La .1. riulle est que l'en doit eschiver trop grant replection, en tant com c'est possible [1].

795. La .2. est : soit eschivé trop grant travail de tout le cors, especiaument du membre navré.

796. La .3. est : soit eschive[e] dolour du membre, et gardés que il ne soit trop dependant.

---

3 §§ *587-595. Le latin dit* sex, *mais par erreur* — 4 desus dites a la cure des plaies sont requises et bien mises a execution. *Latin :* sex generalia ad curam vulnerum requisita optime exequantur — 5 crue — 6 laviengne.

793. 1 les *répété.*

794. 1 *Le traducteur omet de traduire l'explication de cette première règle, comme de toutes les autres.*

p. 195 **797.** La .4. : ne soit pas le membre navré plus estraint que il ne doit.

798. La .5. est : soit le ventre laschié, et ne soit pas costuvé ne serré.

799. La .6. : soit laissé sans courre de la plaie atrempeement, selonc l'entention des aucteurs, se l'en voit que ce soit a faire.

800. La .7. est que se l'en voit aucune cause devant aler par la quele desatrempance soit faite, ou aucun des accidens dessus dis, soit lors ramenee a atrempance.

LA MANIERE DE CONNOISTRE LES SIGNES QUI APERENT
ES PLAIES AVANT LE NESSEMENT DE CHAUT APOSTUME.

801. De la connoissance des signes qui vont devant le nessement de desatrempance et de chose semblable es plaies, des quiex il est [a savoir qu'il sont] mout [1], si comme aucune aquosité clere ou rouge, ausi com laveure de char, issant de la plaie, douleur, rougeur, enfleure et choses semblables qui ne sont pas encore moult creues; mes si tost com il commenchent et sont fiebles et apparisans, l'en doit lors aler encontre par aucun remede, que il ne se croissent, et que desatrempance ou apostume ne soit faite ou confermee en la plaie, ne que por‖reture n'i soit engendree. Car vous F° 47 devés savoir que en quiconques lieu que porreture est engendree en quantité notable, fievre ensiout tous jours et est engendree, si com il apert par auctorité Ypocras en la premiere partie de son afforime : Fievres et douleurs sont faites environ les engendremens de porreture, etc. ; et quiconques sueffre plaie, apostume et fievre, ne soit pas seur de sa pel, et meismement se la fievre per-

---

801. 1 des quielles il est mout. *Latin:* De notitia signorum praecedentium ortum dyscrasiae et similium in vulneribus sciendum, quod sunt multa;

severe et ele se convertisse en porreture, des quiex
signes se aucuns sont apparans en la plaie, l'en les doit
contregarder et aler encontre, si comme il est dit par
dessus eu traitié.

LA CURE GENERAL D'APOSTUME CHAUT ET DE SEMBLABLES ES PLAIES, DE LA QUIELLE .9. RIULLES GENERAUX SONT DONNEES.

802. Environ la .2. chose, c'est a savoir environ la
cure des dis accidens, puis que aucunes choses de la
cause ou de l'erreur sont demoustrees en la plaie, .2.
choses sont a entendre : la .1. est environ les choses
generaus; la .2. est environ les choses especiaus.

803. De la premiere sont donnees .9. rieulles generaulz.

804. La .1. est, se desatrempance est demonstree o
la plaie, ou autre chose des choses dessus dites, le patient se doit garder de traveillier [1], et meismement il
doit bien garder que le membre blecié ne traveille [2].

805. La .2. riulle est que la diete soit asubtilie, en
la recevant moiennement [1].

806. La .3. reulle est quant aucune chose des choses p. 196
dessus dite[s] est en la plaie, evacuation i est necessaire
ou evacuations, si comme il est demoustré par dessus,
et si comme il est ensaignié es aucteurs de medecine.

807. La .4. riulle est toute fois que aucune des choses
F° 47 b dessus ditez se demonstre en la ‖ plaie, ou soit une ou
pluseurs, l'en doit tantost deleissier la cure de la plaie,
et [l'en] doit entendre a la cure de l'accident ou des
accidens.

---

804. 1 se doit garder se doit traveillier. *Latin :* caveat patiens
a labore — 2 *Le traducteur saute l'explication de cette première
règle, comme d'ailleurs de toutes les autres.*
805. 1 *Latin :* dieta subtilietur et ex ea defalcetur.

808. La .5. riulle est que l'en ne doit nulle fois re-pairier a la cure de la plaie, tant comme l'accident ou les accidens perseverent o la plaie, et meismement si c'estoit a tous jours.

809. La .6. est que si tost comme l'accident ou les accidens de la plaie sont apaisié, le cyrurgien doit tan-tost repairier a la cure de la plaie.

810. La .7. riulle est : se pluseurs des accidens des-sus dis sont en la plaie, ele est dite composte, et en la cure d'iceus [1] est entendu aucun ordre.

811. La [1] .8. est que tant comme d'accidens sont compos o la plaie, tant d'ententes sont requises a la cure d'icele plaie, se aucuns d'iceus accidens ou tous ne s'accordent a estre curez par une meisme maniere de curer, si comme desatrempance et apostume [2] qui n'est pas encore porri et dolour, les quelles sont curees par une meisme cure.

812. La .9. est : puis que l'accident ne puet estre curé par repercussion, ne par resolution, ne en autre maniere estre deveé, pour ce que porreture i est ja engendree, soit mondefie et soit traite hors la porreture par la plaie au miex que l'en porra ; et se elle ne puet estre mon-defie par la plaie, soit ouvert l'apostume jouste la plaie ou lieu qui sera plus dependant, ou plus meur, et soient gardees les rieulles qui sont a garder, les quelles ensuient ou chapistre de la cure des apostumes [1].

LA MANIERE ESPECIAL ET L'ORDRE DE CURER LES ACCIDENS
QUI AVIENNENT ES PLAIES.

813. Du .2., c'est a savoir de la maniere de curer en

810. 1 diceles. *Latin :* et in cura eorum (accidentium).
811. 1 Le — 2 dapostume.
812. 1 §§ 823,824.

F° 47 c especial les acci‖dens qui aviennent es plaies, et que ce soit veu plus clerement, metons essample :

814. La plaie est composte, concave, o deperdition p. 197 de substance, et sont o icele alteration, desatrempance, apostume qui n'est encore pas porri, ou qui est porri, et [1] dolour.

815. Premierement la dolour doit estre apaisie ici et partout [1].

816. O une meisme medecine [1] et du tout en tout par une meisme maniere seront apaisies alteration, desatrempance et apostume qui n'est encore pas porri.

817. Et en après se l'apostume est porri, la porreture doit estre mondifiee ; en après la concavité doit estre raemplie, ou la deperdition doit estre rengendree.

818. Dolour, alteration, desatrempance et apostume non pas encore porri sont curees par evacuations et par choses qui sont desus mises [1].

819. La maniere de faire evacuations est dite par devant ou lieu ou il est traitié du .5. principal du chapistre [1].

820. La maniere de curer ces choses desus dites o medecine qui est desus mise, est que emplastre de mauves soufist tant seulement a iceles, environ le quel .2. choses sont a entendre : la .1. de la maniere de confire ; la .2. de la maniere d'apliquier.

---

814. 1 de. *Latin :* et dolor.

815. 1 *Le traducteur, comme à son ordinaire, saute les explications et les citations à l'appui.*

816. 1 medecine *répété.*

818. 1 §§ *750 et suiv.*

819. 1 de .5. chapistre principal. *Latin :* de quinto principali. *Cf.* §§ *750-764.*

EMPLASTRE DE MAUVES RESOLUTIF ET MATURATIF.

821. L'emplastre est ainsi confist : ℞. Les fuilles de [1] mauves et les queues des fuilles tant seulement, et soient cuites en eaue, ausi comme se eles deussent estre mengies, puis soient refroidies et purees et trenchies menuement et criblees, aussi comme se ce fust une sauce. Item soient mellees ovecques vin jusques a tant que il noe par ‖ dessus, et soient boillies F⁰ 47 d par boine ebullition au fu, en mouvant tous jours, et adonques la couleure de bren i soit mise et encorporee duc'a tant que il soit espés, si que le vin n'en decoure pas [2].

822. La maniere d'apliquier est que il soit estendu espés sus.1.drapel qui compraigne la plaie et les parties lontaignes adjacentes, et soit apliquié moiennement chaut, et soit mis entre deuz un plumacel d'estoupes tres tenvre [1] amoisti de vin chaut [2].

LA MANIERE DE CURER APOSTUME OVEC PLAIE.

823. La maniere de cure[r] [1] apostume ovec plaie, puis que il est porri, doit estre tele que la porreture soit mondefiee o espraintures et o lieure artificial, et par ablution o vin chaut, et en mondefiant o [2] estoupes et o charpiee ou o autres mondificatis de medecine et par plus fortes manieres de mondefier, se l'en voit que il le conviegne faire.

824. En après la chose perdue soit rengendree, et la

---

821. 1 des — 2 *Omission de l'explication.*

822. 1 tres ceure. *Latin :* tenuissimo — 2 *Omission de l'explication.*

823. 1 *Latin :* modus curandi — 2 a.

concavité soit raemplie [1], en faisant diete au navré, si comme il est desus dis en la partie ou parole est faite de la diete [2], et en lavant o vin et en desiccant [3] et en procurant la o autres choses au porpos [4].

LA .8. PARTIE PRINCIPAL DU CHAPISTRE [1]

p. 198

DE LA CURE [COMMUNE] DES PLAIEZ.

825. Environ le .8. principal .2. choses sont a entendre : la premiere environ la maniere de cicatrizier [1] les plaies; la 2. environ la maniere de corroder la char superflue ou movaise, se ele est engendree es plaies.

826. Environ le .1., .2. : la premiere est environ la maniere de amener [1] beles soursaneures (soursaneures : cicatrisations qui font la plaie ‖ bele a ce qu'ele aperge pou [2]). La .2. est environ la maniere d'amender les [l]aides [3] qui sont ja amenees en la plaie.

F° 48 a

827. Environ la premiere, a savoir est que unes plaies sont qui sont assemblees souffisanment, et sont retenues o lieure et o cousture.

828. Les autres sont des queles les leivres ne sont pas assemblees au commancement ne retenues, et ne pour quant elles peussent bien estre liees et retenues,

---

824. 1 raaemplie — 2 §§ 770-788 — 3 deficcant. *Latin :* desiccando — 4 *Comme à l'ordinaire, les* Declarationes praeambulae (*éd. Pagel, pp. 197 et 198) qui précèdent la huitième partie de ce chapitre n'ont pas été traduites.*

LA .8. PARTIE — 1 CHAPISTRE COMMUN.

825. 1 cauterizier. *Latin :* circa modum cicatrizandi.

826. 1 manie ter. *Latin :* circa modum inducendi pulchras cicatrices — 2 *L'explication entre parenthèses est du traducteur* — 3 *Latin :* turpes

mes les leivres d'iceles sont delaissies, esloingniees et devisiees, et pour ce croist entre iceles char seurmontante, a la fie non issante ¹, a la fie issante, superflue ou mauvese; et toutevoies cele plaie estoit sans deperdition de substance.

829. Les autres sont des queles les levres ne puent estre assemblees ne retenues, si comme celles qui sont o deperdition de substance, es queles mauvese char n'est pas.

830. Les autres sont es quelles et sus les queles char ¹ superflue croist aparant et surmontant, et selonc ce que ces plaies se different entre eulz, doivent estre faites sursaneures en iceles par diverses manieres.

831. Environ la maniere d'amener beles sursaneures es plaies premierement .2. choses sont a entendre : la premiere environ la rectification des levres; la .2. environ la remotion des poins.

832. Environ la .1., .2. : la .1. est faite o pressures (ce sont bocetes faites d'estoupes ¹;) la .2. o taste ou semblable.

833. De la .1. : se l'une levre sourmonte l'autre, pressure proportionable soit desus mise, et soit estrainte et continuee jusques a tant que ele soit faite egal a l'autre.

834. De la .2. : soit mise une taste ou ‖ semblable F° 48 b entre le[s] levres de la plaie et desous, et soit levee la levre apreinte ¹ ou icele, ou celle qui est eslevee soit apreinte ² jusque a tant que il soient equaulz.

835. De la remotion des poins, que la sou[r]saneure soit faite bele, soient ostés par la maniere desus dite ¹ avant ² que il trenchent la char cousue, que la soursaneure ne soit signee de crois.

---

828. ¹ usante. *Latin :* non exiens.
830. char *répété.*
832. ¹ *L'explication entre parenthèses est du traducteur.*
834. ¹ apreintite — ² apinte.
835. ¹ §§ 744-749 — ² quant. *Latin :* ante quam.

836. Environ la maniere d'amener soursaneure es dites plaies par la .2. maniere, a savoir est que la char estrange doit estre degastee, si comme il sera enseignié, et les leivres doivent estre aprochies petit et petit et assemblees o pressures et o lieures jusques a tant que elles soient faites egauls.

837. La maniere de cicatrizier lez plaies dessus dites par la .3. maniere est que cicatriseure soit faite petit et p. 199 petit, enciez que toute la char degastee soit restauree, en metant oignement vert corrosif et charpie, et en tele maniere seront tres bien soursanees [1].

838. La maniere de faire soursaneure es [1] dites plaies par la .4. maniere est que la char qui est croissante par dessus les levres, soit corrodee, en metant continuelment oignement vert [2] par dessus jusques a tant qu'elle soit degastee, et adonques soit pro[curee][3] la soursaneure o icelui et o charpie petit et petit, si com il est dit dessus.

L'OINGNEMENT THEDERIC VERT.

839. Oignement. ℞. vert de Grice ℥. S. [1] Soit pulverisé et encorporé ovec dialtee ℥ .II., et soit fait plus fort ou plus fieble au propos, en ajoustant en l'un et en F° 48 c substrahant de l'autre, si comme ‖ l'en verra que bien sera.

840. Environ la maniere de rectefier les laides soursaneures qui sont ja faites en la plaie .2. choses sont a entendre : la .1. environ les nouveles; la .2. environ les anciennes.

837. 1 *Omission de l'explication avec citation d'Avicenne.*
838.. 1 est — 2 uers — 3 *Latin :* procuretur.
839. 1 .f. *c'est* f *qu'il faut, abréviation de* semis. Rp. Virid. aeris unc. 1/2. ℞. vert de grice ℥. f. *c'est-à-dire prenez de vert de gris une demi-drachme.*

841. Environ la .1., .2. choses : la .1. environ les subtiles ; la .2. environ les grosses.

842. Des premieres : les premeraines soient rectefiees par procession de temps o l'aide de nature, en metant par desus litargire confit o chaleur de souleil [1] ou dyaquilion ou o cresce [2] d'ane, ensemble ou devisees.

843. Les segondes : grosses superfluités qui sont nouveles, sont corrigees et amendees o ontion d'uille de basme, en la metant sus continuelment et longuement ; après l'untion, soit mis sus aucun cyroisne qui faice au porpos.

844. (Item a ce vaut lart bien cras et bien viel, bien batu, et mis sus la cicatrizeure [1], et liés par dessus [2].)

845. Environ les anciennes..2. choses sont a entendre : la .1. environ les subtiles, non pas moult laides ; la .2. environ les grosses moult laides.

846. Des premerainnes : soient corrigiees, si comme les grosses nouveles desus dites [1].

847. Des grosses laides : toute la superfluité et la grosseur soit ostee ou cauterizee o or embrasé, et soient procurees o gresce d'oie duc'a tant que les eschardes chient, qui furent faites par l'or chaut ; puis soient procurees o oignement fait de graisce de geline et mastic ; et la mauvese char soit ostee, si comme il est ensaignié ou segont chapistre de ceste premiere doctrine [1].

---

842. 1 *Le traducteur n'a pas compris. Le texte dit :* superponendo lithargyrum nutritum solum, aut diachylon, fermentum, et adipem anatis simul aut divisim, *c'est-à-dire en mettant dessus de la litharge seule ou du diachylon (onguent composé de cire, litharge et suc d'herbes), du ferment, et de la graisse de canard, le tout ensemble ou séparément. Nous ne savons ce qu'est le* lithargyrum nutritum ; *il faut peut-être lire* lithargyrum tritum, *litharge en poudre* — 2 creste. *Latin :* adipem.

844. 1 cicatrizeuse — 2 *Ce § 844 est une élucubration du traducteur, elle ne lui fait pas honneur.*

846. 1 § *843.*

847. 1 *Omission des* Declarationes praeambulae *du chapitre suivant, dans l'éd. Pagel, pp. 199-201.*

LE SEGONT CHAPISTRE

DE LA PREMIERE DOCTRINE DU SEGONT TRAITIÉ

DES CHOSES QUI SONT REQUISES A LA CURE DES PLAIES
DES NERS ET DES LIEUS NERVEUS, OUTRE LA CURE COM‖

MUNE DESUS DITE.

848. Environ le .2. chapistre principal qui est des choses qui sont requises a la cure des plaies des ners et des semblables, sus la dite doctrine universeil .2. choses sont a entendre : la .1. environ les choses dessus dités, apartenantes a la chose qui est proposee; la .2. environ l'ordenance qui est en chose a dire ¹.

849. De la .1., a savoir est que a la cure des plaies des ners, en tant comme elle[s] sont plaies, les choses desus dites soufisent a cele cure, ou aucune d'iceles faites en la maniere desus dite.

850. Environ la .2. ¹, .2. : la .1. environ aucunes choses [universaus] ² profitables touchantes la chose proposee; la .2. environ aucunes choses plus particulieres. De la .1. sont donnees .9. rieulles generaulz.

.9. RIEULLES GENERAUS

DE LA CURE DES PLAIES DES NERS.

851. La .:. riulle : spasme est accident damagable destruiant aucun des membres en tout ou em partie, le quel destruit l'operation naturel, si est aucune fois

---

848. 1 *Manière peu claire de traduire* : circa ordinationem dicendorum.

850. 1 .1. *Latin* : circa secundum duo — 2 *Latin* : circa aliqua universalia tangentia propositum.

mortel; le quel s'ensuit souvente fois par aucune erreur
es plaies des ners et es semblables; et vient en iceles de
trop grant froidure ou de porreture ou de douleur; et
nule fois il n'est engendré es plaies de la char; car aucune fois aucunes choses sont necessaires a la cure des
plaies des lieus qui sont nerveus, qui ne sont pas necessaires a la cure des plaies en commun o charneuses;
p. 202 et pour ce le cyrurgien doit estre plus hastif environ
la cure d'icestes [1].

852. La .2. riulle est que l'en ne mete desus iceles
nule medecine ne nule autre chose froide, mes ‖ es- Fº 49 a
chaufee, ja soit qu'ele soit froide de nature ou chaude;
car ce ne doit pas estre mis es plaies, en tant comme
eles sont plaies, ou alterees ou apostumees d'apostume
chaut ou froit.

853. Toutevoies ou chaut soit mise chose naturelment froide, la quelle soit eschauffee; et ainsi est fait
aucune fois es apostumes chaudes qui sont es leus nerveus o plaie ou sans plaie, si comme est herisipille
quant elle est causee ou membre ou en lieu semblable.

854. La .3. riulle est que medecine ne tente ne doit
toucier sans moien le nerf blecié, fors vin eschaufé
ou [1] huille mictigative eschaufee.

855. La [1] .4. : les plaies des nerfs et des [2] semblables
sont plus dolereuses que les autres plaies; et pour ce
froit, dolour et incarceration de porreture et autres
choses blecent plus iceles et plus les ners, en après les
cordes, en après les musclez, et ainsi par ordre selonc
ce que eulz sont plus prochains au nerf; et pour ce
le cyrurgien doit estre entendant au deveement de ces
choses ou a la curation.

---

851. 1 *Omission de l'explication de cette première règle, comme
de toutes les suivantes.*
854. 1 en. *Latin :* nisi vinum aut oleum.
855. 1 Le — 2 les. *Latin :* Vulnera nervorum et similium.

856. La .5. riulle : les ners ne doivent estre nule fois point, quant l'en coust les plaies.

857. La .6. : nule chose putrefactive, ne eaue chaude n'i soit appliquie aus ners ne aus [1] semblablez.

858. La .7. : les ners ou les semblablez soient tous jours appareilliés jouste le feu, et quicunquez chose que l'en i aplique, doit enciez estre eschaufee.

859. La .8. riulle qui nest em partie des choses de- p. 20[1] sus dites est tele que toutes les medecines et les autres choses qui sont appliquiees es plaies des ners et des sem_ blables doivent estre chaudes, non pas froides, seches F⁰ 49 b et non pas moistes, atrempees, non pas ex‖cedentes [1], de subtile substance, non pas grosses, de grant atraction, non mie opilatives, etc.

860. La .9. riulle : en toutes les causes nerveuses [1] ou [2] l'en crient que dolour ne soit forte, ou presente ou a venir, ointure doit estre faite o huille mictigative tiede environ le col et par derriere du chief. Se les dites lesions des ners soient es parties desous vers les piès, l'onction soit faite de l'ointure desus dite environ les aingnes.

861. Environ les choses a dire devant touchies plus particulieres .2. choses sont a entendre [1] : la premiere environ la cure particuliere des plaies des ners ; la .2. environ la cure des pointures d'iceles.

862. Environ la .1., .2. : la .1. environ la cure des dites plaies, enciez que eulz soient alterees; la .2. de la cure, puis que eles sont alterees.

863. Environ la premiere .2. choses sont a entendre : la .1. environ la cure des plaies qui sont selonc la lon-

---

857. 1 uenaus. *Latin* : nervis aut similibus.

859. 1 excellentes. *Latin* : excedentes.

860. 1 *Latin :* In omnibus causis nervosis — 2 ou *répété.*

861. 1 *Latin :* Circa magis particularia prius proposita duo sunt attendenda. *Ces choses plus particulières ont été annoncées au § 850.*

gitude des ners ; la .2. environ la cure de celes qui sont faites selonc la latitude d'iceux.

LA CURE DES NERS ES QUIEX LES PLAIES SONT FAITES SELON LA LONGITUDE.

864. Du premier : soit faite la cure par cele meisme maniere et o celes meismes choses o les quelles il est enseignié ou chapistre universeil [1].

LA CURE DES NERS NAVRÉS SELONC LA LATITUDE.

865. Du segont, est a savoir de la cure de la plaie du nerf trencié selonc la latitude, en partie seulement ou en tout, a savoir est selonc ceux de maintenant que la plaie de la char ne doit estre cousue nule fois, en touchant ne en poignant [1] le nerf, et doivent estre appropriees l'une a ‖ l'autre, tant comme il est possible, **F°** 49 c les extremités du nerf trenchié.

866. En après soient faites .2. lieures proportionables o [1] pressures et o fassies sur les .2. leivres de la plaie, c'est a savoir sus chacune une, et soient bien estraintes que elles retiegnent les extremités du nerf, qu'eles ne puissent estre eslongniees l'une a l'autre ; et, p. 204 se mestiers est, soient cousues par cousture trespassante par desus la plaie.

867. En après soit faite la .3. lieure sus les .2. o vin et o estoupes et o fascies [1], si comme les premeraines, et soit prolongie la [segonde] [2] preparation tant comme l'en porra.

864. 1 § *587 et suiv.*
865. 1 paignant. *Latin :* pungendo.
866. 1 op.
867. 1 fasciexs — 2 *Latin :* secunda praeparatio, *le deuxième pansement.*

868. En après, comme il convendra que elle soit apparellie, [seule la grant et derraine lieure soit desliee et apparellie] [1] o vin et o estoupes; les autres .2. premieres lieures remaignent et ne soient pas desliees, devant que la plaie et le nerf soi[en]t curés.

LA CURE DES ANCIENNES PLAIES QUI SONT ES NERS.

869. De la cure de toutes les plaies des ners devant dites [1], puis qu'elle[s] sont alterees ou apostumees, etc., a savoir est que elles puent estre curees o seul vin et o estoupes et o l'emplastre de mauves, se mestiers est que il i soit mis, sans apliquier nulle autre chose ne dedens ne dehors, car alteration est rectefiee o icelles, et après la plaie est encharnee.

870. Environ la cure des pointures .2. choses sont a entendre : la premiere environ la cure d'iceles qui sont apparantes, larges; la .2. environ la cure d'iceles qui sont estroites et non pas apparantes.

871. Environ la .1., .2. choses sont a entendre : la .1. environ la cure d'iceles qui ne sont pas apostum[e]es; la .2. environ la cure, puis que eles sont apos-tumees.

F° 49 d

872. Environ la .1., .2. : la .1. des choses qui doivent estre mises dedens iceles; la .2. des choses qui sont mises desus iceles.

---

868. 1 *La phrase entre crochets n'est pas dans le manuscrit, elle a été probablement sautée par le copiste à cause des deux mots* apparellie. *Voici le texte latin :* deinde cum oportebit praeparari, sola magna et ultima ligatura solvatur, et cum vino et stupis reaptetur.

869. 1 dis. *Le traducteur a attribué* praedictorum *à* nervorum *au lieu de le rapporter à* vulnerum (*plaies*).

LES MEDECINES QUE L'EN DOIT METRE SUS LES PLAIES
DES NERS ES POINTURES LONGUES, NON PAS APOSTUMEES

873. De la premiere : les choses que l'en doit mettre
dedens iceles sont huiles mitigatives, si comme (huile
commune [1]), huile rosac, huile de camomile ; ces choses
soient mises as cors moistes; et a ceus qui sont moult [2]
sech sont mises plus chaude[s], penetratives, subtilia-
tives, si comme les huiles desus dites, et soit mellé
ovecques iceles euforbe, souph[r]e vif, castor [3], oppopa-
nac, serapin, et choses semblables; es cors moiens
soient moiennes.

874. De la .2. : les choses que l'en doit metre par
dessus a ceux qui sont moistes, sont : terebentine
blanche, eschaufee jusques a tant que elle soit tiede,
mise entre deus drapiaus linges, et choses semblables,
si comme levain; au[s] cors moiens soit ajousté a iceus
.i. poi de euforbe ou de serapion et choses semblables;
aus cors tres secs [1] l'en doit ajouster a iceus grant
quantité de[s] choses devant dites, et doit l'en garder,
tant comme l'en puet, que la bouce de la pointure ne
soit estoupee.

875. Es pointurez apostumees qui sont aouvertes
soient mises tant seulement huiles mictigatives [1], si
comme huile rosac et choses semblables; et doit l'en
metre par desus emplastre de farine d'orge et de feives
et de vece [2] cuites o lexive.

---

873. 1 huile commune *n'est pas dans le latin* — 2 mol't —
3 *L'édition Pagel a* : sulfur, vinum castorei. *Le texte correct,
suivi par notre traducteur, doit être* : sulfur vivum, castoreum.
874. 1 sers. *Latin* : siccissimis.
875. 1 mistigatiues — 2 *Le latin dit* : orobi. *La farine d'orobe
était une des quatre farines résolutives, comme d'ailleurs celle de
vesce.*

876. Environ la cure de la pointure du nerf close, doulereu‖se .3. choses sont a entendre : la .1. environ les choses que l'en doit mettre par dessus; la .2. environ la maniere de ouvrir ycele, se les choses qui sont mises par dessus n'i souffisent; la .3. environ les choses que l'en doit mettre par dessus après l'ouvreture [1].

F° 50 a

877. Du premier : l'en doit mettre par desus l'emplastre que Thederic loe moult sous l'opinion d'un maistre, toutevoies il ne l'esprouva oncques.

878. ℞. Mousse qui croist sus les pierres ou sus les arbres. Trible [1] et met ovec souphre ou ovec bren ou vin et o vin aigre, eschauffe et met dessus.

879. (Bon oignement pour coupeures ou pointures de ners : prenés vers de terre, et les lavés de blanc vin tiede tres bien, tant que la terre en soit hors, et puis les hagiés bien menus, et cuisiés en huille d'olive, et puis y metés de la terebentine et .1. poi de blanche cire, et puis coulés parmi un delié drapel, et oigniés la plaie et tout entour [1].)

880. Environ l'ouvreture .2. choses sont a entendre : la premiere environ la maniere de ouvrir o trenchement non pas chaut; la .2. environ la maniere de ouvrir o le chaut.

881. Du premier : soit ouverte la bouce par dehors en tele maniere que l'en ne touche le nerf.

882. Du .2. : soit faite l'ouverture o or, ou o fer [1] embrasés, boutés au fons, duc'a tant que le nerf soit cauterisié en la pointure.

---

876. [1] *La traduction ajoute :* du premier l'en doit metre par desus apres louureture, *ce qui est une répétition de la phrase précédente.*

878. [1] tribre.

879. [1] *Ce* bon oignement *n'est pas dans le texte latin, et s'il est de l'invention du traducteur, il ne lui fait pas honneur.*

882. [1] o or et or fer. *Latin :* cum auro aut ferro ignitis.

883. Du .3. ᵗ : soit procuree o les devant dites choses qui sont mises par dessus les pointurez aouvertes.

884. Nou[s] devon ainsi ᵗ noter que qui veult ² avoir la fin et le raa[m]plissement de ceste cure, il doit recourre au .ı. chapistre ³ de ceste doctrine et au .ıı. ⁴, ou parole est faite de spasme ⁵.

LE .3. ᵗ CHAPISTRE

DE LA .ı. DOCTRINE DU .2. TRAITIÉ

DE LA CURE DES PLAIES DU CHIEF O LA FROISSEURE DU CRAN ², SELONC THEDERIC OU SELONC NOTRE NOUVELE EXPERIENCE.

885. Environ le .3. chapistre principal, c'est a savoir environ la cure des plaies du chief, .2. choses sont a entendre : la .ı. environ la cure des plaies es queles le cran n'est pas blecié; la .2. environ la cure de celes es quelles il est blecié.

886. Environ la .ı., .2. : la .ı. environ la cure des nouvelles; la .2. environ la cure de chelles qui sont enviellees.

887. De la .ı. : soient curees, en traiant hors les choses extrinseques, en estraignant le sanc, e[n] cloant les ᵗ leivres, et en cousant les, se mestier est, ou ne mie en cousant ², et en procurant o vin et o estoupes et

---

883. 1 Du .ı. .3. *Latin :* de tertio.

884. 1 *Latin :* Notandum hic. *Au* § *897 le traducteur traduit également l'adverbe* hic *par* ainsi — 2 ueulz — 3 § *587 et suiv. :* — 4 § *848 et suiv.* — 5 *Omission des* Declarationes praeambulae, *dans l'éd. Pagel, pp. 204-211.*

LE .3. CHAPISTRE — 1 LE .2. — 2 CRAON

887. 1 les *répété* — 2 cloant. *Latin :* aut non suendo.

o pressures et o pulvilles et o lieure artifi[c]ial, etc., qui furent dessus dites ou chapistre universel des autres plaies [3].

888. De la cure de celes, puis qu'elles sont envielliees, autresi i sont souffisantes lez choses qui sont dites en la partie, la ou la maniere de curer les plaies et de garder d'apostume chaut est traitie [1].

889. Environ la .ii., .2. : [la .1.] environ la cure des plaies des quelles le cran est blecié, et non pas jusques en sa concavité de par dedens ; la .2. environ la cure de celes es queles il est blecié jusques a la dite concavité.

890. De la premiere : ele[s] sont curees du tout en tout par cele meisme maniere, nule chose adjoustee ne nulle chose ostee, si comme les autres plaies qui furent maintenant dites [1].

891. Environ le .2., c'est a savoir environ la cure des plaies du chief o froisseure de cran penetrante, ou soit o froisseure et o plaie de pannicles et de cerveil, ou non, .2. choses sont a en‖tendre : la .1. environ la cure Hue et Thederic qui est faite o vin et o estoupes et par potion ; la .2. environ la cure de nostre nouvele experience, c'est a savoir de mon reverent maistre, Mestre Jehan Pitart, cyrurgien du tres noble roy de France, et de la moie ; la quelle cure est faite o un seul emplastre sans potion.

F° 5o c

892. Environ la .1. cure .7. choses sont a entendre, les quelles toutes et sengles, ensivees successivement, ordeneement et enterinement, toutes plaies sont tres bien curees legierement, fieblement, briefment, queles qu'eles soient, combien qu'elles soient grans ou petites, sans mettre tentes, sans cruele extraction d'os, sans

---

3 §§ *664, 702, 717 et suiv.*

888. 1 §§ *789 et suiv.*

890. 1 § *887.*

dolour notable, par tout le procès de la cure, sans fosse apparante par dehors en la char après la cure des plaies, se la vertu du patient ne s'aflesbit tantost du tout en tout.

.7. CHOSES SONT A ENTENDRE EN LA CURE DES PLAIES DU CHIEF O FROISSEURE DU CRAN.

893. La .1. des .7. choses a dire en la cure de ces plaiez est que le cyrurgien ne doit nule fois tenter, prouver ne enquerre, o taste ne autrement, les plaies, meimement en fichant en la concavité du cran ne du pis [1].

P. 212 **894.** La .2. est que le cyrurgien doit au commancement oster toutes les choses qui sont entre les leivres de la plaie outre nature et les pieches des os qui sont seulement dessevrees du tout en tout chancelantes, qui puent estre traites sans violence et sans doulour et tantost; ne ne doit on pas moult [1] traveillier a traire les hors.

895. La .3. est, quant les choses sont faites qui sont devant dites, le cyrurgien conjoing‖ne tres bien les F° 50 d leivres de la plaie et les couse, se elles poent estre cousues, et s'il est mestier qu'elles soient cousues.

896. La .4. est aus quelles plaies ceste cure est competente, et aus quelles non.

---

893. 1 *Suivant son habitude, le traducteur passe les raisons données par l'auteur pour justifier ces sept règles. Parmi celles de cette première règle revient la fameuse* ad majus salarium extorquendum, *qui ne donne pas une haute idée du désintéressement de Mondeville et des chirurgiens, ses contemporains.*

894. 1 mol't.

DEVISIONS EN QUELLES PLAIES NOUVELLE CURE
EST COMPETENTE.

897. A noter est ainsi [1] a l'evidence du propos que la plaie qui est offerte au cirurgien a apareillier, ou elle li est offerte en tamps chaut ou froit ou moien. Item o ceste plaie a esté ouverte, descouverte et replete de tentes, ou elle [2] a esté close, couverte, vuide.

898. Adoncques se le temps soit froit, et la plaie a esté close, etc., ceste cure puet estre commancee jusques a .4. jours.

899. Se le temps soit chaut, et la plaie a eté ouverte, etc., ceste cure ne doit pas estre commenchie outre le .1. jour.

900. Se le temps soit froit, et la plaie a esté ouverte, etc., ou le temps soit chaut, etc., et la plaie a esté close, etc., ceste cure ne doit pas estre commancie outre le .2. jour et le .3.

901. Se la plaie a apareillier est offerte au cyrurgien en temps atempré, la quele plaie a esté close, etc., ceste cure puet estre commancie jusques par tout le .3. jour [1].

902. S'ele a esté ouverte, etc., et ceste cure i doit estre faite, soient ostees toutes les choses extrinseques qui seront trouvees entre les leivres d'icele, ne ne soit pas lavee de vin ne d'autre chose clere [1], qu'elle ne penetre au parfont de la plaie; mes soit mondefie autrement legierement, se mestier est. Après ce, les leivres soient assemblees ou soient aprochees, et soient cousues, se cousture i est necessaire; et quant la cousture

---

897. 1 *Latin* : Hic notandum est. *Le traducteur comme au* § *884, traduit* hic *par* ainsi — 2 ou elle *répété.*

901. 1 par tout les .3. jours. *Latin* : usque per totam diem tertiam.

902. 1 *Latin* : nec alio liquido.

sera faite, soient lavee[s] de vin. Après ce, soient pro-
curees, aussi com les autres plaies. ||

EN QUELES PLAIES NOUVELLE [1] CURE N'EST PAS COMPETENTE. F° 51 a

903. Toutes les plaies, queles que elles soient, qui
p. 213 trespassent les termes desus dis, enciez que ceste cure i
soit commenciee, ne doivent puis estre procurees o
icele ; et les plaies qui doivent estre procurees, de tant
comme elle[s] sont plus nouvelles et mains alterees, en
tant seront curees miex et plus tost [1].

904. La .5. chose est en quelle maniere la pocion est
confite, et est ainsi faite :

Ŗ[1]. De tres bonne canele ℥ .1. [2].
De tres bon gingembre ℥ 1/2.
De grainne de paradis, ⎫
De galingal, ⎪
De gardamoine bon, ⎬ aa ℈ .1. [3].
De poivre lonc ⎭
Clous de girofle esleus par nombre .12.
De poivre noir .15. grains.

Toutes ces choses soient triblees et criblees [4].
905. D'autre partie :
Ŗ. De tres bon miel .1. livre
De tres bon vin sousrouge [1], subtil,
non pas trop fort livres .5.

EN QUELES PLAIES. — I NOUELLES.
903. 1 *Mondeville invoque l'expérience de Hugo et de Théodoric. Le traducteur a passé cette phrase.*
904. 1 Ŗ. *signe que l'on met en tête des ordonnances et signi-
fiant :* Recipe, *prends* — 2 canele est .1. pou. *Latin :* Optimi
cinammomi unc .1. *Le signe* ℥ *exprime l'once* — 3 aa *abréviation pour* ana, *de chaque;* ℈ *signe du gros, drachme, environ
4 grammes* — 4 triblees et triblees. *Latin :* terantur et cribrentur.

Et soit tout le miel bouli en .1. poi de cel vin jusques a tant qu'il soit escumé tres bien [2].

906. Puis soit osté de dessus le fu, et soit lessié refroidir duc'a tant qu'il soit aussi comme tiede, que les poudres ne soient brullees ; et après soit encorporee pres de toute la poudre ; après i soit mis tout le vin qui est demouré, et soient ces choses mellees ensemble ; et adoncques doit on garder se il est trop fort [1] ou trop fieble : s'il est trop fort, soit i mis du vin duc'a tant qu'il soit delictable au boire et de bonne savour ; s'il est trop fieble, soit i mis de [2] la poudre jusques a tant que il souffice ; puis soit distillé pluseurs fois par le couleur, aussi, comme lexive est ǁ

F° 51 b distillee.

907. Et de cest piugment, doivent estre donnees au navré .9. tres petites ciates (ce sont cullerees [1]), et doit l'en metre o cel pigment tant comme .3. dois poent prendre de ceste poudre a chascune fois.

908. ℞. Fuilles de pinpenele,
de sanemonde,
de valeriane,
de racine de gentiane, } aa

De pilosele, autant comme de toutes les autres ou .2. tans, en tel maniere que chascune des .3. commistionz de la poudre soit faite sus chascun ciat du pigment, en espartant en maniere de crois, et en disant en chascune crois :

---

905. 1 sous douge. *Latin :* subrubei — 2 *Le traducteur omet l'explication de cette manière de faire.*

906. 1 froit. *Latin :* forte — 2 sil est moite lende. *Latin :* si sit nimis debile, addetur de pulvere.

907. 1 *Cette explication entre parenthèses est du traducteur. Le* cyathus *est un petit verre ou une petite tasse, et non une cuillerée.*

909. † [1] In nomine Patris et Filii et Spiritus Sancti, Amen.

† In nomine sancte [2] et individue Trinitatis. Dextera Domini fecit virtutem, dextera Domini exaltavit me, dextera Domini fecit virtutem. Non moriar, sed vivam et narrabo opera Domini. Castigans castigavit me Dominus et morti non tradidit me.

910. Ceste commistion est ainsi faite; mes on doit fere premierement oroison devote a nostre seigneur Jhesu Crist que le navré soit curé par cele pocion.

911. La .6. est en quele eure et en quele maniere la pocion est amenistree au patient. Puis que la plaie est apparellie, ainsi comme il est dit par dessus, et la poudre est mellee o le pigment, et le navré a fait abstinence de boire et de mangier duc'a l'endemain; et il ara commancié a mengier, la premiere chose que il bera, [sera] [1] .1. des dis .9. ciates de pigment, faites et dites toutes [2] les choses dessus dites; et par cele meisme maniere doit estre donné le segont bevrage a midi, et le .3. a vespre, et ainsi tu dorras .3. ciates en chascun jour par .3. jours, et font .9.

912. La .7. est que on doit faire, puis que la pocion est ‖ donnee au navré; car s'il ne vomist, l'en F⁰ 51 c

p. 214 doit avoir bonne esperance; s'il vomist, la plaie soit tantost desliee [1].

913. Adoncques la plaie et les parties adjacentes doit estre consideree diliganment : se la plaie ne soit enflee ne dolente, le vomit n'est pas fait pour la plaie, et pour ce le pacient sueffre mains de mal, et est la plaie mains perilleuse [1].

---

909. 1 *La croix est en rouge* — 2 sci.

911. 1 *Latin :* primum quod ipse potabit, erit unus — 2 fais de toutes. *Latin :* factis et dictis omnibus supradictis.

912. 1 *Omission par le traducteur des explications de ce symptôme.*

913. 1 *Le latin dit seulement :* vomitus non fit propter vulnus, et ideo minus malus.

914. Se la plaie est dolante ou autre [1] partie du chief, ou se la plaie est enflee ou non, et le [2] pacient vomise, le vomit est mauvès, et pour ce la plaie doit estre apparellie et mondefie par dehors o vin et o estopes, et soit dessus mis a la plaie et ou lieu dolant emplastre de mauves, et soit osté chascun jour une fois, si comme il est dit autre fois, jusques a tant que la doulour soit apaisie, et ceste pocion [3] dessus dite aide mout [4] au propos desus dit [5]; ne je ne vi onques nul qui vomisist la potion devant dite, fors .1. quartenaire qui avoit une petite plaie ou costé, et morut en son premier peroxime (c'est a dire determinement [6]); ne je n'en vi onques nul morir, qui ne morust par trop grant erreur, et pour ce ceste cure n'est pas seulement miraculeuse ou merveilleuse, ains doit estre dit[e] vraiement vrai miracle.

LA CURE DES PLAIES SELONC LA NOUVELE EXPERIENCE.

915. Environ la segonde cure, c'est a savoir environ la cure de la nouvele experience .2. choses sont a entendre :

916. La .1. est en la quelle maniere ceste cure differre et acorde en celes [choses] qui toucent la maniere de ouvrer o la cure Thederic dessus dite.

917. La .2. : de la maniere comment cete cure doit estre faite sommairement.

F° 51 d 918. Environ la .1., .2. : La .1. en quelle ma‖niere eles s'acordent; la .2. en quelle maniere ellez se different.

---

914. 1 ou laute ptie. *Latin :* aut altera pars — 2 la — 3 *Le latin dit :* pultis ista, *c'est-à-dire l'emplâtre de mauves et non la potion* — 4 ml't — 5 dite — 6 *Cette explication entre parenthèses est du traducteur. Le paroxysme n'est pas la fin, mais le point culminant d'un accès de fièvre.*

LA CURE THEDERIC ET LA NOUVELE CURE S'ACORDENT EN .6. CHOSES.

919. Environ la .1., .6., selonc ce que ces cures s'acordent en .6. choses.

920. La .1. : ele[s] s'acordent pour ce que si comme la cure Thederic devant suppose[1] toutes les .8. choses dessus dites ou chapistre general[2], et la nostre cure autresi, excepté seulement que ceste ne devee nule fois la pocion.

921. La .2. : eles font convenience en la maniere de oster les os estrangiés, c'est a savoir poignans seulement et apreingnans les meninges[1], et qui sont soupechonneus a ce, et les autres extrinseques, et toutes les choses, queles que eles soient, qui sont entre les leivres des plaies outre nature.

922. La .3. : eles font convenience en la maniere d'assembler les leivres de toutes les plaies.

923. La .4. : eles s'acordent en la maniere de coustre les choses dessus dites.

924. La .5. : eles s'acordent en la maniere de fomenter les plaies assemblees o vin chaut et o estoupes, et en la maniere de desechier les.

925. La .6. : eles s'acordent en la maniere et ou temps et en l'ordre de faire preparacion en toutes les preparacions, c'est a savoir en faisant fomentation o vin et en mondefiant et en reponnant et en continuant iceles [meismes medecines][1] du commancement, duc'a tant que les dites plaies soient curees du tout en tout; et par aventure elles s'acordent en aucunes autres des choses dessus dites.

---

920. 1 devant suppose *traduit* praesupponit — 2 § 587.
921. 1 miringes.
925. 1 *Latin :* eadem localia.

926. Environ la .2., c'est assavoir en quele maniere ces cures se different, .6. choses sont a entendre, selonc ce qu'eles se different en .6. choses ‖.

CES .2. CURES SE DIFFERENT EN .6. CHOSES.

927. La .1. : eles se different pour ce que la cure dessus dite ne devee nule fois pocion, et cele la devee aucune fois.

928. La .2. : elles different, quar elle tente aucune fois et preuve aucunes fois pour utilité et necessité, c'est a savoir se les plaies o la froisseure du cran et les plaies du pis penetrent duques a la concavité d'iceles par dedens, pour ce [que] Thederic oevre autrement es dites plaies penetrantes et non penetrantes; mes nostre cure ne tempte nule fois ne ne preuve nules plaies pour p. 215 nule utilité; car les penetrantes sont ainsi curees comme les non penetrantes, et ausi legierement. Mes les plaies sont temptees aucune fois seulement pour l'aperience, a ceste fin que ceux qui sont environ le navré voient la profundité d'iceles, la quelle chose je ne loe pas.

929. La .3. : eles se different en appliquant la mede-cine, que Thederic applique seules estoupes amoisties de vin chaut et espraintes, et nous aplicon sous iceles emplastre estendu en .1. drapel, et est l'emplastre teil :

930. ℞. Jus de plantain,
— de vetoigne,   } āa lb' .1.
— d'ache coulés.

Resine coulee,   } āa .1. quarteron.
Cire nete, nouvele.

Soient cuites ensemble a petit feu, en mouvant con-tinuelment jusques a tant que le[s] jus soient consumés; adonques soit mis :

Terebentine, lb .1.

Et soit meue et encorporee, ne ne boille puis que ele sera mise dedens ; soit osté du feu et soit [coulé] [1] ; (ou un autre emplastre qui est tel [2] :

931. ℞. Jus de plantain,
   — d'ache,
   — de vetoine coulés.
      } ana .4. lb'.
Resine coulee, lb'. .1. et S.
Cire nete, nouvele, lb'. .1. et S [1].

Soit cuit ensemble a petit feu jusques a tant que les jus soient consumés ; et adonques soit ‖ mis :

    F° 52 b

    Terebentine, lb' .2.

Et ne boule plus puis qu'ele i sera mise [2].)

932. La .4. : eles se diferent en la maniere d'apliquier ; car nous faison en l'emplastre que nous metons es plaies sanieuses un pertuis proporcionnable a la plaie, et le meton droitement desus que la porreture s'en isse hors ; mes Thederic ne fait pas pertuis en la chose proposee.

933. La .5. : eles se different, car Thederic applique, sans moien, estoupes a la plaie, et nous meton l'emplastre entre .2.

934. La .6. : eles diferent, car la cure Thederic est couvenable tant seulement es plaies nouveles ou poi alterees ; mes cete nostre cure est couvenable indiferanment a toutes les plaies, en quiconques lieu qu'eles soient, c'est a savoir tant es noveles comme es vielles,

---

930. 1 *Latin :* coletur. *Cet emplâtre était le fameux emplâtre de* betoine *contre les plaies de téte* — 2 qui est tel *est une conjecture qui remplace deux mots illisibles après* emplastre : de ieuuel ?

931. 1 *Le signe* S *indique la moitié,* semis, *c'est-à-dire,* 1 livre et 1/2 — 2 *Cette recette, contenue dans le* § 931, *n'est pas dans Mondeville. Elle n'est qu'une contrefaçon de celle de Mondeville,* § 930.

tant es alterees com es non alterees, tant es sanieuses com es non sanieuses, tant es penetrantes a la concavité par dedens du cran et aus [1] peletes et a la substance du cerveil et a la concavité du pis, com es non penetrantes a iceles.

LA MANIERE MANUEL DE OUVRER EN LA NOUVELE CURE DES PLAIES, ET I SONT .6. CANONS.

935. Environ le .2. principal, c'est a savoir environ la maniere en la quele ceste nouvele cure doit estre faite sommairement, .6. choses sont a entendre par ordre :

936. Le [1] .1. canon est que les plaies ne doivent pas estre esprouv[e]es.

. **937.** Le .2. : les seulz os comprimanz ou poignanz la dure mere doivent estre ostés, se il est necessaire, o violence, s'il les couvient traire [1]; et outre [2] ces choses, les os, de quoi nous nous douton, doivent estre ostés, se il poent estre trais legierement; et s'il ne puent estre trais legierement, soi[e]nt lessiés. Autresi doivent estre ostees toutes les autres choses, quelles qu'elles soient, qui sont entre les leivres de la plaie outre nature.

938. Le .3. : après le mondefiement, les leivres doivent estre assemblees, selonc ce que il est possible.

939. Le .4. : eles doivent estre cousues, se la cousture i est necessaire et [pro]fitable [1].

940. Le [1] .5. : eles doivent estre fomentees o vin chaut et desechies o estopes espraintes.

F° 52 c

---

934. 1 ad.
936. 1 la.
937. 1 faire — 2 entre. *Latin* : praeterea ossa, *c'est-à-dire, et en outre les os.*
939. 1 *Latin :* et eis proficiat.
940. 1 La.

941. Le [1] .6. : l'emplastre devant dit, estendu sus la piece d'un drap, [doit] [2] estre apliquié sus la plaie, et sus tel emplastre soient mises estoupes amoisties en vin chaut et espraintes. En après, soient liees artificiaument, si comme il est demoustré par dessus [3].

LE .4. CHAPISTRE

DE LA .1. DOCTRINE DU .2. TRAITIÉ

DE LA CURE DES CONTUSIONS DU CHIEF OFFROISSEURE DU CRAN SANS PLAIE DE CUIR ET DE CHAR PAR DEHORS.

p. 216 **942.** Environ le [1] .4. chapistre principal, qui est de la cure de contusion de chief sans plaie de cuir et de char par dehors, .2. choses sont a entendre.

943. La .1. environ les signes par les quiex connoist [l'en] se froisseure est faite o contusion. La .2. environ la maniere de curer la contusion d'icele et la froisseure.

944. Environ la .1., .3., selonc ce que .3. signes sont eus a cognoistre iceles.

.3. SIGNES DE LA FROISSEURE DU CRAN SANS PLAIE DE CHAR DE CHIEF PAR DEHORS.

945. Le .1. signe est cogneu aucune fois sensiblement, quant contusion est faite en la char du coup en

941. 1 La — 2 *Latin :* debet applicari. — 3 *Les déclarations préliminaires au chapitre suivant* (Declarationes praeambulae, *éd. Pagel, pp. 215, 216*), *ne sont pas traduites, comme d'ailleurs toutes les autres.*

942. 1 La.

tele maniere que ele est si atenvriee sus le cran qu'i[l] n'i remaint fors le seul cuir entier, et la fixure du cran est

grande, adonques la froisseure || du cran puet estre conneue manifestement o le ventre du doi.

946. Le .2. signe : se l'en fiert le chief o une legiere vergete seche, aussi comme de saus, et il sonne mu [1], c'est signe de froisseure de cran ; et qu'il soit miex devisé et plus apertement, l'en puet ferir u chief sain après icelui.

947. Le .3. signe, qui est veu plus certainement que le [1] .2., est que le pacient doit tenir bien fort un fil ciré entre ses dens, et puis traire aucun ses ongles bien fort environ cel fil, et sachiés que le navré ou cran ne puet souffrir tel traiement sus le fil.

948. (Item autre signe [1] : a ce prenés feives frasees, si les cuisiés bien en eaue, aussi com pour estre mengies, et reez la teste moult bien, si metés cest emplastre sus toute ceste partie de la teste, ainsi qu'ele soit bien couverte ; si le lessiés ainsi estre jusques a l'endemain, et puis l'ostés soutilment o grant diligence; et ou vous verrés que il ara entremesleure en l'emplastre et n'est mie si onnié la com allieurs, sachiés que le test est la brisiés.)

949. (Item autant fait v[i]erge chire [1] emplastree et mise sus le chief, et endroit la briseure est la cire entresmellee et vergelee.)

LA MANIERE MANUEL DE OUVRER EN LA CHOSE PROPOSEE.

950. Environ la .2., c'est a savoir environ la maniere

---

946. 1 *Latin :* et rauce, mute sonat.

947. 1 les. 2. *Latin :* quod videtur magis certum secundo.

948. 1 *Ce § et le suivant* (§§ 948, 949) *ne sont pas dans Mondeville.*

949. 1 uerge chiert.

de curer ceste contusion et froisseure, a savoir est que
le chief doit estre premierement amoisti de vin chaut, et
les cheveux doivent estre rais sus la contusion et environ la contusion bien loing.

951. En après soit faite une espere d'estoupes qui soit
de si grant quantité que, quant elle sera ‖ amoistie et F.53 a
esprainte et comprainte, que elle puisse couvrir toute
la rasure [1].

p. 217   **952.** La quele espere soit amoistie de vin chaut salé,
et soit esprainte; après ce, la partie d'icele qui doit estre
mise par devers le chief soit amoistie en miel chaut
salé, et soit appliquiee a la contusion [1].

953. Et puis soit mis par dessus .1. plumacel sec
d'estoupes amoisti en vin chaut, espraint, et puis un
plumacel sés, greigneur que celui dessus dit, et soit lié
et soit ainsi laissié jusques a .5. ou a .7. jour[s], enciez
qu'i[l] soit desliés, se la dolour ne se continue ou se
elle n'est acreue; mes s'il avient que la doulour se continue ou que ele soit acreue [1], soit deslié et soit appareillié de rechief en la maniere dessus dite, et ainsi soit
appareillié de .5. jours en .5. jours ou environ, jusques a
tant qu'il soit gari; et que l'en soit a greignour seurté,
soit donné le piugment, si comme il est demoustré par
dessus, et soient gardees [2] toutes les choses qui sont a
garder [3].

---

951. 1 *Omission par le traducteur d'une discussion sur les avan-
tages de la* sphaera *de* stupis *en comparaison des* plumaceoli *de
Théodoric.*

952. 1 *Omission de l'explication.*

953. 1 acceue — 2 demoustrees — 3 *Omission des déclarations
préliminaires au chapitre suivant (éd. Pagel, pp.* 217-221).

LE .5. CHAPISTRE

DE LA .1. DOCTRINE DU .2. TRAITIÉ

DE LA MANIERE DE OUVRER O LA MAIN O LES INSTRUMENS
QUI SONT APARTENANS A CYRURGIE EN CRAN FROISSIÉ,
QUANT LA CURE DE THEDERIC OU LA NOSTRE NE SOUFFIS-
SENT PAR AUCUNE CAUSE.

954. Environ le .5. chapistre principal qui est la
maniere de hanter cyrurgie o le fer en cran froissié,
quant la devant dite cure de Thederic, [ou la nostre[1]]
n'i souffist ou n'i puet estre faite pour aucune cause, .2.
choses sont a entendre.

955. La .1. en quel cas la devant dite cure Thederic
n'i souffist pas. La .2. environ la maniere de ouvrer en p. 222
la chose proposee.

.6. CAS ES QUIEX LA CURE THEDERIC NE SOUFFIST
ES PLAIES ||.

956. De la .1., a savoir est que la cure Thederic n'est
pas souffisante en .6. cas.

957. Le .1. est quant le navré n'offre la plaie a apareillier au cirurgien devant que le temps devant dit est
passé, dedens le quel tempz la pocion doit estre donnee.

958. Le[1] .2. cas est quant le patient ne veult prendre
pocion.

959. Le .3. quant il[1] ne puet prendre la pocion pour
autre cause, la quelle est, car par aventure il ne but
onques de vin.

954. 1 *Latin :* aut nostra.
958. 1 La.
959. 1 ille.

960. Le .4. car il ne pot avoir la pocion.

961. Le .5. quant le navré boit la pocion et puis la vomist.

962. Le .6. quant la pocion ne doit estre donnee au pacient pour aucune cause, si comme le pacient soit navré et il ait fievre continue ou porrie.

963. Item couvient que le cyrurgien qui veut curer les plaies es .6. cas dessus dis, recourge, vuille ou ne vuille, a l'extraction cruele des choses qui sont a traire, c'est a savoir ¹ o le fer et o l'operation ² manuel.

.5. CHOSES SONT A ENTENDRE EN LA MANIERE DE TRAIRE LES OS DU CRAN FROUSSIÉ.

964. Environ le .2., c'est a savoir environ la maniere d'ouvrer en la chose proposee, .5. choses sont a entendre :

965. La .1. environ la maniere de appareillier les plaies dessus dites, enciés que les os qui sont a traire d'iceles soient trais.

966. La .2. environ le temps dedens le quel les os qui sont a oster du cran, doivent estre ostés.

967. La .3. environ la maniere d'oster iceux meismes os.

968. La .4. environ la maniere d'appareillier les plaiez, puis que les os en sont trais qui en doivent estre trais.

969. La .5. environ la maniere de curer aucuns accidens qui ensuivent aucune fois en ces ‖ plaies.   F⁰ 53 c

970. Environ le .1., c'est a savoir environ la maniere de procurer les plaies, enciés que les os a oster soient ostés d'iceles, .2. choses sont a entendre : La .1. environ la maniere de procurer les plaies de la char par dehors. La .2. environ la maniere de procurer les plaies des os.

963. 1 cest a sauoir *répété* — 2 et a le apation.

LA MANIERE D'APPARIELLIER LES PLAIES DE LA CHAR PAR
DEHORS DU CHIEF DUC' A TANT QUE L'OS EN SOIT OSTÉS.

971. Environ la .1., a savoir est que la plaie de la
char, ou elle est assés large, si que par icele puet estre
osté l'os qui est a oster et mondefiee la plaie de
l'ordure, ou ele n'est pas assés large.

972. La .1. : soit raemplie forment de tentes duc' au
sommet, et soit fait en tel maniere que la plaie ne se
puisse restraindre.

973. La .2. : soit ainsi eslargiee, c'est a savoir
l'estroite : soit faite une trencheure trespassante droitement par le milieu de la premiere plaie du travers, en
tel maniere que les .2. plaies faicent une crois, et en
chascun des .4. angles de la crois de la char soit enfi-
chié [1] .1. fort fil par le quel les anglez puissent estre
trais ; en après soient tretous les .4. angles descharnés
du cran o un rasoir, et soient esloingnié duc' a tant
que les pieches du cran qui sont a oster, puissent estre
ostees sans empeechement de la char de la plaie par
dehors ; et soit raemplie forment toute la plaie de la
char de tentes d'estoupes amoisties d'uile rosat, si que
les angles de la char soient esloingniees de la plaie du
cran ; et soient ainsi continuees toutes les preparacions
duc' a tant que les os soient tous ostés.

LA MANIERE DE LA PREPARACION DE LA PLAIE ‖ DU CRAN DUC' A
TANT QUE L'OS EN SOIT TRAIT QUI EN DOIT ESTRE TRAIT.

974. Environ la maniere d'apareillier les plaies de
l'os, enciez que les choses qui sont a oster soient ostees,
premierement soit mise huile rosat tiede sus la plaie de

973. 1 enfichiee.

l'os, après soit raemplie de pulvilles de charpie amoistis
de cele meisme huile, et soient faites les autres choses
dessus dites.

LA MANIERE DE LA PREPARACION DU TEMPS DE LA REMOTION
DES PIECHES DU CRAN.

975. Environ le temps ou quel les choses a traire
doivent estre traites, a savoir est que les os qui poent
estre trais legierement, doivent estre trais le plus tost
que l'en puet; autresi selonc la verité ceux qu'i[l] couvient traire a force, mes melleur chose est pourloin-
gnier segont l'aparence pour les paroles que la mort du
navré ne soit mise sus le cyrurgien, duc' a tant que l'en
voie se la vertu du pacient s'aflebist ou non; s'ele s'aflebist, soient laissiees les choses qui doivent estre traites;
si ne sera pas le cyrurgien diffamé. Se la vertu ne
s'aflebist, soient ostees les choses [qui sont a oster le
plus tost que l'en porra, ne ne pourloigne l'en pas en
nule maniere, et en esté ¹ .6. jours et en yver .9., se la
pieche de l'os ne point ou ne ² contraint la dure mere.

p. 223 · **976.** Environ la maniere d'oster l'os qui est a oster,
.2. choses sont a entendre : La .1. environ la remotion
de l'os qui puet estre trait sans violence. La .2. environ
la remotion de celui qui [ne puet estre trait sans violence.

977. Environ la .1., .2.: La .1. de quel maniere || l'os F° 54 a
doit estre osté. La .2. en quel maniere il doit estre
osté ¹.

---

975. 1 est este — 2 ou ou.

977. 1 *Latin :* 1) cujusmodi os debet removeri; 2) quomodo
debet removeri.

LA MANIERE DE TRAIRE LES OS QUI PUENT ESTRE TRAIS SANS VIOLENCE.

978. De la .1. : les os seulement qui puent estre ostés sans grant dolour, qui sont du tout en tout dessevrés de la char et du cran et qui chancelent, qui sont de notable quantité, soient ostés ; mes il ne couvient pas que les tres petits soient très, se il ne poignent la dure mere, pour ce que nature les boute hors pas l'espasse du temps.

979. De la .2., c'est a savoir de la maniere de traire les os : il doivent estre traiz o les oncgles, se¹ c'est possible, et se¹ ce n'est possible, soient trais o instrumens² qui sont convenables a ce, si comme o tenailles subtilles et semblablez, si comme il aparra après³.

LA MANIERE DE TRAIRE LES OS QU'I[L] COUVIENT TRAIRE O VIOLENCE.

980. Environ l'extraction des os qui ne puent estre trais sans violence, .2. choses sont a entendre : La .1. est d'unez divisions de plaies du cran qui sont valantes au propos. La .2. est de la maniere de ouvrer artificiaument en la chose proposee.

LES DIVISIONS DES PLAIES DU CRAN AU PROPOS, ET SONT .9.

981. [1.]¹ De la .1. a savoir est que des plaies du cran l'une ne penetre pas a la concavité d'icelui par dedens, et l'autre i penetre ;

---

979. 1 ce — 2 instrument — 3 §§ *1018, 1019 et 1021-1026.*
981. 1 *Les chiffres 1, 2, 3 jusqu'à 9 de ce § n'existent ni dans le manuscrit ni dans le texte latin ; ils servent à indiquer les 9 divisions annoncées dans le titre de ce § 981*

[2.] De celes qui ne penetrent pas l'une est o deperdition de substance de la partie de l'os, l'autre est sans deperdition ;

[3.] De celes qui sont sans deperdicion de substance l'une est droite fixure, aussi comme tresperchante², de la quele l'un³ et l'autre costé sont fermes et egalz ; l'autre est seu||lement superficial, de la quele l'une F⁰ 54 b leivre⁴ ou les .2. sont eslevees et ne mie fermes, ou de la quele la partie de l'os superficial est dessevrable ;

[4.] Des penetrantes l'une est large, apparente, par la quele la dure mere puet estre veue ; l'autre est estroite, non pas large, si comme fixure ;

[5.] Des larges penetrantes l'une est si large que l'ordure puet estre souffisanment mondefie par icele de la concavité desous ; l'autre n'est pas si large que l'ordure puisse estre mondefiee par icele ;

[6.] Item tant des larges que des fixures, les unes ont ne l'une ne l'autre leivre plus eslevee ou plus abessiee que l'autre ; les autres ont l'une eslevee ou abessiee ;

[7.] Item⁵, de celes qui ont les costés abessiés, l'une est en la quele la dure mere est aprainte du costé abessié, l'autre en la quele ele n'est pas aprainte ;

[8.] Item tant de celes qui ont les costés aprains comme de celes qui ne les ont pas aprains, les unes sont es queles la piece de l'os point la dure mere ; les autres sont es queles ele ne la point pas ;

[9.] Item les unes sont es commissurez du cran ou a pres d'iceles⁶, les autres sont loing d'iceles, les queles toutes⁷ dites par dessus, aussi comme elles se different entre elles, aussi se differe⁸ l'operation manuel en iceles.

---

2 tres parchance. *Latin :* quasi penetrans — 3 lune — 4 lune lautre. *Lat. :* aliquod labium — 5 itez — 6 *Latin :* vel prope ipsas — 7 toutes *répété* — 8 different.

.3.[1] CAUSES POUR QUOI LES OS DU CRAN FROISSIÉS SONT TRAIS

DES PLAIES.

982. Environ la maniere de ouvrer artificialment ou propos, .2. choses sont a entendre : La .1. quele est la cause pour quoi les os sont trais. La .2. en quel maniere il sont trais.

F° 54 c   **983.** De la .1. : la cause pour quoi il doivent ‖ estre trais est treble.

984. La .1. cause est que la porreture qui est engendree en la plaie de la char du chief par dehors, qui trespasse par la plaie du cran a la dure mere, puisse estre traite hors et mondefiee par le lieu du quel l'os est trait hors, que la porreture qui remaint iluec ne porte au navré accidens damagables ou mort. Ceste cause demoustre Galien ou .3. livre de Megathene ou .1. chapistre ; pour la quel chose se la generation de l'ordure peust estre eschivee en la devant dite plaie, ou se l'en peust garder qu'ele ne descendist sous [1] le cran, il ne convenist pas que l'os fust osté ne que la plaie du cran fust acreue, nient plus qu'i[l] couvient [a] la plaie de l'os de la cuisse, autressi se la moiele du cran ne fust plus noble que la moele de l'os de la cuisse.

985. La .2. cause pour quoi il couvient aucune fois que l'os du cran soit osté, est quant aucune partie de l'os est esprainte, la quel partie apraint la dure mere.

986. La .3. cause est quant aucune fois la piece de l'os point la dure mere, car la dure mere est membre noble, mout [1] sensible, et ces membres, selonc ce que dit Galien ou .7. livre de Megathegne ou .7. chapistre, ne soustiegnent pas grieves passions ne longues, et ces choses apparront plus es declarations.

.3. CAUSES. — I .2.
984. 1 sus. *Latin* : sub craneo
986. 1 ml't.

p. 224 **987.** Environ la maniere d'ouvrer ou propos .2. choses sont encore a entendre : La .1. environ les choses generaulz; La .2. environ les choses plus especiaulz.

LA MANIERE GENERAL D'OUVRER ET .20. RIULLES GENERAULS.

988. De la .1. : supposees soient unes rieulles communes dites ou .2. ‖ chapistre principal de ceste doc- F° 54 d trine [1], c'est a savoir ou chapistre de celes qui sont requises a la cure des plaies des ners, etc., ici sont a entendre .20. riulles generaulz.

989. La .1. : tout os a traire o violence [1] et autrement doit estre trait le plus tost et le plus legierement que l'en puet [2].

990. La .2. : quant operation est fete o le fer environ le cran, les oreilles du patient doivent estre estoupees o coton [1] ou semblable, etc.

991. La .3. : de quicunque [1] lieu l'os soit osté en quelque maniere que ce soit, soit aplanie [2] la plaie de l'os, se mestier est, et meismement par dedens.

992. La .4. est donnee de Galien ou .6. [1] de Megategne ou derrain chapistre : l'en ne doit mie fors traire [2] hors de l'os, fo[r]s tant comme il soufist a traire hors l'ordure, et se la .1. plaie est a ce [3] assez souffisante de soi, ele ne doit estre nient plus eslargie pour l'extraccion de l'os.

993. La .5. : quant il couvient que l'os soit trait du cran, le mire se doit retargier [1] du traire, selonc ce que

---

988. 1 §§ 848-884.

989. 1 o111blence. *Latin :* cum violentia — 2 *Le traducteur a sauté les raisons que donne Mondeville de toutes ces règles.*

990. 1 ou le tout. *Latin :* cum coto.

991. 1 quicunquel. *Latin :* a quocunque loco — 2 aplanis.

992. *Latin :* 111° — 2 mie fois traire. *Latin :* nunquam debet de osse extrahi nisi... — 3 a ce *répété.*

993. 1 *Le latin dit :* debet differri aut anticipari remotio

c'est possible, ou temps que les humours et humidité habundent plus ou chief, si com en plaine lune (ou quant la lune est *in ariete* [2]) ; et ce dit Avicene ou .1. livre, ou .4. fen, ou .21. chapistre des ventouses.

994. La .6. qui vient de la quarte : nous ne devons pas ensiurre les extremités des fixures, en ostant les choses a oster.

995. La .7. : l'os doit estre toujours osté de la partie dont la porreture se decline plus.

996. La .8. : l'os doit estre tous jours osté de la partie qui est plus loing des conmissures du cran.

997. La .9. : l'os ne doit point estre trait, ne le patient tour‖menté de rien, quant l'en voit que la vertu du pacient est fieble, tendant a peril de mort, se l'en ne seit que l'os poignant ou destraignant la dure mere soit toute la cause pour quoy la vertu s'acouce [1], la quel chose [avient], se ne soit osté le dit os en bonne maniere le plus tost que l'en porra.

998. La .10. : se pluseurs plaies sont en icel meisme os du cran des quel[e]s ne l'une ne l'autre ne toutes ne souffissent a la mondification de la porreture, il couvient eslargir cele a qui la porreture se decline plus, et cele soufist seulement.

999. La [1] .11. : s'il couvient eslargir la plaie ou la fixure du cran, soit eslargie seulement d'un costé, c'est a savoir du [2] costé qui est plus blechié, se il n'est par devers les commissures, car en cel cas tant seulement il couvient qu'ele soit eslargie par devers le costé qui est plus sain.

1000. La .12. : se la plaie ou la fixure du cran a le costé ou les costez aprainz ou eslevés, poignans ou contraignans la dure mere, et ele soit si large que la porre-

---

2 *C'est le traducteur qui ajoute le passage de la lune dans le bélier.*

997. 1 sa conte. *Latin :* quare virtus succumbit.

999. 1 Le — 2 dun.

ture en puisse estre ostee, il soufist que le costé ou les costés soient redreciés, c'est a savoir en levant les abessiés, poignans et contraignans la dure mere, et en apreignant les eslevez o leveurs et o semblables, duc' a tant que il soient ramenés a la ligne de l'autre cran ; et s'il ne puent estre ramenés du tout en tout a la devant dite ligne et qu'ele seurmonte toutes les aspretés, soient aplaniees o instrumens de fer.

1001. La .13. : se le cran soit apraint sain, non pas plaié, et mauvès [1] accidens ne viennent sus le malade [2], operations de main ne doit ‖ estre faite nulle fois en icelui. F° 55 b

1002. La .14. : l'en doit garder que la char de par dehors de la plaie ne soit atouchiee, en ouvrant o instrumens de fer.

1003. La .15. : toute fois que l'on oevre en fixure et en plaie qui n'est pas penetrante, l'ouvrier doit eschiver que il ne la faice penetrante.

p. 226 **1004.** La .16. : quant operation est faite ou cran, en ostant les petites pieches ou les esgruneures [1], .1. drapel ou charpie doit estre mis sus le cran ou semblable, a ce que il reçoive les esgruneures [1].

1005. La .17. : l'operation complecte environ le cran, soit mondefié le cran meisme et la dure mere et toute la plaie tres bien [1] o coton ou semblable ; et soit dessechie de toute l'umidité superflue.

1006. La .18. : l'en ne doit metre nule chose ointüe en la cure des plaies du chief par raison de leur consolidation, meismement es penetrantes sous le cran.

1001. 1 uiandes. *Latin :* et non veniant mala accidentia — 2 maladie. *Latin :* super aegrum.

1004. 1 esgrimeures.

1005. 1 soit mondefiee la plaie enuiron le cran et la dure mere et toute la plaie enuiron le cran et la dure mere et toute la plaie et le cran tres bien. *Latin :* completa operatione circa craneum mundificetur ipsum et dura mater et totum vulnus optime.

1007. La .19. : corrosif ne soit pas mis sus la[1] char superflue de la dure mere en substance unctueuse.

1008. La .20. : quicunques a plaies en liex nerveus, méismement ou chief penetrantes sous le cran, il se doit garder de rafaitier et de parler et de toute compaignie et de atoucement de [femes][1] jolives.

1009. Toute la maniere couvenable d'ouvrer ou propos puet estre esleue a bien poi des cyrurgiens des devans dites divisions des plaies du cran et des dites riulles generaulz ou aucunes autres ensivantes a[us] devant dites.

F° 55 c　**1010.** Encore environ la maniere ‖ especial d'ouvrer es dites plaies et fixurés, .2. choses sont a entendre : La .1. environ la maniere d'ouvrer es non penetrantes. La .2. environ la maniere d'ouvrer es penetrantes.

LES SIGNES A SAVOIR MON SE LE CRAN SOIT PERCHIÉS OU NON.

1011. Environ la .1., .2. : La .1. environ les signes par les quiex les non penetrantes sont conneues. La .2. en quel maniere il couvient ouvrer en iceles.

1012. Des signes : .3. signes sont eu .4. chapistre[1] principal de ceste doctrine[2].

1013. Le .4. signe est a ce que le pacient tiegne close p. 227 la bouce et les narilles, et souffle forment; et se la plaie penetre, aucune humidité saudra par icele; se non, non.

1014. Le[1] .5. : soit feru le cran nu o une taste ou d'un ongle ; se il sonne mu ou cas[1], la fixure penetre; se non, non.

1007. 1 le.
1008. 1 *Latin* : caveat a coitu et a colloquio et a consortio et contactu mulierum lascivarum.
1012. 1 en .4. chapistres — 2 § 945.
1014. 1 La — 2 *Latin :* si mute vel rauce sonat.

1015. Le ¹ .6. : soit [destrempé poudre de mastic o]²
aubin d'oef, si qu'il soit aussi espés comme miel, et soit
estendu sus .1. drapel, et soit sechee la fixure, et puis
soit apliquié dessus et soit lessié .1. jour et une nuit;
et quant le drapel sera osté, il apparra plus sec sus la
fixure que alleurs, et ce sera des fumees qui seront
issues du cerveil par la fixure du cran.

LA MANIERE DE TRAIRE LES OS DU CRAN DES FIXURES
ET DES PLAIES QUI NE SONT PAS PENETRANTES.

1016. La maniere de traire le[s] os qui sont a traire
des fixures ou des plaies qui ne sont pas penetrantes,
des queles l'une levre est eslevee ou les .2., ou des queles
l'une leivre est esmouvable¹, et ne voit on pas qu'elle
puisse estre affermee, quar par aventure elle est estran-
gee de porreture ² ou de l'air et est poi aerdante, l'oevre
manuel est que l'en en traie tant seulement ‖ ce qui est F° 55 d
eslevé ³ ou poi aerdant, qui ne puet estre consolidé, o
une roisne ou semblable, et soit bien aplanié; mes ce
ne doit on pas faire es fixures des queles les leivres sont
bien fermes et bien egaus et qui ne sont pas apraintes
ne eslevees.

1017. Environ la maniere d'ouvrer es plaies ou es
fixures qui sont penetrantes, .2. choses sont a entendre :

La .1. : de la maniere d'ouvrer en celes qui sont
ouvertes, c'est a savoir en celes es queles aucune chose
est perdue de l'os, et non pas tant qu'il soufisse a mondefier l'ordure.

La .2. : de la maniere d'ouvrer en iceles qui ne sont
pas ouvertes, c'est a savoir en celes des quelles nulle
chose n'est perdue, si comme sont fixures.

1015. 1 La — 2 *Latin :* distemperetur pulvis masticis cum
albumine ovi.
1016. 1 en mouuable. *Latin :* mobile — 2 *Latin :* alteratum a
sanie — 3 enleue. *Latin :* elevatum.

LA MANIERE D'OUVRER OU CRAN FROISSIÉ NON MIE
ASSOUFFISSANCE

1018. De la .1. : l'os a oster, ou il est apraint ou ellevé ou poignant ou contraignant la dure mere, ou s'il est en la droite ligne de l'autre cran ou non, doit estre osté, les riulles dessus dites gardees, c'est a savoir tant comme il [1] souffist seulement a mondefier la porreture en la partie d'em bas, loing des commissures, etc., o les ongles, se l'en puet; se non, o les piscarioles; se non, o le rongeour [2], la ou [3] il [4] s'ahert, et en levant o le leveur.

1019. Se ce non, soit osté o le touret, en faisant tant pertuis comme il soufist, puis faire de tous ces pertuis un o [le] lenticle ou o la roisne ou o semblable, duc' a tant que ce qui est a dessevrer puisse estre dessevré; puis [1] soutillement sousmis le levatoire, et en eslevant, soit osté ce qui est a oster.

LA MANIERE DE OUVRER OU CRAN NON PAS APERTEMENT
FROISSIÉ SI COME ES FIXURES. ||

F° 56 a   **1020.** Environ la maniere d'ouvrer es froisseures qui ne sont pas ouvertes et es fixures, .2. choses sont a entendre : La .1. est que l'en ne doit pas proceder par choses ne par estrumens mes que veuz [1], mes on doit savoir quans estrumens et quiex sont plus necessaires et plus profitables a ouvrer en tel cas. La .2. est de la maniere d'ouvrer.

1021. De la .1. : les instrumens necessaires et souf-

1018. 1 il *répété* — 2 rangeour. *Latin :* cum rugine — 3 lau ou — 4 ele.
. **1019.** 1 plus.
1020. 1 *c'est-à-dire, à moins qu'ils ne soient vus, connus.*

fisans en general sont .4., c'est a savoir celui de quoi
l'en roisne et de quoi l'en fet les fixures, le touret, le
lenticuleire, le levatoire.

1022. Le .1. instrument est semblable a celui de quoi
les charpentiers font les fixures es ès de bois, fors qu'il
doit estre plus sutil, du quel la fourme est [1] :

1023. Le touret a la pointe trenchante de l'un et de
l'autre costé, et est faite aussi comme escu, la quele, se
elle est mise sus le cran, et le manubre [1] d'icelui soit
tourné entre les mains, il perche, du quel la fourme
est [2] :

p. 228 **1024.** Le lenticulaire est aussi comme un quenivet a
trencier pennes, et n'est pas largue, trenchant d'une
seule partie, c'est a savoir de la droite partie, et de l'autre partie rebours [1], et a en la partie [agüe] [2] additement
aussi comme .1. grain de lentille, que la pointe ne blece
la dure mere, et est sa fourme tele [3] :

1025. Il ne m'est pas avis que le leveur puisse estre
[d]escrit [1] par lettres, toutevoies sa fourme est tele [2] :

1026. Le cyrurgien doit avoir les devans dis instrumens de diverses quantités, grans, moiens, petis et pluseurs. Autresi le touret et le lenticulaire doivent avoir
additemens qui gardent que il ne perchent trop en par ‖
font, ou il doivent avoir plusieurs pertuis ou milieu F° 56 b
d'eulz, l'un sus l'autre, de[s] quiex une cheville de fer
soit fichie en aucun, c'est a savoir en celui ou elle est
plus couvenable, la quelle cheville devee que la pointe

1022. 1 *Après* est, *il n'y a ni blanc ni figure* (*Voir la figure, éd.
Pagel, p.* 227).

1023. 1 mäbre. *Latin :* manubrium — 2 *Ici un blanc, mais pas
de figure.* (*Voir cette figure, éd. Pagel, p.* 227.)

1024. 1 rebout. *Latin :* obtusum — 2 *Latin :* habens in cuspide
additamentum — 3 *Ici un blanc sans figure.* (*Voir cette figure
dans éd. Pagel, p.* 228.)

1025. 1 *Latin :* describi per litteras — 2 *Ici un blanc sans
figure.* (*Voir cette figure, éd. Pagel, p.* 228.)

ne tresperche soudainnement par trop grant radeur, et qu'elle ne perche plus en parfont qu'ele ne doit.

LA MANIERE D'OUVRER EN CRAN FROISSIÉ.

1027. La maniere d'ouvrer ou propos est plus forte [1] et plus artificial et plus [2] perilleuse que les autres, quar les instrumens [ne] [3] puent estre fichiés sous le cran, devant que le pertuis est procuré en icelui et l'entree jusques a la concavité de par dedens, et en ce le cyurgien est traveillié et le patient est tourmenté.

1028. Soit donc fait le pertuis o la roisne [1] et o le touret duc' a tant que le lenticulaire puisse estre sousmis, puis fierge le lenticulaire sus le dos o aucune chose legierement, et ainsi soit trenchié o le lenticulaire et osté ce qui est a oster.

1029. S'il ne puet estre ainsi osté, soit faite une concavité entre l'os qui est a oster et l'autre o une roisne, duc' a tant que il puisse estre separé et eslevé o le levatoire; puis soit osté; ou se l'en voit que ce soit miex, pour ce que la maniere d'ouvrer a la roisne est prolixe et ennuie moult [1] le patient, soient fais o le touret en cel meisme lieu tant de pertuis comme il doivent droitement et continuelment [2]. En après soient assemblez o le lenticulaire ou o la roisne, jusques a tant que l'en puisse dessevrer ce qui est a dessevrer o le leveur ou autrement.

1027. 1 *Latin :* difficilior — 2 et plus *répété* — 3 *Latin :* non possunt infigi.

1028. 1 foisne. *Latin :* cum rugine.

1029. 1 mol't — 2 *Latin :* fiant cum trepano in eodem loco tot foramina quot expedit linealiter et quasi continua.

LA MANIERE D'OUVRER PUIS QUE L'EN A TRAIT
CE QUI DOIT ESTRE TRAIT.

F° 56 c   **1030.** Environ la maniere d'appareillier ‖ les plaies du chief, puis que ce est trait qui doit estre trait du cran, .2. choses sont a entendre : La .1. de la maniere de preparer les plaies du cran. La .2. de la maniere d'apareillier lez plaies de la char.

1031. De la .1. : quant ce sera trait qui doit estre trait du cran, et il sera aonnié, et les exgraneures[1] seront traites de la concavité, et le cran sera netoié et deseschié et toute la concavité et meismement la dure mere, toute la concavité de par dedens et meismement la plaie du cran soit raemplie, jusques a tant qu'elle soit toute onnie par dessus, de pullevilles de tres bonne charpie, amoistis en vin chaut et esprains, mez ne soient pas les pulvilles mout[2] comprains en la plaie[3] ; et soit poudré sus la dure mere poudre capital.

1032. Apres ce, soit appareilliee la plaie auques en tel maniere comme par devant, en ostant les premiers pulvilles et en remetant noviaus et de la poudre dessus dite une fois le jour ou .2., selonc ce que l'ordure se croistra ou amenuisera plus en la plaie, et selonc ce que il sera avis au cyrurgien que bien sera, et ce soit fait tant que la superfice du cran soit dessevree de superfluités et soit encharnee, selonc ce que c'est possible.

POUDRE CAPITAL.

1033. Poudre capital est tele :

℞. Yreos ([c]' est flambe qui a la fleur blanche ');

1031. 1 exgraueures. *Latin :* fragmentis — 2 ml't — 3 *Explication de ce procédé omise.*

1033. 1 *Cette explication entre parenthèses est du traducteur. Mondeville la condamne dans son Antidotaire* (§ 118, p. 566 de *l'éd. Pagel*) : Yreos dicitur a vulgo flammula, sed non bene

encens menu; farine de veche; aristrologe roonde;
mirre; sarcocolle; sanc dragon et d'autres medecines
desiccatives sans aucune mordication (de rien nuisant²).

LA MANIERE D'APPARELLIER LES PLAIES DE LA CHAR
PAR DEHORS.

F° 56 d   **1034.** De la maniere d'aparellier les pla||ies de la
char par dehors, a savoir est que, quant les choses sont
ostees qui doivent estre ostees du cran, et la plaie du
cran est emplie et onnie, cendal ou drap de lin sutil, p. 229
espés, ferme, ciré doit estre mis sus la bouche [de la
plaie] du cran ¹ o les dis pulvilles, et soit joint au cran
le miex que l'en porra, que il devee l'entree de l'ordure
de par dehors a la concavité et a la dure mere.

1035. Adoncques soit raemplie toute la plaie de la
char, duc' a tant qu'ele soit egal au cuir par dehors, des
pulvilles de charpie non pas mout ¹ fermes, a ce que il
puissent miex boire toute l'ordure; et puis soit mis sus
le cuir et sus la plaie .1. drapel de lin subtil et pulma-
ceaux d'estoupes amoistis en vin chaut et esprains, et
puis .1. pulmacel sec greigneur des devans dis; et soit
lié legierement d'une lee facie legiere et nete, et par la
devant dite maniere, sans riens muer, fors que la devant
dite maniere soit renouvelee, et soit procuree la plaie
jusques a tant qu'ele soit curee.

1036. Toutevoies plus resonnable chose est, quant
ordure de notable quantité est engendree en la plaie,
qu'elle soit ¹ emplie d'une esponge amoistie de vin
chaut et esprainte; et en après soit dessus mise a toute

---

2 *Les mots entre parenthèses sont du traducteur qui a voulu
donner le sens de* sans aucune mordication.
    1034. 1 *Latin :* super orificium vulneris cranei.
    1035. 1 mlt.
    1036. 1 quelle ne soit. *Latin :* replere ipsum

la plaie une grant piece d'esponge amoistie autresi de vin chaut et esprainte, jusques a tant que la plaie soit mondefiee d'ordure notable; et adonc l'en doit recourre a la cure qui est faite o la charpie et soit muee[2], si comme il a eté dit autre fois par dessus, quant il sera avis au cirurgien que mestiers en sera.

LA CURE DES ACCIDENS SOURVENANS A CES PLAIES, ET SONT .3.

1037. Environ la maniere de curer aucuns accidens || qui nessent aucune fois es plaies dessus dites, .3. F° 57 a choses sont a entendre, segont ce que .3. accidens sont :

La .1. est apostemacion de la dure mere. La .2. est la denigration d'icele. La .3. est mauvese char ou superflue creue en la plaie.

LES CAUSES DE L'APOSTEMATION DE LA DURE MERE QUI SONT .5.

1038. Environ le .1. accident .3. choses sont a entendre : La .1. est dez causes d'icelui. La .2. des signes. La .3. de la cure.

1039. De la .1., .5. causes sont de l'apostume de la dure mere.

1040. La .1. est de la piece de l'os ou aucune chose intrinseque, poignante icele ou destraignante.

1041. La .2. le compraignement d'icele o tentes ou o liemens.

1042. La .3. le froit atouchant[1] a icele.

1043. La .4. quant la diete n'est pas a droit ordennee.

1044. La .5. puet estre d'aucune autre cause qui

---

2 mute. *Latin :* mutetur.
1042. 1 o touchant. *Latin :* ipsam contangens.

nous est reposte, si comme trop grant replection ou ' la plaie ou semblables.

LES SIGNES.

1045. Des signes : quant ele est apostumee, elle est eslevee en haut et en plus pres du cran qu'elle ne doit, et s'enrougit, et acroist la doulour en la plaie, et aucune fois enfle tant qu'ele ist sus la plaie du cran et jusques au cuir par dehors, et apert par dehors le cran, si comme l'oef qui est ou matrix [de la geline] ', et le pacient est pesant, ne ne se puet mouvoir et aucune fois li sourvienent mauvès accidens et mort.

1046. Environ la cure .3. choses sont a entendre : La .1. de la maniere d'oster la cause. La .2. des choses qui sont mises desus. La .3. de la diete. ‖

F° 57 b   **1047.** De la .1. : se la cause est conneue, soit ostee ; s'ele n'est conneue, soit saignié le pacient, se les choses particulieres s'acordent ; s'eles s'acordent et il soit seignié, et il ne soit garis dedens le temps couvenable, soit purgié o legiere medecine laxative, se vertu li souffist.

1048. Des choses qui sont mises desus, il souffist espandre et continuer huile rosat tiede sus la plaie et enoindre tout le chief d'icele meisme huile ovec vin aigre tiede ', et puis mettre dessus l'emplastre de mauves dessus dit.

1049. De la diete, soit tele comme la diete doit estre de fievre continue.

1044. 1 replection deuant la plaie. *Latin :* ut nimia repletio aut vulnus aut similia.

1045. 1 martrix. *Latin :* in matrice gallinae.

1048. 1 tiedes. *Latin :* cum aceto tepido.

LA CURE DU .2. ACCIDENT.

1050. Environ la denigration de la dure mere .3. choses sont a entendre : La .1. des causes. La .2. des signes. La .3. de la cure.

1051. De la .1., .2. causes sont : La .1. est aposicion de medicament violant ou nercissant. La .2. est la malice de la plaie de soi meisme.

1052. Des signes : la nerceur apert a sens.

1053. De la cure : de quelque cause qu'ele soit faite, soit mise desus charpie amoistie en .3. partiez de miel rosat et une partie d'uile rosaç tiede et de la poudre capital, et soient continués.

1054. Et s'il n'est ainsi curé, et la denigracion soit acreue duc'a tant que la blancheur de l'uel soit ennercie, p. 230 et ele persevere, le pacient morra [1].

LA CURE DU .3. ACCIDENT.

1055. Environ la mauvese char qui est engendree en ceste meime plaie .2. choses sont a entendre : La .1. est de celle qui est engendree dedens la concavité de la plaie du cran. La .2. de cele qui est engendree en la plaie par dehors.

1056. De la .1., .3. : La .1. des causes. La .2. des sig‖nes. La .3. de la cure.　　　　　　　　F° 57 c

1057. Des causes : ou le medecinement est mauvès, ou la diete est mauvese [1].

1058. Des signes : la char d'icele est mole, fusque, plainne d'ampoles.

1054. 1 *Le traducteur omet ici l'explication que Mondeville donne de ce fâcheux symptôme, en s'appuyant de Lanfranc et de Galien.*

1057. 1 *Omission des explications.*

1059. De la cure : soit mise dessus poudre de litargire ou de hermodactiles, ou esponge de mer moult
bien lavee, et soit mise petite quantité de ces choses au
commancement[1] ; et en après soit acreue ou amenuisie
la quantité des choses, selonc la quantité et la resistence[2] de la char, et selonc ce que il sera avis au cyrurgien qu'il i[3] convenra.

1060. Environ la mauvese char engendree en la plaie
par dehors .3. chosez sont : La .1. des causes. La .2. des
signes. La .3. de la cure.

1061. De la .1. sont .2. causes, c'est a savoir, trop
tost metre trop grand applicacion de medicament generatif[1] de char. La .2. est mauvès gouvernemens en la
diete.

1062. Des signes : ils sont semblables a ceus qui
furent dis maintenant par dessus.

1063. De la cure : soit curee o l'ongnement dessus
dit de vert de Grice et de dialtee, si comme il est
demonstré par dessus en la fin du[1] .1. chapistre de la
cure des plaies en l'universeil[2].

1064. La diete des patiens qui ont apostumes et nerceur en la dure mere, et pendant que persevere autresi
longuement le flus des humeurs ou la fievre ou l'apostume chaut en la dure mere ovec aucun d'iceus ou avec
pluseurs, soit tiele[1] comme la diete de ceux qui ont

1059. 1 *Omission de cette explication comme de toutes les autres*
— 2 residence. *Latin :* resistentiam — 3 quil est i convenra.

1061. 1 generatis.

1063. 1 de — 2 § *839.*

1064. 1 La diete des patiens qui ont apostumes et nerceur en la
dure mere et ouec aucuns d'iceux ou auec pluseurs perseuere
autresi longuement le flus des humeurs ou des fieures soit tiele.
Latin : Dieta patientium [habentium] apostema et nigredinem
durae matris et quamdiu perseverat fluxus humorum aut febris
aut apostema calidum durae matris cum eorum aliquo aut pluribus eorumdem sit dieta, *etc. Le copiste, trompé par la répétition
de « dure mere » à peu de distance, a embrouillé la phrase*

fievre; et selonc ce que les dis accidens se commen-
ceront a amenuisier petit et petit, segont ce soit [elle]
amenee petit et petit a la diete qui est dite par dessus
ou chapistre universeil des navrés [2].

1065. Outre [1] ces choses nous devon [con]descen-
dre [2] a l'acoustumance, a l'aage, au temps, a la necessité et a autres choses, si comme il est demoustré par
dessus [3] ‖.

LE [1] .6. CHAPISTRE

DE LA .1. DOCTRINE DU .2. TRAITIÉ

DE LA CURE DE TOUTES LES PLAIES DE TOUS LES MEMBRES DE LA FACE.

1066. Environ le .6. chapistre principal qui est de la
cure des plaies de tous les membres de la face, .2.
choses sont a entendre : La . 1. de la cure de celes quant
eles sont [o deperdicion de substance. La .2. de la
cure de celes quant eles sont] sans deperdicion de substance [1].

1067. De la . 1. : soient curees o vin et o estoupes et o
lieure et o autre[s] choses, et soient cicatrisees o oin-

---

2 §§ *770-788. Latin :* et secundum quod dicta accidentia sedari
incipient, paulatine? (paulatim) accedatur ad dietam; *etc.*

1065. 1 Entre. *Latin :* praeterea — 2 *Latin :* condescendendum
est — 3 *Omission des « declarationes praeambulae » du chapitre
suivant, dans l'éd. Pagel, pp. 230-232.*

LE .6. CHAPISTRE — 1 La.

1066. 1 *Le copiste, trompé par la répétition des mots* « deperdicion de substance » *a écrit seulement :* « La .1. de la cure de
celes quant eles sont sans deperdicion de substance », *tandis que
le latin a :* 1) de cura eorum quando sunt cum deperditione substantiae ; 2) de cura, quando sunt sine deperditione substantiae.

gnement vert et o charpie, si comme il est dit par dessus ou chapistre universel de la cure des plaies ou parole est faite de cicatrization des plaies [1].

1068. Environ la.[1] .2., .2. choses : La .1. de la cure des dites plaies o lesion d'os. La .2. de la cure sans lesion d'os.

1069. De la .1. : soient curees, si comme les plaies du chief qui sont o lesion du cran ne mie penetrante.

1070. (De la .2. : soient curees, si comme celes qui sont sans lesion de cran [1].)

DE LA CURE DU NÉS TRENCHIÉ.

1071. Toutevoies en la cure d'aucunes d'icestes doit estre ajoustee tres grant cautele. Essample de ce : il avient que le nés [est] navré en tel maniere que tot l'os est trenchié des [le] sommet qui est vers le front duc' au desous qui est vers la bouche, et aucune fois il est dessevré du tout en tout et chiet ; aucune fois il depent et tient encore, ne n'est pas dessevré.

LA CURE DE LA PLAIE

APRÈS TOUTE LA TRENCHEURE DU NEIZ.

1072. Se le nés est tout hors dessevré, il ne sera pas arriere encharné ; mes la plaie de la faice soit cauterizee, et soit estrainte tant comme il est possible.

1073. Se il s'ahert : ou il s'ahert souffisanment, ou F° 58 a non souffisanment, il puet ‖ encore recevoir norris-

---

1067. 1 §§ *695-698 et 825-847.*
1068. 1 le.
1070. 1 *Ce § manque dans le texte latin de l'éd. Pagel, mais il devait exister dans le manuscrit qui a servi à la traduction, car il répond à la rigueur des divisions scolastiques de l'ouvrage.*

sement, ou si poi qu'il ne puet recevoir norrissement[1].

1074. Se il ne puet, soit trenchié, et la plaie soit cauterisee.

1075. S'il puet recevoir norrissement, ou il est ja
corrompu et pres de grant corruption, ou il est poi
alteré, ou il est nouvel.

1076. S'il est corrumpus et pres de grant corruption,
soit trencié, et soit curee la plaie.

LA CURE DU NEIS QUI EST JA .I. PETIT ALTERÉ.

1077. Se il est petit alteré, soit osté tout ce qui est
entre[1] les leivres de la plaie outre nature.

1078. En après soient frotees l'une et l'autre leivre
duc' a tant qu'il soient ensanglantees et soient renou-
velees, et ce soit fait o une aguille triangulee.

LA CURE DU NEIS NOUVELEMENT TRENCHIÉ.

1079. En après soit apparellié du tout en tout, si
comme le nouvel ensanglenté; et soient ainsi les leivres
appropriees tres bien et soient ainsi cousues :

1080. Premierement soient fais .2. poins successivement[1] jouste les .2. extremités de la plaie par em bas,
l'un a l'un bout et l'autre a l'autre, en tel maniere qu'il
n'ait que l'espasse d'un doi traversal entre le point et le

1073 *et* **1074.** 1 *Ces deux §§ sont corrompus dans le manuscrit:*
Se il sahert ou il sahert encore si souffisanment quil puet || rece-
uoir norrissement, soit trenchie et la plaie soit cauterisee. *Latin :*
Si adhaeret, aut sufficienter aut adhaeret insufficienter; adhuc
potest recipere nutrimentum aut ita parum quod non potest. Si
non potest, amputetur et vulnus cicatrizetur.

1077. 1 outre. *Latin :* inter labia.

1080. 1 successiuément.

bout de la plaie ; après soit fait le .3. point sus le coutel du neis, ou milieu entre les .2. poins dessus dis.

L'OPPINION D'AUCUNS DE CESTE CURE.

1081. Toutevois aucuns cyrurgiens de renon dient, et m'est bien avis que il dient bien, que le point n'est pas fait sus le coutel du neis, ains soient fais .2. poins es .2. costés du dit coutel assés pres [1]. En après soit fait .1. point ou milieu entre chascun des .2. es costés du nés et non par dessus, et en après soient ainsi monteploiés et espoissiés, en faisant touz jours entre .2. le [2]

F° 58 b .3. duc' a tant qu'i[l] soufissent, selonc‖la doctrine assignee par dessus de costure [3].

1082. Après soient rectifiees les leivrez de la couture, s'il en ont mestier, o la taste [1], si comme il est dit par desus ; et adonques soit fomentee la plaie de vin chaut, et soit desechiee, et i soient appliquiés pulvilles et pressures de drap linge subtil, souef, net, amoisti en vin chaut et espraint, ou de charpie, et soient mis par dessus pulvillez de bonnes estoupes amoistis autresi et proportionnables a la plaie.

1083. Toutevoies soient mises enciez enz entre [1] les narilles tentes d'estoupes proportionables les plus longes et les plus grosses que l'en i porra metre, qu'eles sostiengnent et rectifient les leivres de la plaie p. 233 par dedens [2] ; et soient enciés envolopees de drap de lin subtil et amoistiees en vin chaut et espraintes [3], et soient mises legierement .2. pressures es costés du neis,

---

1081. 1 *Explication omise par le traducteur* — 2 les .3. *Latin :* faciendo semper inter duos tertium — 3 §§ 717-729.

1082. 1 coste. *Latin :* cum tasta.

1083. 1 en autre. *Latin :* intra — 2 *Omission de l'explication* — 3 *Idem.*

et soient sourmontantes le neis en espesseté qu'eles
soustiegnent la lieure qu'ele n'estraigne le neis.

LA MANIERE DE LIER LE NEIS ENTAILLIÉ
DEVANT APPAREILLIÉ.

1084. En après soit ainsi lié : soit eue une bende
subtille, de la latitude d'un poce, ploïe des .2. chiez, de
la quelle le milieu soit mis sous les narilles en soustenant l'extremité du neis, et en levant, et soient menés
les .2. chiés a la plus haute partie et derreniere du chief
ou il s'entrencontrent, et soient menés entrechangable_
ment [1] au front, et illuec soient lachiés ou cousus.

1085. En après, autre bende est eue, aucune fois
plus longue [1], ploïe en cele meisme maniere, de la quelle
le milieu est mis sus [2] le neis, et sont menés les chief
au haterel [3] par dessus les oreilles, et sont iluec croisiés, et sont ramenés au front et sont iluec lachiés ou
cousus. ||

1086. En après, environ le .3. jour ou le .4., soit F° 58 c
deslie, s'il en est mestier, et soit fomentee la plaie, et
soit netoïe ou estopes amoistiees en vin chaut. Après
ce, soit desechiee, et soient les leivres rectefiees, se
mestiers est, et soit la plaie rapareillie par autel maniere
comme devant.

1087. La maniere de soudre et d'oster la lieure et
la cousture et les pulvilles fu dite ou chapistre universeil, ou quel parole est faite de lieure et de cousture [1].

1088. [1°] A savoir est que aucune[s] gens sont qui ne
puent soustenir les tentes en lor narilles du tempz

1084. 1 en entre changablement. *Latin :* vicissim.
1085. 1 *Latin :* aliquantulum magis longa — 2 *Latin :* sub
nasum *mauvaise lecture pour* super nasum — 3 haterer.
1087. 1 §§ *714-716 pour délier les ligatures, et* § *749 pour
enlever les points de suture.*

de l'une preparation ducques a l'autre, et se il les poent soustenir, les narilles seroient trop ordes de viscosités du neis et de l'ordure de la plaie, et ce porroit empeechier et esloignier la cure de la plaie.

1089. Item aucuns sont qui se redoutent mout quant leur plaie est remuee, car il criement que l'en ne leur face doleur par le remuement. Pour la quel chose il sont appareilliés plus tart.

1090. A tiex gens est chose mout aidable faire .2. pertuis en la fascie proporcionnés endroit les narilles par les quiex tentes puissent estre mises et ostees, quant mestier sera, les queles tentes penetreront les concavités du neis et le netoieront, quant mestier sera, duc' a tant que les narilles et les tentes soient lavees de vin chaut, netoies et desechies, et soient remises ces tentes ainsi lavees ou autres fresces, ainsi comme devant.

1091. Remises les tentes, les extremités d'eles qui F° 58 d aperent par dehors soient cousues o les rives des [| pertuis des fasciez, a cele fin que icelles tentes n'issent de legier. Et ainsi soient procurez souvente fois duc' a la fin de le cure.

1092. Et si croi que tele maniere de muer tentes est bien equipollent aus autres manieres, et si est plus noble; se dolour ne sourvient, ou la lieure ne soit trop lasche ou trop estroite, ou se l'en ne crient du remuement du membre, ou se les parties de la plaie sont appareilliees desordeneement.

1093. [2°] [1] Et si est a noter de la maniere dessus dite, ja soit ce que elle soit estraite [2] de la doctrine de nos maitres, c'est a savoir Thederic et Lanfranc, la quelle maniere puet estre corrigie en .2. manieres, si comme il m'est avis, pour quoi je ne le puis metre en oubli. La .1. maniere est en la maniere de coustre. La .2. en la p. 234 maniere de lier.

1093. 1 *Latin :* notandum 2°) — 2 estrainte. *Latin :* eliciatur.

1094. La cousture devant dite puet estre corrigee, si comme il m'est avis ; car, ou ele est despechie un poi plus tost que mestier n'est, ou un pou plus tart ; car a paine puet estre descousue a droit point, et ainsi mesprison est faite de legier a avoir le moien qui est entre tost et tart.

1095. Ainsi, se la cousture est plus tost desliee que mestier n'est, ou le neis ne sera pas encharné, ou il sera si legierement encharné que il se desseverra pour un poi de propre mouvement divers [1], et sera pire que devant.

1096. Se ele est desliee plus tart que mestier n'est, la cicatrizeure et la recuireure aparra croisie [1] et deshonnestre ; pour la quel chose il me semble miex que l'aguille soit laissie en la cousture, et pour ce que il F° 59 a couvient un petit ‖ plaier les aguilles, les quelles ploiees, s'eles sont courtes, il ne poent estre prises fermement, et pour ce il couvient que elles soient plus longues.

1097. Et quant la cousture sera faite par eles, et le fil sera avironné environ elles, il convendra que la superfluité d'eles soit coupee o les forches ; et poent les aguilles estre grelles et de fer, pour ce que il puissent plus legierement ploier et estre coupees, les quelles aguilles soient laissies en la plaie tant qu'ele soit bien soudee, et ainsi la cicatrizeure ne sera pas croisie, et sera tenu le nés plus ferme o ces aguilles que le fil.

1098. Item il me semble que la maniere dessus dite de lier puet estre corrigee, et me semble que la seule lieure qui soustient le neis doie souffire, et que la .2. lieure qui passe par dessus la premiere est de superfluité et nuisant ; car poi puet estre faite qu'ele ne soit un poi plus estroite ou plus large [1] que la premiere, ou que ele ne doit estre.

1095. 1 diuerse.
1096. 1 *Latin :* cruce signata.
1098. 1 *Latin :* quia raro potest fieri, quoniam sit modicum strictior aut laxior debito.

1099. Se ele est plus estroite, ele compraint le neis et le grieve et le rent perpetuelment gros et le rectefie ou poi ou noient; ainçois je croi que il soit miex rectifié quant il n'est pas lié, car c'est membre qui n'est pas [pesant] [1], et ainsi elle nuist [2] plus qu'ele n'aide en retenant les choses du lieu [3].

1100. Et se la [1] lieure est plus large [2], ele sera superflue, car el ne retendra ne ne rectefiera le membre, et porra nuire au patient en dormant; car com il dort envers, se il se tourne, cele lieure porra mouvoir ou estraindre la premiere, en tel maniere que le neis vacillera ou se remuera.

F° 59 b **1101.** Dont ‖ poent les cyrurgiens qui sont de ceste oppinion appareillier en tel maniere le nés qui est encisié, s'il leur plest :

1102. Soient ostees les choses dehors, puis [1] soit appareillé et cousu o aguilles plians, puis soient ces aguilles avironnees de fil, puis soit ostee la superfluité des aguilles, puis soit dessechié le neis o un drapel de lin [2], celui amoisti en vin chaut et puis espraint, et soit mis sus la cousture poudre engendrant char, ja soit ce que Thederic die que poudre engendrant char tient en prison l'ordure, mes en cest lieu l'ordure est netoïe par les narilles.

1103. Puis après soient mis sus tout le neis en la plaie .2. drapiaux ou .3. de lin soutils, les quiex soient amoistis en vin chaut et prainz. Puis en est [1] mis par dessus .1. greigneur qui soit amoisti en aubin d'oef, et soient mises tentes en narilles, si comme il est dit ou traitié [2]. Et soit faite la lieure toute seule [3] qui soustiei-

---

1099. 1 *Latin* : ponderosum — 2 murist. *Latin* : nocet — 3 *Latin* : localia retinendo.

1100. 1 cele — 2 *Latin* : Si laxior, erit superflua.

1102. 1 puit — 2 lie. *Latin* : panno lineo.

1103. 1 ait — 2 contraitie. *Latin* : in tractatu. § *1083* — 3 seure. *Latin* : et facta sola ligatura

gne le neis, et soit ainsi leissié, car en tel maniere il n'est compraint ne grevé; et pou[ons] [4] veoir chascun jour se il fait aucun pou de variation de son assise naturel, et ce ne pourrion nous faire, se la devant dite lieure i estoit, et ainsi puet estre souvent et legierement rapparellié.

1104. [3°] [1] A noter est que tout navré en la face doit avoir mitre fort, le quel soit forment lié environ le chief, ou quel toutes les fassies, qui passeront par dessus le chief, soient cousues en chascun passement.

1105. 4° [1] Est a noter que se la plaie qui est a coustre F° 59 c est es paupieres eu greigneur [2] angle, ‖ ou dedens la bouche ou dedens la concavité du neis, et non pas dehors, il couvient que l'aguille soit ploïe en la maniere de demi cercle, et doit estre faite la cousture cauteleusement, car la lieure profite peu ou nient en ces lieux.

1106. 5° A noter est que es paupiers [1] et es [autres] [2] membres qui se muevent de leur proprc mouvement, si comme es levres, les aguilles doivent plus longuement demourer, pour ce que les plaies ne s'uevrent par leur mouvement après la solucion de[s] poinz.

1107. Environ la maniere de curer les dites plaies sans deperdicion de substance et sans plaie d'os, a savoir est que il sont curees, si com il est dit ou chapistre p. 235 universel [1], ajouste que il [doivent estre] curees plus delicieusement, et traitiees et appariellies o greigneur entente, et doit estre mis a iceles sans moien drapel de lin ou charpie, non pas estoupes [2].

---

4 *Latin :* possumus.

1104. 1 *Latin :* Notandum 3°).

1105. 1 La .4. *Latin :* Notandum 4°) — 2 ou en greigneur. *Latin :* in palpebra in majori angulo.

1106. 1 paupiers &c — 2 *Latin :* quod in palpebris et ceteris membris.

1107. 1 §§ *827 et suiv.* — 2 *Comme d'habitude, les «* declarationes praeambulae » *du chapitre suivant (éd. Pagel, pp. 235-236) sont omises.*

LE .7. CHAPISTRE

p. 236

DE LA .1. DOCTRINE DU .2. TRAITIÉ

DE LA CURE DES PLAIES DE LA VAINE ORGANIQUE ET D'AUCUNES AUTRES VEINES.

1108. Environ le .7. [1] chapistre principal, qui est de la cure des plaies de la vaine organique et d'aucu[n]es autres vaines ou arteres de[s] queles sanc court aucune fois et par termes, .2. choses sont a entendre : La .1. de la cure des plaies de la vaine organique. La .2. de la cure des autres devant dites.

1109. Environ la .1., .2. : La .1. environ le flus du sanc. La .2. environ la cure des plaies.

1110. Environ la .1., .2. : La .1. de arrester le sanc avant que il courge. La .2. de l'arrester puis que il court.

1111. Environ la .1., .2. : La .1. en quel cas est competent l'arrestement du sanc, et en quel non. La .2.

F° 59 d comment ‖ il est arresté.

1112. De la .1. : arrestement de sanc aide aus plaies de la vaine organice et du pis et aus [1] plaies qui penetrent en parfont, [et a celes] qui sont semblables, et a celes dont l'en se doute que sanc ne courge o grant radeur et es queles le dart ou semblable est encore fichié, le quel ne penetre pas as chaneux [2] venans de hors manifestement, si com est la voie de la viande, la voie de l'air, la voie de l'orine et leur semblable; car [arrestement de] flus n'est pas convenable en aucun de ces liex [3], quant la chose est penetrant qui est fichie [4].

1108. 1 .2.

1112. 1 des — 2 chaueux. *Latin :* canales — 3 *L'auteur veut dire qu'il est inutile d'arrêter le sang extérieurement, puisqu'il continue à couler intérieurement* — 4 *Omission de l'explication.*

1113. De la maniere d'arrester le sanc est il dit ou chapistre universel ou parole est faite de restraignement de flus de sanc [1].

1114. Environ le restraignement de flux de sanc courant au propos a savoir est que, ou le deveiement faut que sanc ne courge, restraingnement de sanc n'i puet aidier [1], si comme il est dit dessus ou parole est faite de flus de sanc [2], [et] est bien demonstré [3].

1115. Environ la cure des plaies de tel maniere, .2. choses sont a entendre : La .1. de la maniere d'ouvrer. La .2. de la diete.

1116. De la .1. : il sont [1] curees si com les autres, p. 237 fors que l'en doit [les] remuer plus tart et [les] lier plus longuement [2].

1117. De la diete : meismement aus plaies de la vaine organice il couvient user couleis et tiex choses que il ne conviengne pas maschier.

1118. Environ la cure des plaies de[s] vaines et des arteres des queles le sanc court par termes, .2. choses :

La .1. du cas au propos. La .2. de la maniere d'ouvrer ou dit cas.

1119. Du .1. cas : il couvient en tiex gens, que le sanc courge de vaine ou de grant artere ou de vaines et arteres pluseurs grans qui sont navrees et rompues [1] ‖ en tel maniere que le sanc court par elles en tel quantité F° 60 a que le pacient s'esvanoïst et est descoulouré ausi com s'il n'eust point de sanc ; et puis après un poi de temps,

---

1113. 1 §§ *664-694.*

1114. 1 aid' — 2 §§ *693, 694*— 3 *Ce passage est obscur. Voici le texte latin qui ne me semble guère plus clair :* Circa restrictionem sanguinis fluentis in proposito sciendum quod ubi deficit interceptio, restrictio nunquam confert sicut prius, ubi fit sermo de fluxu sanguinis, est ostensum.

1116. 1 ff. — 2 *Latin :* Nisi quod tardius sunt mutanda et longius sunt liganda. *Omission de l'explication, suivant l'habitude du traducteur.*

1119. 1 rompuees.

ou après mengier, le sanc de rechief commence a courre, et ainsi court par termes chascun jour une fois ou .2.

1120. Environ la maniere d'ouvrer ou propos, .2. choses sont a entendre : La .1. environ la maniere de restraindre le sanc. La .2. environ la maniere de curer la plaie.

1121. Environ la .1., .2. : La .1. quant le sanc court de membre qui est avable pour lier, et que ce soit d'une seule vaine ou artere. La .2. quant le sanc court de membre qui n'est pas avable pour lier, et que le sanc court a pluseurs veines et arteres.

1122. Environ la .1., .2. : La .1. : [d]es membres qui sont couvenables a lier. La .2. : de la maniere de restraindre le sanc courant.

1123. De la .1. : les membres qui sont couvenables a lier artificialment sont membres fermes, qui ne sont pas en repost, mes aparent; et poent estre estrains [1], si comme sont les bras, la cuisse, le chief et semblable.

1124. De la maniere d'ouvrer : soit mis sus le lieu dont [1] le sanc court le doi qui le serre bien, en compraignant le lieu, que rien n'en isse, et soit tenu ainsi par une heure [2] ou environ, tant que le sanc soit coagulé, et soient faites les autres choses qui sont dessus dites ou chapistre universel qui fait au propos [3].

1125. Environ le secont, c'est a savoir, se le sanc court des membres qui ne sont pas couvenables a lieure, et de pluseurs veines et arteres, .2. choses : La F° 60 b .1. les quiex membtes ne sont pas convenables ‖ a lieure artificial. La .2. de la maniere d'ouvrer ou propos.

1126. De la .1. : les membres qui ne sont pas convenables a lieure artificial sont ceux qui ne sont pas

---

1123. 1 *Latin :* quae non dilatantur et constringuntur, *c'est-à-dire, qui ne se dilatent pas et ne se contractent pas, qui ne changent pas de forme. Le traducteur a pris le verbe* dilatare, dilater, *pour* *dilatere, *se cacher, comme plus bas au* § 1126.

1124. 1 donc — 2 lieure. *Latin :* per horam — 3 §§ *693, 694.*

fermes et qui sont tapissans et contraignans [1], si comme les paupieres, les leivres, le col, le pis, le vit et leur semblables [2].

1127. La maniere d'ouvrer au propos est devant dite ou chapistre universel ou parole est faite de flus de sanc [1].

1128. Environ la maniere de curer les plaies ou propos, est a savoir que, puis que le sanc est restraint, il sont curees en tel maniere com il est dit ou chapistre ouniversel des autres plaies [1].

p. 239

LE .8. CHAPISTRE

[DE LA .1. DOCTRINE DU .2. TRAITIÉ]

DE LA CURE DE TOUTES LES PLAIES PENETRANTES A LA CONCAVITÉ DU PIS, DE QUELQUE PARTIE QUE CE SOIT, ET DE LA CURE DES PLAIES DU VENTRE DEDENS ET DEHORS.

1129. Environ le .8. chapistre qui est de la cure de toutes les plaies penetrans a la concavité du pis par dedens, de quelque partie que ce soit, et de la cure des plaies de[s] membres du ventre dehors et dedens, a ce .2. choses sont a entendre : La .1. environ la cure des plaies du pis. La .2. environ la cure des plaies du ventre.

1130. Environ la .1., .2. : La .1. environ la cure des plaies fresches. La .2. environ la cure des plaies anciennes.

1126. 1 *Latin* : quae dilatantur et constringuntur, *c'est-à-dire, qui se dilatent et se contractent. Le traducteur a commis la même faute qu'au* § 1123 — 2 *Omission de l'explication.*
1127. 1 § *694.*
1128. 1 §§ *697, 698. Ici omission des* « Declarationes praeambulae » *du chapitre suivant (éd. Pagel, pp. 237-239).*

1131. De la .1., c'est a savoir de la maniere de curer p. 240 les plaies fraisches ¹ penetrantes a la concavité du pis, de quelque partie que ce soit, a savoir est que il sont auques par tel maniere curees, comme sont les plaies du cran qui sont penetrantes, c'est a savoir en ostant les extrinseques ² qui sont par dehors, etc. ³, en faisant [les autres choses] ⁴ et en donnant la poudre o le pigment, adjouste toutevoies que toutes ces plaies et les plaies du ventre doivent plus tost estre closes, et plus fort et F° 60 c plus espessement ‖ estre ahonniees et aunees ⁵ et plus estroitement estre cousues, ja soit ce que il soient meneurs que les plaies des autres membres, car en la demeure de cestes gist greigneur peril, se il demeurent ouvertes ou laches par aucun poi de temps ⁶.

1132. Ensurquetout les plaies du pis et du ventre doivent estre liees o fassie ¹ de la largeur de plaine paume, la quele soit pliee par moult de revolution[s] environ le cors ².

1133. A la quele fascie autre ¹ fascie doit estre cousue, montant par dessus les espaulles et descendant tant qu'elle encontre la .1., et soit nou[e]e o [e]le ² de l'autre partie du cors.

1134. (En autel maniere com la premiere fascie a esté menee et ramenee, soit menee la .2. ¹).

1135. Puis une .3. ¹ fascie [soit menee] par desous la cuisse ducques a tant qu'ellè puisse estre cousue a la premiere devant et derriere ².

1136. Environ la cure des dites plaies, puis qu'elles

1131. 1 franches. *Latin* : recentia — 2 le uniseuies. *Latin :* removendo extrinseca — 3 *Cet* etc. *remplace* claudendo labia — 4 *Latin* : et cetera faciendo — 5 ahõniees et ainees. *Latin :* et fortius uniri et spissius et strictius sui — 6 *Omission de l'explication.*
   1132. 1 fascies. *Latin* : fascia — 2 *Omission de l'explication.*
   1133. 1 lautre — 2 *Latin.:* cum ea.
   1134. 1 *Ce § n'est pas dans le texte latin.*
   1135. 1 Puis la .3. — 2 *Omission de l'explication.*

sont anciannes .4. choses [sont] a entendre : La .1. de
la maniere de faire preparation. La .2. de couchier le
pacient. La .3. de la potion au[1] malade. La .4. de la
diete.

EMPLASTRE AUZ PLAIES DU PIS QUI SONT PENETRANS ET ANCIANNES.

1137. Du .1. : emplastre de farine d'orge, de eaue et
de miel et d'uille commun (c'est d'uille d'olive[1]) cuiz
moiennement et egaument; puis soit estendu sus un
drap, puis mis et apliquié tiede a cele plaie, puis soit
mis dessus .1. grant pulville seic et espés d'estoupes,
les quiex .2. soient cousus et liés a la fascie, si comme
il est dit, et soit appareillie chascun jour .3. fois le jour
en esté, et .2. en yver, et ne soit mise point de tente
dedens la plaie, ne pour la netoier ne pour i demourer,
quar les plaies penetrans ou pis ne doivent estre ten-
tees ne prouvees[2].

LA RECTIFICATION DE LA MANIERE DE ‖ OUVRER. F° 60 d

1138. Certes il m'est avis que ceste maniere d'ouvrer
puet estre bien amendee : soit faite une fente ou drap
et en l'emplastre qui sont appliquiés[1] a la plaie,
endroit la plaie et du grant de la plaie, en tel maniere
que l'ordure de cele plaie puisse e[i]stre[2] francement par
cele fente. [Adonc soit mis sus][3] un pulville d'estoupes
seic, le quel bevra legierement l'ordure qui istra de la

1136. 1 ou.
1137. 1 *Cette explication entre parenthèses est du traducteur*
— 2 *Omission des explications.*
1138. 1 appliquiees — 2 *Latin :* ut sanies libere exeat — 3
Latin : Tunc superponatur

plaie par cele fente; puis soit estendu de rechief du dit p. 241 emplastre sus .1. drap le quel soit mis sus [4].

1139. Le couchement du pacient soit que il se gise continuelment et le plus que il porra sus la plaie [1].

1140. De la maniere de la potion : [soit donnee] [1] ausi com [a] ceux qui sont en tisique ou leur semblable[s], c'est a savoir, decoction de ysope, de ricolice, de raisins d'outre mer sans grains qui sont dis « uva passa » (et sont sechiés au soleil ou en four, si com les raisins que l'en vent en karesme [2]), et choses semblables; et doit user dyapendion, dyadragentum et choses semblables.

DE LA DIETE.

1141. La diete soit cele qui [est] commune [1] aus navrés, la quele est dite devant [2].

DES PLAIES DU VENTRE.

1142. Environ la cure des plaies du ventre .2. choses sont a entendre : La .1. environ la [cure] [1] dicte. La .2. environ la cure d'aucun accident venimeuz [2] et perilleus, le quel ensieut souvent teles plaies.

1143. Environ la .1., .2. : La .1. environ la cure des plaies de la parai dehors du ventre. La .2. environ la cure des plaies dedens et des [1] nutritis.

1144. Environ la .1., .2. : La .1. environ la cure

4 *Omission de l'explication.*

1139. 1 *Omission de l'explication.*

1140. 1 de bame ? *Latin :* De modo potionandi : potionetur ut ptisici, *etc.* — 2 *L'explication entre parenthèses est du traducteur.*

1141. 1 qq. ꝯmune — 2 § *770 et suiv.*

1142. 1 *Latin :* circa curam dictam — 2 *Traduit* perniciosi.

1143. 1 des *manque, mais est dans la partie recopiée par erreur.* Voy. § *1146, note 2.*

des plaies qui ne pene‖trent pas la parai. La .2. environ F° 61 a
la cure des plaies qui la penetrent.

1145. De la .1., c'est ¹ de la cure de la plaie du
ventre ² qui n'est pas penetrant, il sont curees de la
cure universel qui est dessus assignee ³.

1146. Environ la cure de la plaie ¹ de la parai du
ventre penetrant, .2. choses sont a entendre ² : La .1.
environ la cure quant les choses qui sont dedens n'issent hors, ne ne sont navrees de plaie ³ qui soit notable. La .2. quant il issent hors.

1147. Environ la .1., .2. : La .1. environ la cure de
la plaie, quant elle est si petite qu'ele n'a mestier de
cousture, si com la plaie de dart ou semblable. La .2.
quant elle est si grande que elle a mestier de cousture.

1148. De la .1., c'est a savoir de cele qui n'a mestier
de cousture, elle est curee o vin chaut et o estoupes et o
lieure artificial et o les autres chosez desus dites ¹.

1149. Environ la cure de la plaie de la parai ¹ du
ventre penetrant, la quele a mestier de cousture, par la
quele les choses dedens n'issent pas ‖ hors, .2. choses : F° 61 b
La .1. de la maniere de coustre tiex plaiez en general. La .2. en especial.

1145. 1 et — 2 pis. *Le latin a bien* pectoris : de primo̠scilicet
de cura vulneris pectoris non penetrantis. *Mais c'est une erreur,
il s'agit maintenant des plaies du ventre* — 3 § *697*.

1146. 1 des plaies. *Latin :* Circa curam vulneris parietem ventris penetrantis duo — 2 *Ici le manuscrit recopie ce qui a été
dit précédemment depuis le* § *1142 :* La .1. environ la cure dicte,
(*dans le manuscrit* la .1. enuiron la dicte) *jusqu'au* § *1146 :* Environ la cure de la plaie, *etc.* — 3 de la plaie. *Latin :* nec sunt vul-
nerata vulnere notabili.

1148. 1 §§ *695 et suiv.*

1149. 1 main. *Latin :* circa curam vulneris parietem ventris
penetrantis

_ı

RIULLE GENERAL

DE CURER UNIVERSELMENT LA PARAI DU VENTRE QUI A BESOING D'ESTRE COUSUE.

1150. De la .ı. est donnee rieulle general la quelle est que ces plaies doivent plus tost estre cousues [1] et closez et plus espessement que les autres et plus estraitement, et i doit demourer [2] la cousture et la lieure plus longuement encore, puis qu'eles sont curees [3].

LA CURE ESPECIAL.

1151. Environ la cure en especial .3. choses sont : La .ı. de la maniere de coustre la plaie. La .2. de la maniere de coucher le pacient. La .3. de la cure de la plaie après la cousture.

LA MANIERE DE COUSTRE.

1152. Environ la .ı., .2., selonc ce que l'en puet coustre profitablement en .2. manieres.

1153. La .ı. maniere est : soit fichiee l'aguille competent o fil competent [1] de la partie dehors ducques a tant que ele perce, en une des leivres de la plaie, mirach et ciphac, puis après vers la partie de l'autre leivre de la plaie alant de dedens par dehors, puis soit fait l'autre point loing du .ı. point par l'espasse d'un petit doi traversal en autretele maniere o cele meismes aguille et o cel meisme fil ne trenchié ne noué ne dessevré du .ı., le quel .2. point commence a estre fait en la leivre

---

1150. ı cousuees — 2 demoustrer. *Latin :* remanere — 3 *Omission de l'explication.*
1153. ı côpetens

p. 242 qui fu derrainement perchie de l'aguille de dehors au dedens, et soit perchié le mirach et le ciphac, puiz après en l'autre leivre soit fichee l'aguille de dedens au dehors, et lors a pres de l'aguille tu trouveras l'extremité du bout du fil que tu laissas premierement par dehors, lors soit noué, et ainsi ‖ les .2. chiés du fil, quant F° 61 c il aront fait .2. poins, feront .1. neu. Ne ne doit pas le fil passer sur les leivres de la plaie, mes es costés tant seulement ou il aparra ².

1154. La .2. maniere est : premierement soit point en une des leivres de la plaie mirac et cyphac, et en l'autre leivre soit point tant seulement mirac et non cyphac, et est le .1. point; soit noué le fil.

Ou .2. point soit point mirac et cyphac ensemble premierement en la leivre ou le cifach fut lessié a poindre; puis après en l'autre leivre soit laissié le cifac, et soit point tant seulement mirac, et c'est le segont point; soit noué le fil. Et en tel maniere le .2. point est point aussi com par maniere contraire au premier.

1155. Et ainsi en après soient multipliés les poins en la plaie tant que il souffise, et ce selonc la quel maniere que tu vodras.

LA MANIERE DE COUCHIER LE PACIENT.

1156. De la maniere de couchier le pacient ou propos et en toutes plaies qui sont de quantité notable : la bouche de la plaie doit estre tous jours le plus haut que l'en puet ¹.

LA CURE APRÈS LA COUSTURE.

1157. De la cure après la cousture il suffist vin chaut

2 *C'est la suture à points passés.*
1156. 1 *Omission de l'explication.*

et estoupes et lieure souffissant, etc., si com devant [1];
en adjoustant toutevoies que les dites manieres de curer
les plaies soufissent a toutes les plaies de la parai du
ventre et a toutes celes dont parole sera faite de cel lieu,
soit que les choses dedens issent dehors ou non issent,
et devant la cousture, et en cousant, et après la cousture, et en la maniere du couchier; ne ne convient les
dites manieres outre reiterer.

F° 61 d **1158.** Environ la cure de ces plaiez, ‖ quant aucunes
choses qui sont dedens issent ou sont navrees de plaie
notable, .2. choses sont a entendre : La .1. environ la
maniere d'ouvrer environ celes qui issent, soient les
choses qui issent navrees ou non. La .2. environ la
maniere d'ouvrer environ celes qui n'issent pas.

1159. Environ la .1., .2., aussi com .2. membre sont
qui issent communement, c'est a savoir le zirbe et les
boiaus : La .1. environ la maniere d'ouvrer ou zirbe.
La .2. environ la maniere d'ouvrer es boiaux.

1160. Environ la .1., .3. : La .1. de la maniere d'ouvrer en lui [1], quant il n'est navré [2] ne alteré. La .2.
de la maniere d'ouvrer en lui [3], quant il est [4] navré.
La .3. de la maniere d'ouvrer en lui [1], quant il est [5]
alteré.

1161. Du premier : soit remis en son lieu, et ne soit
pas reschaufé que il ne soit disout [1] par chaut.

1162. Du .2. : soient liees les vaines et les arteres
notables, que le sanc ne courge d'eles; puis soit mis
dedens.

1163. Du .3. : soient liees lez vaines et les arteres

1157. 1 §§ *695 et suiv.*

1160. 1 liu — 2 nauee — 3 lieu — 4 nest — 5 nest. *Latin :* Circa
primum tria : 1) de modo operandi in ipso non vulnerato, non
alterato; 2) de modo operandi in ipso vulnerato; 3) de modo
operandi in alterato.

1161. 1 oisont. *Latin :* dissolvatur.

sus ce qui est alteré [1]. [Puis soit trenchié l'alteré [2]], et le sain soit remis du zirbe ; dist Ypocras, ou .6. d'auforime [3], que, s'il ist hors tant qu'il soit alteré [4], il convient de necessité que il se porrisse.

DES BOIAUS.

1164. Environ la maniere d'ouvrer es boiaux com il issent par la plaie dehors, .2. choses : La .1. se il ne sont navrés. La .2. se il sont navrés.

1165. Environ la .1., .2. : La .1. environ la maniere de ramener les ens, avant que il soient enflés et refroidis. La .2. puis que il sont enflés et refroidis.

LA MANIERE DE RAMENER LES BOIAUX QUANT IL ISSENT.

1166. La .1. maniere : tantost soient ramenez o la main. F° 62 a

1167. Environ la maniere de ramener les boiaux puis que il sont enflés, .4. choses sont a entendre, selonc ce que il puent estre ramenés [1] par .4. manieres.

1168. La .1. maniere est que il soient fomentés o vin chaut tiede pontique et noir et o esponge amoistie en cel vin, la quele esponge soit tant tenue et mise sus que il se desenflent [1]. p. 243

1169. La .2. maniere : soit ouvert un pourcel ou aucune autre beste par le milieu du ventre, et soit mis tout chaut sus les boiaux.

1163. 1 *Omission de l'explication* — 2 *Latin :* deinde alteratum amputetur. *Le copiste a sauté le passage, trompé par* « alteré » *répété à court intervalle* — 3 anformie. *Latin :* aphorismo — 4 artere.

1167. 1 ramenees.

1168. 1 *Ici omission de l'explication, comme aussi aux manières suivantes.*

1170. La .3. maniere : soit mis le pacient envers en un baing, ausi com en pendant par les piès et par les mains [1], et soit demené aucun poi, en tel maniere que l'eau n'atouce la plaie.

1171. La .4. maniere et la derraine a la quele l'en doit recourre au darreinier, si est que la plaie soit eslargie par dehors o cautele, en contregardant les boiaux, tant que il puissent estre remis ens, et soient faites les autres choses, gardees les riulles qui sont a garder.

LA MANIERE D'OUVRER ES BOIAUX QUI ISSENT
ET SONT NAVRÉS.

1172. Environ la maniere d'ouvrer es boiaux, com il issent et sont navrés, .2. : La .1. environ la cure des plaies d'iceux. La .2. environ la maniere de les remetre ens.

1173. Environ la cure de la plaie d'iceux [.2. [1]] : [La .1. [2]] environ la cure de la plaie sans deperdicion de substance. La .2. environ la cure de la plaie o deperdicion de substance.

1174. Environ la .1., .3., selonc ce que les plaies sont petites, moiennes, grans [1].

F° 62 b   **1175.** De la .1. : les plaies petites [1], si com ||celes qui sont faites de dar ou de semblable, n'ont [2] mestier de cousture, mes il soufist que les boiaux soient mis ens, et la plaie d'iceux soit laissie a la cure de nature.

1176. Environ la cure de la plaie moienne qui est, se le bouel est coupé en la latitude, aussi com vers le milieu de lui ou poi plus, et non pas du tout en tout,

---

1170. 1 par les mains &c.
1173. 1 *Latin :* circa curam vulneris eorum duo — 2 *Latin :* 1°).
1174. 1 grans de la .1. les granz.
1175. 1 les plaies es petites — 2 semblable qui nont.

sans deperdicion de substance, .2. choses [1] : La .1. est que la plaie est incurable [2] es grelles boiaux [3]. La .2. que la plaie est curable es gros boiaux en ceste maniere :

LA MANIERE DE COUSTRE LES PLAIES ES GROS BOIAUX.

1177. Soit cousue la plaie o fil de saie espessement, ausi com les peletiers cousent leur peaux; puis soit fomenté le lieu o vin chaut et desechié, et soit mise dessus poudre rouge consolidative [1]; puis soit mis le bouel dedens, et demeurge pres de cifac ou en son lieu pres des autres boiaux [2], ce c'est possible; et soit tantost la plaie cousue, ostees les choses qui sont a oster par dehors, en gardant les riulles dessus dites.

p. 244   DES GRANS PLAIEZ.

1178. Se le bouel est du tout en tout coupé selonc sa latitude ou selonc sa longitude, il est incurable; aussi des plaies de boiaux qui sont o deperdicion de substance.

DES PLAIES DES MEMBRES NUTRITIS.

1179. Environ la maniere [d'ouvrer es plaies [1]] des

1176. 1 *Latin :* Circa curam vulneris medii, quod est si intestinum sit scissum in latitudine quasi circa ejus medietatem aut parum plus et non omnino, sine deperditione substantiae duo — 2 incorable — 3 *Ici est omise une longue explication en 4 points pour prouver que les plaies de l'intestin grêle sont incurables.*

1177. 1 *La formule de la « poudre rouge consolidative » est donnée dans l'antidotaire (éd. Pagel, p. 537).* R. Camphorae unc. .1., cerusae unc. .3., lithargyri unc. .4., sanguinis draconis dr. 1 1/2 — 2 *Le latin dit :* remaneat prope syphac supra cetera intestina.

1179. 1 *Latin :* Circa modum operandi in vulneribus intrinsecorum membrorum

membres dedens qui sont contenus en la region des nutritis [2], qui n'issent pas par la plaie par dehors et qui sont sanz deperdicion de substance, .2. choses : La .1. environ la cure des petites plaies qui n'ont mestier de cousture. La .2. environ la cure de celes qui ont mestier de cousture.

1180. Les pre ‖ mieres plaies soient lessies a nature, car a celes l'oeuvre manuel ne profite en rien.

1181. Environ celes qui ont mestier de cousture, .2. : La .1. es quellez plaies la cousture n'aide de rien, ja soit ce que ele i soit faite, car eles sont incurables. La [1] .2. es queles cousture aide.

1182. Les plaies ou cousture ne vaut rien, car il sont incurables, toutevoies il aroient mestier de cousture, s'il estoient curables, ce sont les plaies notables, moiennes ou grans, du foie ou de l'esplein, du fiel, des grelles boiaux, des rains, de la matrique, de la bouche du stomach, de la vessie loing du col [1].

1183. Les plaies de ces membres aus quelles cousture aide, sont les plaies moiennes du stomach, es gros boiaus, au col de la vessie, a la cure des queles plaies .2. choses sont a entendre : La .1. que se la plaie de la parai du ventre n'est si grant que ces plaies puissent estre cousues parmi, il [l]a convient eslargir. La .2. de la maniere de les coustre.

1184. La maniere d'eslargir la plaie par dehors est dite [1].

1185. La maniere de coustre les plaies de ces membres est tele comme celle des boiaux qui issent hors du ventre [1].

---

2 region nuctritive des nutritis. *Latin :* in regione nutritivorum.
   1181. 1 Le.
   1182. 1 de la uessie de la lunge du col. *Latin :* vesicae longe a collo.
   1184. 1 § *1171.*
   1185. 1 § *1177.*

LA CURE DE LA TORSION
QUI ENSUIT LEZ PLAIES DU VENTRE PENETRANS.

1186. De la cure de l'accident pernicieus, c'est qui engendre torsion et doulour tres perchant et intollerable es boiaux et ou ventre, la quel chose avient volentiers après les larges plaies de la parai du ventre par les queles [il] issirent, ou après les plaies qui sont laissies ouvertes [1], aussi comme fesoient les anciens mires qui metoient tentes en teles plaies [2], ‖ a savoir est que la doulour est ainsi curee :

p. 245

F° 62 d

1187. Bolliés vin et seil, puis mellés ovec du bren, et soit en tel maniere espés que le vin ne decourge, mes soit ferme, et soit mis en .I. sac, le quel soit si large que il puisse couvrir la plaie et bien loing toutes les parties d'environ la plaie, et ce soit mis sus la lieure de la plaie si chaut com le pacient le porra soffrir en bonne maniere ; et com il sera refroidi, soit osté et mis .I. autre en tel maniere. Et ce soit fait tant de fois que le pacient sente chaleur sous la lieure et duc'a tant que la dite dolour et torsion soient ost[e]ez [1].

p. 247

LE [1] .9. CHAPISTRE
[DE LA .I. DOCTRINE DU .2. TRAITIÉ]
OU QUEL EST DEMOUSTRÉ
LES QUELLES PLAIES SONT PERILLEUSES OU MORTEUX.

1188. Environ le .9. chapistre principal ou quel [1] est

1186. 1 ouuerces — 2 plaies. LA CURE.
1187. 1 *Ici omission des* « Declarationes praeambulae » *qui précèdent le chapitre suivant* (*éd. Pagel, pp. 245-247*).
LE .9. CHAPISTRE — 1 LA
1188. 1 lequel

demoustré les quelles plaies sont perilleuses ou mortelles et les quelles non, .2. choses sont a entendre : La
.1. environ aucuns notables qui vont devant declarans
le propos. La .2. environ le propos principal, c'est a
savoir les queles plaies sont mortieux par necessité et
les queles ne sont pas mortelz.

LES .8. INTRODUCTOIRES AU PROPOS.

1189. Environ le .1., .8. choses sont a noter :

1190. Le .1. a noter est que Galien dit ou .3. de
Megatene [1] ou premier chapistre pres du commancement [2] : se la nature de la maladie est conneue, l'estre,
la fourme, la complexion, l'action de l'aide et les apartenances au membre malade [3], par ces choses seues
porra estre conneu les queles des maladies sont curables
et les queles incurablez.

F° 63 a　**1191.** Dont s'ensiut il par l'auctorité dessus ‖ dite
que c'est chose necessaire de connoistre la maladie en
soi et [1] la cause et l'accident d'icele et le membre blecié
en soi et sa complexion et sa composition et les operations et les aides que cil membre fait ou cors.

1192. A connoistre la maladie, c'est la plaie de la
quele nous parlons, il couvient connoistre la cantité de
liè, etc., et la cause de liè, de la quele elle fu faite, c'est
a savoir ou d'espee ou de scorpion, etc., et l'accident
de liè, c'est a savoir s'ele [1] est plaie simplement, en tant
comme elle est plaie, ou se elle est alteree en mal, dis-
crasiee [2], etc.

1193. A connoistre les operations et les aides et les

1190. 1 negateue. *Latin :* megategni — 2 *Le traducteur a
omis ici :* et idem dicit ipsemet Galenus 1° de ingenio cap. 1 in
fine recte — 3 malades.

1191. 1 en soi en la cause. *Latin :* morbum in se et causam.

1192. 1 cele — 2 distrasiee. *Latin :* dyscrasiatum.

offices que chascun membre doit hanter et faire ou cors, il convient savoir les quiex membres sont principax et les quiex non.

EN QUANTES MANIERES LE MEMBRE EST DIT PRINCIPAL.

1194. A la quel chose savoir, a savoir est que le membre est dit principal en .2. manieres :

1195. En une maniere, si com il puet estre trait d'Avicene [1] en son livre .3. [2] ou fen 21, chapistre : de la generation *embrionis* (c'est de la creature) [3] : Le membre est dit principal, car il est premier crié, (si com est le germe) [4], et de celui membre vient le gouvernement et l'aide aus autres membres, si comme est l'aide p. 248 et le gouvernement du cuer, du cervel, du foie.

1196. En la [.2.] [1] maniere est dit membre principal, non pas pour ce que il soit noble ne premier creé, ne que il doinse son influence aus autres, mes pour ce que il sert aus autres ou service de necessité, le quel membre defaillant, tout le cors deffaut, si comme l'en dit, ‖ si comme est la vessie [2], le cul, l'estomach et les autres F° 63 b no[ta]bles [3] samblables; car les accions de cez [4] et de leur semblables sont necessairez, car [se] il [5] cessent, tout le cors est destruit, si com dit Galien ou .1. de Megataine ou .2. chapistre.

1197. Du .2. : il est a noter que la plaie est dite mortal en .2. manieres :

1198. En une maniere, de la quele le pacient ne puet eschaper pour chose qui soit.

1195. 1 Auice — 2 en son liure ou .3. fen .21. *Latin :* Lib. .3. f. 21 cap. de generatione embryonis — 3 *L'explication* d'embrionis *entre parenthèses est du traducteur* — 4 *L'exemple entre parenthèses est du traducteur.*

1196. 1 *Latin :* secundo modo dicitur — 2 *Latin :* quo (membro) deficiente, deficit totum corpus, sicut dicitur vesica — 3 *Latin :* et similia notabilia — 4 cest — 5 *Latin :* quia, si cessant.

1199. En la .2. maniere est dite mortal, non pas pour ce que le pacient doie morir de cele plaie par necessité, mais en tant comme ele est plaie, le pacient puet [1] morir ou garir, si comme cil qui rist volentiers est dit riant, non pas pour ce que il rie tous jours, mes pour ce que il puet rire et se puet tenir de rire.

1200. En la .1. maniere la plaie est dite mortel par necessité.

1201. En la .2. maniere ele est dite mortel non pas par necessité, quant a l'opinion des cyrurgiens qui or sont; toutevoies ele est dite mortel, si com en pluseurs, selonc les anciens [1].

1202. Du .3. : il est a noter que en quelque maniere que nos parlonz de plaie, savoir mon se ele est mortel par necessité ou non, en quelque maniere que ce soit en l'un et l'autre cas, tous jourz nous devonz suposer et faire le regiment [1] qui doit estre fait au pacient et a ceus qui sont environ lui et aus accidens qui aviennent; et que le cyrurgien n'oublit riens des chosez appartenans a son office.

1203. Du .4. : a noter que des navrés les uns ont

F° 63 c forte vertu, les autres fieble, et pour ce ‖ avient que aucunes plaies sont morteulz par necessité es cors qui ont fieble vertu, ja soit ce que iceles plaies soient moiennes par eles et non mortelz, les queles ne sont pas morteulz ou cors qui a fort vertu.

1204. Du .5. : a noter est que, quant nous parlon de plaie, a savoir s'ele est mortel par necessité ou non, nous supòson que ele soit procuree selonc la doctrine

---

1199. 1 puet *répété.*

1201. 1 ele est dite mortel non pas par necessite, toutevoies ele est dite mortel quant a l'opinion des cyrurgiens qui or sont si com il est aucun en pluseurs selonc les anciens. *Latin :* dicitur necessario non mortale, quantum ad modernos cyrurgicos; dicitur tamen mortale ut in pluribus secundum antiquos.

1202. 1 tegmēt. *Latin :* regimen.

Thederic et la nostre, non ' pas selonc la doctrine des anciens ; car moult de plaies sont mortelz par necessité selonc les anciens, les queles ne sont pas mortelz selonc Thederic et selonc nous, mes simplement non mortelz, si comme sont les larges plaies qui sont penetrans a la concavité du pis et leur semblables.

1205. Du .6. : a noter est que les plaies qui sont es membres principaus de quelque principalité que il soient, ja soit ce que iceles plaies soient plus petites que celes qui sont faites es autres membres, toutevoies eles sont reputees plus mortelz par necessité.

1206. Du .7. : est a noter que Galien dist ou comment sus aufforismes en la .6. partie ou il parle de la vessie trenchie, etc., la met il signes a congnoistre quant aucuns membres qui ne nous aperent pas, sont navrés ; et celes meismes [choses] et en tel maniere les metent touz les auctours de cyrurgie, et pour ce souffisse nous des devant dites choses ; et par aventure plus poi de choses souffissent a nous qui ores sommes que aus anciens, et plus brieves riulles a connoistre les plaies mortelz, si com il aparra après ou traitié et es declarations.

1207. Du .8. : a noter est des choses dessus dites que ‖ toute plaie selonc Thederic et selonc ceux d'ore n'est F° 63 d pas mortel par necessité, anciez est trouvee par l'experience de ceux d'ore simplement immortel.

1208. Environ le .2., c'est a savoir les quelez plaies sont mortelz, .2. choses sont a entendre : La .1. les queles sont par necessité mortelz. La .2. les queles ne sont pas mortelz.

1209. De la .1. : les plaies par necessité mortelz sont : 1° ¹ les plaies du cuer, de quelque quantité que ce soit ² ;

1204. 1 non *répété*.

1209. 1 *Les chiffres* 1°, 2°, 3° *etc. manquent dans la traduction et sont restitués d'après le texte latin* — 2 *Le traducteur omet toutes les explications que Mondeville donne de la mortalité de ces plaies*

2º les plaies de la vaine organical qui penetrent p. 249 duc' a la voie de la viande ou de l'air ;

3º les plaies de l'artere trachee penetrans duc' a la partie cartilagineuse ;

4º le[s] plaies de l'ysofague ;

5º les plaies du pomon ;

6º les plaies des grans arteres ;

7º les plaies de la chasse du cuer ; les plaies du dyaffragme ; les plaies d'environ la bouce du stomac ; celes du foie ;

8º celes du fiel ; de la vaine dite porte ; de la vaine killis ; de l'esplain ; des grelles boiaus, especiaument du geun ; des rains ;

9º de l'aumatrique ; de la vessie vers le fons ; et celes qui penetrent aus concavités dedens des devans dis membres qui sont en quantité notable, ou o deperdicion p. 250 de substance ; item les plaies qui sont trop grans, ausi com se toute la cuisse estoit [coupee] ³ a un home ; et les plaies acompaignans grant attricion ⁴ de grant membre ovec effusion de mouelle, si com la froisseure de l'os de la cuisse qui est faite o la roe d'une charete, ou o un tref, ou o choses sembablez.

1210. De la .2. c'est a savoir les queles plaies sont qui ne sont pas mortelz ou qui sont simplement immortelz, a savoir est que toutez les autres plaies, exceptees F⁰ 64 a celes devant dites, en‖seurquetout encore se il sont es devans dis membres en leur superfice tant seulement, excepté tant seulement le cuer, en quelque lieu ou en quelque membre que il soient faites, et combien que il soient grandes et queles que il soient, il pueent estre procurees selonc la doctrine de Thederic, si com il aparra es propes chapistres parlans de tel matiere.

---

3 *Latin :* ut si homini amputetur tota coxa — 4 attracion. *Latin :* attritionem.

MERVEILLEUSE CHOSE DE LA PLAIE DU CERVEL.

1211. De la plaie du cervel, la quele est veue et jugee par necessité plus mortel, Thederic en raconte que il vit un homme, le quel fu curé de la plaie du cervel, et si avoit il perdu la .3. partie du cervel par derriere, c'est a savoir en la partie ou le memoire resne et la vertu memorative, et estoit cel homme faiseur de seles, et si n'en perdi onques son mestier a faire.

1212. Je meismez ai trait a mout de gens darz de la substance du cervel, aus quiex dars il s'aherdoit de la substance du cervel o bonne quantité, aussi com se ce fust fourmage blanc et mol, et toutevoiez selonc la doctrine de Thederic il estoient curés par une seule premiere preparation sans aucune doulour, mes c'estoit fait ou grant pauour.

1213. Toutevoies c'est bien possible que se errour e[s]t faite et ignorance en telz manieres de plaies, ele i sera plus nuisible que ens autres plaies mortiex qui sont dessus dites [1].

LE .10. CHAPISTRE p. 252

[DE LA .1. DOCTRINE DU .2. TRAITIÉ]

DE AUCUNES MEDECINES AIDANS A LA CURE D'AUCUNES PLAIES ET DE LA MANIERE PAR LA QUELLE CHASCUNE DE CES MEDECINES OEVRE ES DITEZ PLAIES ET COMMENT CES MEDECINES S'ACORDENT ENTRE ELLES ET QUEIL DIFFE-RENCE IL A ENTRE ELES ET QUANT ET COMMENT ‖ ELES DOIVENT ESTRE AMENISTREES.

F° 64 b

1214. Environ le [1] .10. chapistre principal qui est

1213. 1 *Omission des « Declarationes praeambulae » du chap.* *suivant (éd. Pagel, pp. 250-252).*
    1214. 1 la

d'aucunes medecines aidans a la cure d'aucunes plaies et de la maniere par la quele chascune de ces medecines oevre [2] es dites plaies et quel acort et quel difference il est entre eles et quant et comment il doivent estre amenistreez, a ce savoir .3. choses sont a entendre : La .1. environ lez plaiez. La :2. environ les medecines. La .3. environ .2. questions les queles ont ici lieu raisonnablement.

1215. Du .1. : pour ce que le cyrurgien, qui ore est, n'est pas [1], endementiers que la plaie est fresche, ou pour ce que la plaie a esté aucune fois mal appareillie, ou pour ce que aucune cause des causes qui apartiennent a la cure, a esté delessie ou obliee par le procès du temps ; pour la quel chose il avient aucune fois que les plaies nous sont offertez ainsi alterees ou semblablement ; et lors est chose necessaire que nous sachon ouvrer selonc la matiere qui est subjecte a la plaie.

1216. Et pour ce a tels manieres de plaies ainsi alterees, discrassiees, apostumees, doulereuses, sanieuses, les medecines sont competentes qui s'ensuient, et a diverses plaies sont competentes diverses medecines, et sont diversees selonc la succession de divers temps.

1217. Et toutevoies ces medecines n'ont mestier aus plaies qui ne rendent pas moult d'ordures [1], aus queles soufist tant seulement la cure des plaies dessus dites, en tant comme elles sont plaies ; mes aus plaies qui sont discrasies et alterees et apostumees et plaines de doulour, a toutes ensemble ou a chascune par soi souffist l'emplastre qui est ‖ dessus dit de mauves [2], jusques a tant que la discrasie [3] soit apaisiee ; mes auz

F° 64 c

p. 253

2 oeurent.

1215. 1 qui ore est en nest pas.

1217. 1 mol't. *Le traducteur a sauté le premier membre de la phrase. Latin :* tamen alteratis parum sine apostemate et dolore, non multum saniosis non competunt aliqua de istis — 2 demandes — 3 discretion. *Latin :* dyscrasia.

plaies qui ont moult d'ordure est medecine mondifica-
tive competent, jusques a tant que la porreture soit apeticee. Puis i est competente medecine desicative et
generative de char, jusques a tant que la concavité
d'eles soit presque raemplie, et puis soit amenistree
medecine qui engendre cuir.

1218. Environ les medecines .3. choses sont a entendre : La .1. environ les mondificatis. La .2. environ
les generatis de la char. La .3. environ les generatis de
cuir.

1219. Environ la .1., .4. : La .1. les quiex sont mondificatis de ceste maniere. La .2. par quel maniere il
oevrent. La .3. quel convenience il ont o les autres medecines, et comment il se different de celes medecines.
La .4. comment et combien il doivent longuement estre
amenistrees.

1220. Environ la .1., .3. : La .1. de medecine mon-
dificative de plaies charnues. La .2. de medecine mondi-
ficative de plaies nerveuses. La .3. de medecine especial
des peletes du cervel.

DE .3. MEDECINES.

1221. La .1. : miel rosaç coulé .3. onces [1] et farine
d'orge subtile .1.℥. Ce soit encorporé en un poi de eaue[2],
et soit cuit en mouvant, tant que il soit egal et tout un.

1222. La [1] .2. : mesle o celui dessus dit, puis que il
est cuit, et encorpore un poi de terebentine, et il sera
couvenable aus plaies des ners.

1223. La .3. : aus peletes du cerveil est faite d'une

1221. 1 .3. fois. *Latin :* unc .3. — 2 *Latin :* aq. rosar. parum
incorporentur. *Mais c'est une erreur. La formule reproduite dans
l'Antidotaire (éd. Pagel, p. 532) donne « aqua pura ».*
1222. 1 Le.

partie de miel rosaç [1] bien coulé et demie partie d'uile rosaç. Cest[e] maniere est baillie complectement de Galien ou .5. « de simple medecine », en la .3. dis-

F° 64 d tinc||cion, ou .1. chapistre, c'est a savoir que il oevrent en mordant les porres des leivres des plaies jusques a tant que il dessevrent l'ordure de eles, la quel [2], ainsi dessevree, soit traite hors ; et soient faites les autres choses illueques dites.

1224. De la convenience et de la difference de ceste medecine o les autres medecines, ce apparra [1], quant l'en procedera de eles ou present chapistre, veu la nature d'iceles et la maniere d'ouvrer et l'ordre de amenistrer [2].

1225. Environ le temps et la maniere d'amenistrer .2. : La .1. du temps. La .2. de la maniere [d'amenistrer] [1].

DU TEMPS.

1226. La medecine doit estre apliquiee [1] es plaies de[s] le [temps] que ordure [2] i apert o quantité notable, la quele est espoissie, jusques a tant que cele ordure soit amenuisee notablement [3] en tel maniere que les plumaceax la puissent toute boire par eulz.

1223. 1 sosac. *Latin :* ex melle rosaceo — 2 laques.

1224. 1 Ce appara o les autres medecines quant — 2 *Latin :* De convenientia et differentia cum ceteris medicinis, visa natura et modo operandi et ordine ministrandi et ceteris praesenti capitulo prosequendis apparebunt convenientia et differentia earumdem. *Après* « amenistrer « *au milieu de la page* DU TEMPS.

1225. 1 *Latin :* 2) de modo ministrandi.

1226. 1 apliquiees — 2 de ce que ordure — 3 *Latin :* Debet applicari a tempore quo in vulneribus sanies quantitatis notabilis inspissatur usque quod notabiliter minuatur.

DE LA MANIERE [D'ADMENISTRER].

1227. Se [1] la plaie est moult sanieuse, lors doivent estre les tentes enointes de la medecine, les quelz sont a metre en la plaie, et le drapel aussi qui doit estre mis sus la plaie; et sus les tentes soit aussi oint de cele medecine; mes se la plaie est poi sanieuse, ne soit pas ointe la tente, mes tant seulement le drapel qui est mis sus la plaie [2].

DU GENERATIF.

1228. Environ les medecines generatives de char .4. choses sont a entendre : La .1. queles eles sont. La .2. par quel maniere eles oevrent. La .3. combien longuement eles doivent estre amenistrees. La .4. comment eles sont amenistre‖es.

1229. Environ la .1., .2. : La .1. des poudres au propos. La .2. des ongnemens.

1230. Environ la .1., .3., selonc ce que les medecines sont apliquiees en .3. divers propos.

1231. Du .1. : es cors moistes, si comme es fames, es eunuches [1], (c'est es hommes qui sont sans barbe [2]), es gens cras et en leur semblablez, et en membres moistes qui sont cras et charnus, [si com] [3] es hanches

F° 65 a

1227. 1 De — 2 *Le traducteur traduit ici par* « tentes » *le mot* « lichinia » (*lisez* licinia) *qu'ailleurs il traduit par* « limaignons », *c'est-à-dire mèches. Voici le texte latin :* Si vulnus sit multum saniosum, debent in eo (medicamine) injungi (*lisez* inungi) lichinia vulneri imponenda, deinde pannus eo unctus debet super vulnus et lichinia applicari. Si autem vulnus sit parum saniosum, sufficit ut super pannum dictum solum et non super lichinia imponatur.

1231. 1 *Le traducteur omet* puerorum *ou* parvorum, *suivant les manuscrits* — 2 *L'explication entre parenthèses est du traducteur* — 3 et es hanches. *Latin :* et membris humidis.... ut hanchis et similibus

navrees et en leur semblablez, a ceus souffist poudre poi desiccative [4], si comme encens [5], vernis [6], fenugrec [7], litarge, mastic, mirrez, aloës, farine de feives et leur semblablez.

1232. Du .2. : es cors sech[s], si comme es geunes, es masles, es coleriques et en leur semblables, en temps chaut et en membres sech[s], si com la main et telz semblables ; en [1] ceux afiert poudre plus desicative, si com aristologie, yreos, farine de vesce, lupins [2] et leur semblablez.

1233. Du .3. : se es cors devans dis qui sont sech ou es membres sech[s] est la plaie, la quele ait superfluité de humidité, medecine plus desiccative est a ce necessaire, aussi comme au derrain degré de desiccation, la quele ne soit pas brullant, si com est couperose en petite quantité [1] mellee o litarge et o semblable. p. 254

1234. Se le cors et le membre sont moistes et la plaie e[st] seche, medecine poi desiccative doit estre amenistree.

OIGNEMENS.

1235. Environ les oignemens generatis de char .6. choses sont a entendre : La .1. pour quoi les medecines au propos sont faites o substance unctueuse. La .2. de queles choses eles sont faites. La .3. comment eles sont faites. La .4. par quel maniere eles oevrent. La .5. F° 65 b quant ‖ et combien longuement eles doivent estre amenistrees. La .6. comment eles doivent estre amenistrees.

1236. [Du .1.] [1] : La cause est, si com les aucteurs

---

4 de licretiue. *Latin* : pulvis parum desiccativus — 5 en ceux. *Latin :* thuris — 6 uerins. *Latin :* vernicis —7 fembree. *Latin :* foenugraeci.

1232. 1 en *répété* — 2 lompauis. *Latin :* lupinorum.

1233. 1 quantite *répété.*

1236. 1 *Latin :* de primo

tesmognent et l'experience en apert, car les medecines
qui sont amenistrees en seche substance ne penetrent
pas aus concavités de la plaie, qui sont invisibles et tor-
tues, ne [ne] [2] penetrent pas par les porres des leivres
de la plaie ; mez les oignemens font toutes choses dessus
dites.

1237. Du [1] .2. : les oignemens sont fais a chascun
propos de ce des dites poudre[s] ou de leur semblable, de
cire et de huile.

1238. Du .3. : prenez de huile .4. ℥ ; de cire ℥ ſ. en
esté, et en yver ℥ .1. [1]. Fondés tout ensemble, puis lessiés un poi refroidir, tant que il soient tiedes ; puis soit
encorpore[e] o ce .1. ℥ de aucune [2] des poudres devant
dites ou d'autres semblablez au propos [3] ; et se nous
voulon plus desechier, ou se il est esté, ajouston plus de
la poudre et mains de l'uile ; au contraire soit fait le
contraire.

1239. De la maniere par la quele l'en oevre, et du
temps de l'aministration ou de la maniere d'amenistrer : ces .3. choses doivent estre faites, si com il est
dit des poudres au propos et en leur maniere [1].

GENERATIS DE CUIR.

1240. Environ les medecines [1] generatives de cuir
.4. choses sont a entendre : La .1. queles elles sont.
La .2. par quel maniere eles oevrent. La .3. quant et
combien longuement il doivent estre amenistrees. La
.4. de la maniere d'amenistrer.

2 *Latin :* neque.

1237. 1 Un.

1238. 1 Du .3. pren. .1. ℥ de cire, .4. de huile. *Latin :* De tertio : Rp. olei unc .4. cerae unc .1/2. in aestate, et in hieme unc .1.
— 2 aucunes. *Latin :* unc. .1. alicujus pulverum — 3 §§ *1231-
1234.*

1239. 1 § *1230 et suiv.*

1240. 1 la maniere. *Latin :* circa medicinas carnis generativas.

1241. De la .1. et de la .3. et de la .4. est il veu ou chapistre universel, ou quel parole est faite de la maniere de ramener es plaies beles soudeures [1].

1242. De la .2., c'est a savoir de la manie‖re par la quielle l'en oevre o teil medecine, a savoir est que telles medecines doivent estre desiccatives et stiptiques, car il engroissent [1] la superfice de la char de la plaie, et il engendrent [2] chal [3] semblable au cuir, le quiel chal deffent des nuisemens de hors.

QUESTIONS.

1243. Environ les questions .2. chosez sont a entendre, selonc ce que .2. questions sont :

1244. La .1. : pour quoi n'est ci faite mention d'aucunes autres espoisses de medecines [1], si com de celles qui engendrent ordure, etc., des queles les aucteurs de medecine et tous les cyrurgiens font mention en leur livres.

1245. La .2. : pour quoi je ne desclaire [1] plus clerement de ces choses, des quelles parole est faite.

1246. Solution : Au [1] .1. je di que a la cure de toutes plaies, de la quele nous parlonz ci tant seulement, souffissent a ceuz d'ore les espoisses dessus dites de ces medecines, se les plaies ne sont ulcerees [2].

1247. Aus anciens les choses dessus dites ne souffis-

1241. 1 §§ 825 et suiv.

1242. 1 *Traduit* condensant — 2 lengendrent — 3 chai. *Latin :* et faciunt eam callositatem cuti similem.

1244. 1 d'aucunes autres medecines et espoisses. *Latin :* de quibusdam aliis medicinarum speciebus.

1245. 1 pour quoi les aucteurs de medecine ne desclairent plus clerement. *Latin :* quare de istis, de quibus fit sermo, non fit discussio plus ad unguem. *Le traducteur a fait un contresens, attribuant aux auteurs de médecine ce qui est de Mondeville.*

1246. 1 An — 2 ulterees. *Latin :* nisi vulnera ulcerentur.

sent pas, car il ont et ont eu autre maniere de ouvrer es plaies non ulcerees [1] que n'ont ceux qui ores sont.

1248. Car li ancien procurerent que ordure et boe soit engendree en aucunes plaies, voire auques en toutes, etc. ; mes ceus d'ore deffendent, tant comme il poent, que boe ne soit engendree es plaies, et pour ce les anciens ont mestier de pluseurs medecines, si com il porra aparoir es declarations [1].

1249. Au .2. je di que j'ai traitié de ces medecines ainsi briement pour .3. raisons :

1250. La .I. : car les cyrurgiens d'ore ont mout pou mestier de ces medecines.

1251. La .2. : pour ce que [de] ces medecines ainsi exquisitement [1] et parfaitement et de toutes les autres ||

F° 65 d apartenans a cestes ou environ determinent assés souffizanment Galien et Avicene et les autres aucteurs de medecine et tous les aucteurs de cyrurgie, especiaument ceux qui fisrent [2] sommes de cyrurgie.

1252. La .3. : car je ordenerai plus parfaitement de ces choses en l'antidotoire [1].

1247. I ulterees. *Latin :* in vulneribus non ulceratis

1248. I *Ces déclarations ne sont pas traduites.*

1251. I ces medecines ainsi acquisez et parfaitement. *Latin :* quia de istis exquisite et perfecte — 2 furent.

1252. I *Omission des « declarationes praeambulae » qui précèdent le chap. suivant (dans l'éd. Pagel, pp. 255-258).*

FIN DU TOME PREMIER.

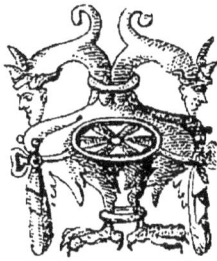

Publications de la Société des Anciens Textes Français
(*En vente à la librairie* Firmin Didot et Cie, *56, rue Jacob, à Paris.*)

Bulletin de la Société des Anciens Textes français (années 1875 à 1896). N'est vendu qu'aux membres de la Société au prix de 3 fr. par année, en papier de Hollande, et de 6 fr. en papier Whatman.

Chansons françaises du xv⁰ *siècle* publiées d'après le manuscrit de la Bibliothèque nationale de Paris par Gaston Paris, et accompagnées de la musique transcrite en notation moderne par Auguste Gevaert (1875). *Epuisé.*

Les plus anciens Monuments de la langue française (ix⁰, x⁰ siècles) publiés par Gaston Paris. Album de neuf planches exécutées par la photogravure (1875). . . . . 3o fr.

Brun de la Montaigne, roman d'aventure publié pour la première fois, d'après le manuscrit unique de Paris, par Paul Meyer (1875) . . . . : 5 fr.

Miracles de Nostre Dame par personnages publiés d'après le manuscrit de la Bibliothèque nationale par Gaston Paris et Ulysse Robert; texte complet t. I à VII (1876, 1877, 1878, 1879, 1880, 1881, 1883), le vol. . 10 fr.

Le t. VIII, dû à M. François Bonnardot, comprend le vocabulaire, la table des noms et celle des citations bibliques (1893). . . . . 15 fr.

Le t. IX et dernier contiendra l'introduction et les notes.

Guillaume de Palerne publié d'après le manuscrit de la bibliothèque de l'Arsenal à Paris, par Henri Michelant (1876). . . . . 10 fr.

Deux Rédactions du Roman des Sept Sages de Rome publiées par Gaston Paris (1876). . . . . 8 fr.

Aiol, chanson de geste publiée d'après le manuscrit unique de Paris par Jacques Normand et Gaston Raynaud (1877). . . . . 12 fr.

Le Débat des Hérauts de France et d'Angleterre, suivi de *The Debate between the Heralds of England and France, by* John Coke, édition commencée par L. Pannier et achevée par Paul Meyer (1877). . . . . 10 fr.

Œuvres complètes d'Eustache Deschamps publiées d'après le manuscrit de la Bibliothèque nationale par le marquis de Queux de Saint-Hilaire, t. I à VI, et par Gaston Raynaud, t. VII à IX (1878, 1880, 1882, 1884, 1887, 1889, 1891, 1893, 1894), le vol. 12 fr.

Le Saint Voyage de Jherusalem du seigneur d'Anglure publié par François Bonnardot et Auguste Longnon (1878) . . . . 10 fr.

Chronique du Mont-Saint-Michel (1343-1468) publiée avec notes et pièces diverses par Siméon Luce, t. I et II (1879, 1883), le vol. . . . . . . 12 fr.

Elie de Saint-Gille, chanson de geste publiée avec introduction, glossaire et index, par Gaston Raynaud, accompagnée de la rédaction norvégienne traduite par Eugène Koelbing (1879). 8 fr.

Daurel et Beton, chanson de geste provençale publiée pour la première fois d'après le manuscrit unique appartenant à M. F. Didot par Paul MEYER (1880). . . . . 8 fr.

La Vie de saint Gilles, par Guillaume de Berneville, poème du XIIᵉ siècle publié d'après le manuscrit unique de Florence par Gaston PARIS et Alphonse Bos (1881) . . . . 10 fr.

L'Amant rendu cordelier à l'observance d'amour, poème attribué à MARTIAL D'AUVERGNE, publié d'après les mss. et les anciennes éditions par A. DE MONTAIGLON (1881). . . . . 10 fr.

Raoul de Cambrai, chanson de geste publiée par Paul MEYER et Auguste LONGNON (1882). . . . . 15 fr.

Le Dit de la Panthère d'Amours, par Nicole DE MARGIVAL, poème du XIIIᵉ siècle publié par Henry A. TODD (1883) . . . . 6 fr.

Les Œuvres poétiques de Philippe de Remi, sire de Beaumanoir, publiées par H. SUCHIER, t. I et II (1884-85). . . . . 25 fr.
Le premier volume ne se vend pas séparément; le second volume seul 15 fr.

La Mort Aymeri de Narbonne, chanson de geste publiée par J. COURAYE DU PARC (1884). . . . . 10 fr.

Trois Versions rimées de l'Évangile de Nicodème publiées par G. PARIS et A. Bos (1885) . . . . 8 fr.

Fragments d'une Vie de saint Thomas de Cantorbéry publiés pour la première fois d'après les feuillets appartenant à la collection Goethals Vercruysse, avec fac-similé en héliogravure de l'original, par Paul MEYER (1885). 10 fr.

Œuvres poétiques de Christine de Pisan publiées par Maurice ROY, t. I, II et III (1886, 1891, 1896), le vol. . . . . 10 fr.

Merlin, roman en prose du XIIIᵉ siècle publié d'après le ms. appartenant à M. A. Huth, par G. PARIS et J. ULRICH, t. I et II (1886). . . . . 20 fr.

Aymeri de Narbonne, chanson de geste publiée par Louis DEMAISON, t. I et II (1887). . . . . 20 fr.

Le Mystère de saint Bernard de Menthon publié d'après le ms. unique appartenant à M. le comte de Menthon par A. LECOY DE LA MARCHE (1888). 8 fr.

Les quatre Ages de l'homme, traité moral de PHILIPPE DE NAVARRE, publié par Marcel DE FRÉVILLE (1888) . . . . 7 fr.

Le Couronnement de Louis, chanson de geste publiée par E. LANGLOIS, (1888). . . . . 15 fr.

Les Contes moralisés de Nicole Bozon publiés par Miss L. Toulmin SMITH et M. Paul MEYER (1889). . . . . 15 fr.

Rondeaux et autres Poésies du XVᵉ siècle publiés d'après le manuscrit de la Bibliothèque nationale, par Gaston RAYNAUD (1889). . . . . 8 fr.

Le Roman de Thèbes, édition critique d'après tous les manuscrits connus, par Léopold CONSTANS, t. I et II (1890). . . . . 30 fr.
Ces deux volumes ne se vendent pas séparément.

Le Chansonnier français de Saint-Germain-des-Prés (Bibl. nat. fr. 20050), reproduction phototypique avec transcription, par Paul MEYER et Gaston RAYNAUD, t. I (1892). . . . . 40 fr.

Le Roman de la Rose ou de Guillaume de Dole, publié d'après le manuscrit du Vatican par G. SERVOIS (1893). . . . . 10 fr.

L'Escoufle, roman d'aventure, publié pour la première fois d'après le manuscrit unique de l'Arsenal, par H. MICHELANT et P. MEYER (1894). . 15 fr.

Guillaume de la Barre, roman d'aventures, par ARNAUT VIDAL DE CASTELNAUDARI, publié par Paul MEYER (1895). . . . . 10 fr.

Meliador, par JEAN FROISSART, publié par A. LONGNON, t. I et II (1895), le vol.. 10 fr.

La Prise de Cordres et de Sebille, chanson de geste, publiée d'après le ms. unique de la Bibliothèque nationale, par M. Ovide DENSUSIANU (1896)... 10 fr.

Œuvres poétiques de Guillaume Alexis, prieur de Bucy, publiées par Arthur PIAGET et Emile PICOT, t. I (1896)................ 10 fr.

L'Art de Chevalerie, traduction du *De re militari* de Végèce par Jean de MEUN, publié avec une étude sur cette traduction et sur *Li Abrejance de l'Ordre de Chevalerie* de Jean Priorat, par Ulysse ROBERT (1897). 10 fr.

Li Abrejance de l'Ordre de Chevalerie, mise en vers de la traduction de Végèce par Jean de MEUN, par Jean PRIORAT de Besançon, publiée avec un glossaire par Ulysse ROBERT (1897)...................... 10 fr.

La Chirurgie de Maître Henri de Mondeville, traduction contemporaine de l'auteur, publiée d'après le ms. unique de la Bibliothèque nationale, par le Docteur A. Bos, t. I (1897)........................ 10 fr.

Le Mistère du Viel Testament publié avec introduction, notes et glossaire, par le baron James DE ROTHSCHILD, t. I–VI (1878–1891), ouvrage terminé, le vol. .... 10 fr.

(Ouvrage imprimé aux frais du baron James de Rothschild et offert aux membres de la Société.)

Tous ces ouvrages sont in-8°, excepté *Les plus anciens Monuments de la langue française,* album grand in-folio.

Il a été fait de chaque ouvrage un tirage à petit nombre sur papier Whatman. Le prix des exemplaires sur ce papier est double de celui des exemplaires en papier ordinaire.

Les membres de la Société ont droit à une remise de 25 p. 100 sur tous les prix indiqués ci-dessus.

La Société des Anciens Textes français a obtenu pour ses publications le prix Archon-Despérouse, à l'Académie française, en 1882, et le prix La Grange, à l'Académie des Inscriptions et Belles-Lettres, en 1883 et 1895.

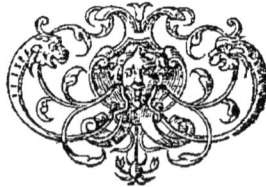

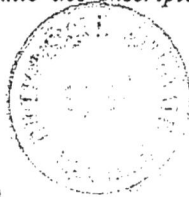

Le Puy. — Imprimerie R. Marchessou, boulevard Carnot, 23.

www.ingramcontent.com/pod-product-compliance
Lightning Source LLC
Chambersburg PA
CBHW060136200326
41518CB00008B/1048